OÖNachrichten EDITION BY TRAUNER

Franz Landerl
Elfriede Zörner (Hrsg.)

Erste Hilfe für mein Ich

Die besten Tipps für Psyche, Ernährung und Bewegung

Strategische Beratung und Textüberarbeitung: Rosemarie Schuller
Lektorat: Karin Schuhmann

Bei allen Bezeichnungen, die auf Personen bezogen sind, meint die gewählte Formulierung beide Geschlechter, auch wenn aus Gründen der leichteren Lesbarkeit nur eine Form steht.

Herstellung: TRAUNER Druck GmbH & Co KG Linz
ISBN 978-3-99033-026-5

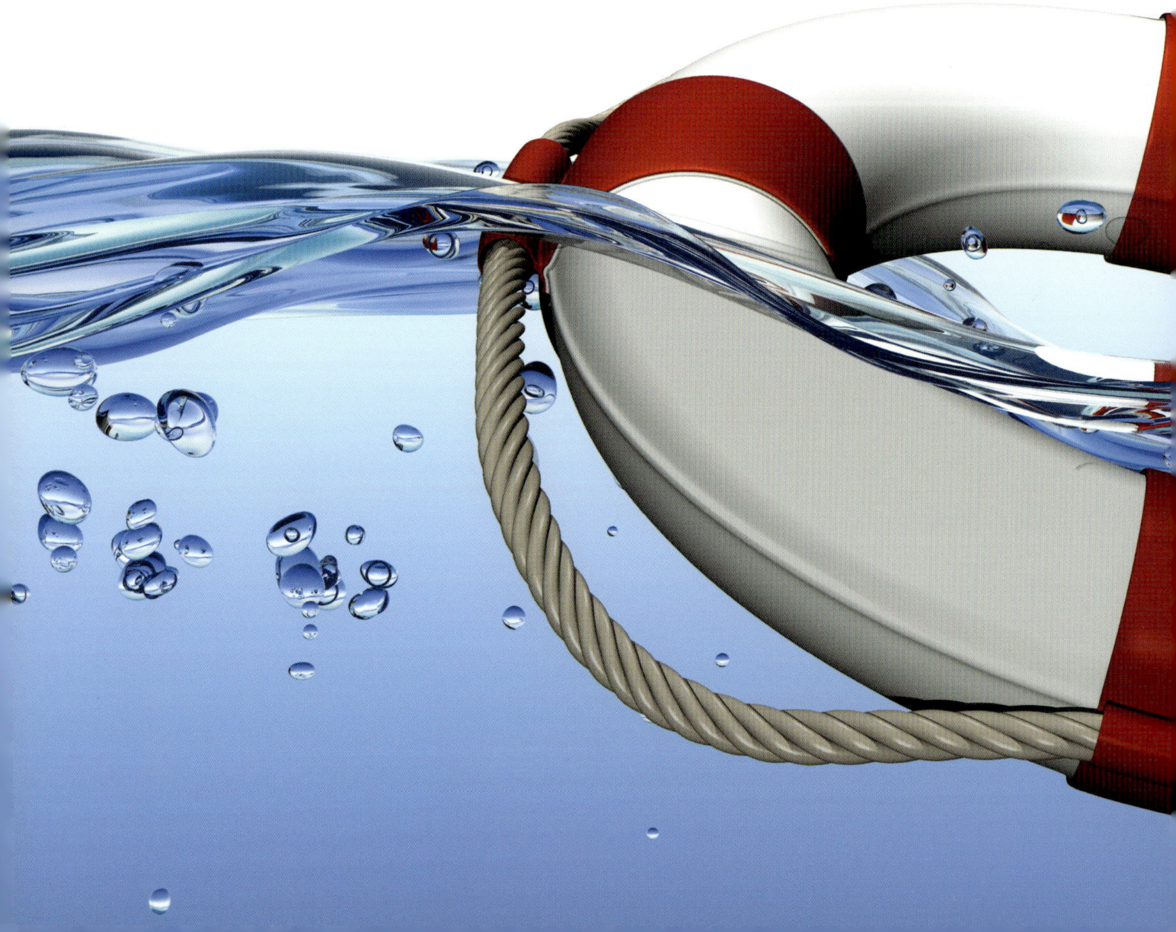

Franz Landerl ■ Elfriede Zörner (Hrsg.)

Erste Hilfe für mein Ich

Die besten Tipps für Psyche, Ernährung und Bewegung

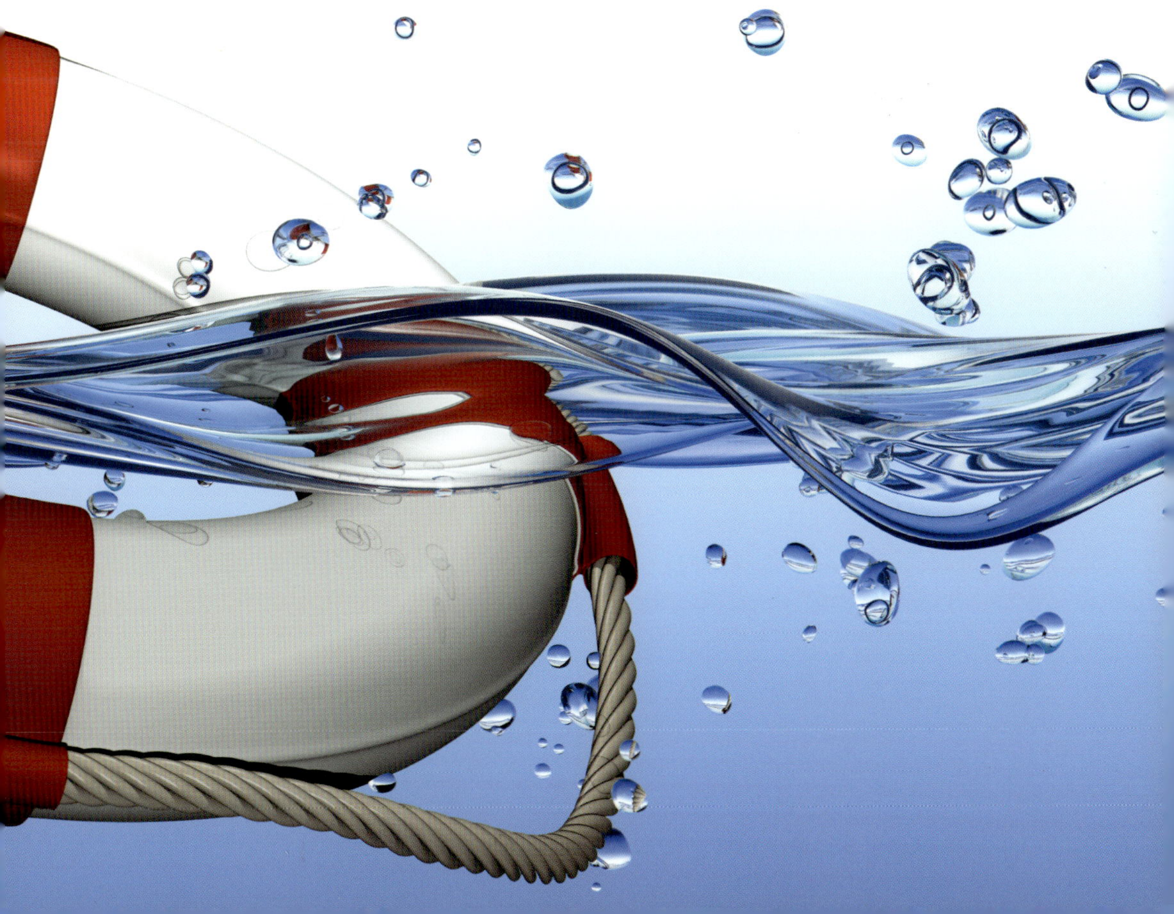

Inhalt

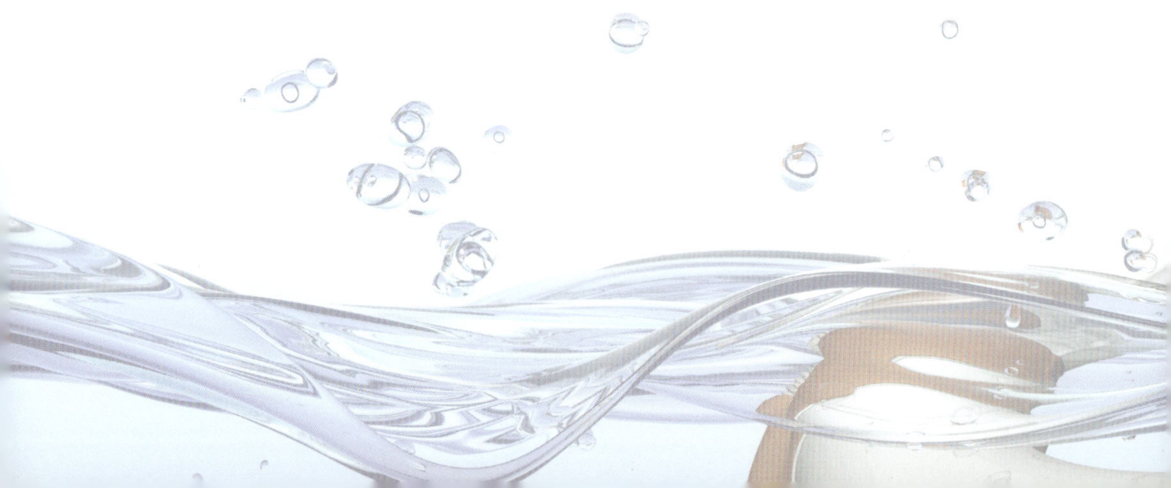

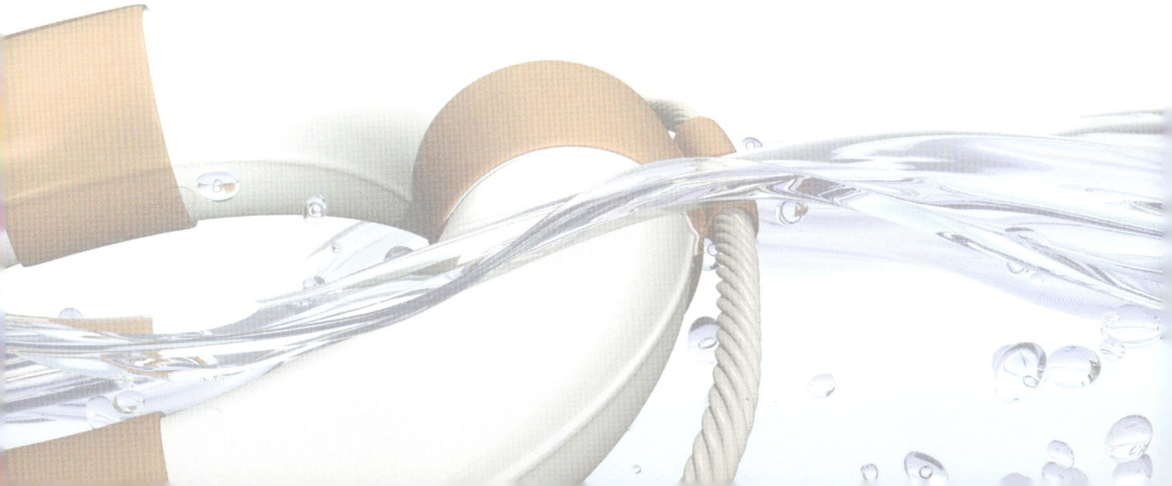

Vorwort

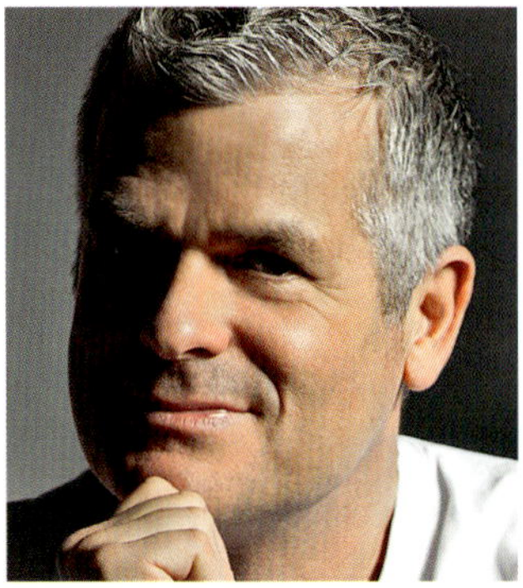

Mag. Wolfram Pirchner,
ORF-Redakteur und Moderator, akad. Mentalcoach, Diplom-Lebensberater

„Ich habe entschieden, gesünder zu leben …"

Gesundheit ist doch ein Prozess. Einer, bei dem ich aktiv mittun kann. Den ich mit beeinflussen kann. Kann, darf und muss. Muss? Es geht meiner Meinung nach sehr um das Thema „Achtsamkeit" uns selbst gegenüber. Ich habe ein Buch mit dem Titel „Das Wunder der Achtsamkeit" eines der bekanntesten spirituellen Lehrer der Gegenwart, Thich Nhat Hanh, gelesen.

Ich habe daraus unter anderem gelernt, wie überaus wichtig (für mich) das Thema „Achtsamkeit" ist, um den Herausforderungen des Lebens gelassen und entspannt zu begegnen. Oder gelassener und entspannter. Auch deshalb bin ich ein deklarierter Anhänger der Salutogenese, über die Sie im vorliegenden Gesundheitsbuch noch viel erfahren werden.

Die Gesundheit des Menschen ist laut Weltgesundheitsorganisation „ein Zustand des vollständigen körperlichen, geistigen und sozialen Wohlergehens und nicht nur das Fehlen von Krankheit oder Gebrechen".

Welche Rolle spielt die Gesundheit als Wert? Natürlich sind wir versucht, immer wieder zu betonen: „Das Wichtigste ist die Gesundheit. Hauptsache, gesund bleiben. Ich wünsche Dir, dass du gesund bleibst". Doch was sind wir bereit dafür zu tun?

Bei der Ernährung fängt es an, bei der mangelnden Bewegung hört es auf. Vom Alkoholkonsum der Österreicherinnen und Österreicher ganz zu schweigen. Die legale Droge: 1,2 Millionen Österreicher sind alkoholismusgefährdet, 8 000 Menschen sterben hierzulande jedes Jahr an den Folgen übermäßigen Alkoholkonsums. Bei Jugendlichen, die über den Durst trinken, liegt Österreich im europäischen Spitzenfeld.

Wir Österreicher sind auch „Weltmeister" bei der Raucherdichte. Österreich belegt in den Guinness World Records 2008 mit einem Raucheranteil von 36,3 Prozent in der Bevölkerung Platz eins in der Weltrangliste vor Griechenland (35 Prozent) und Ungarn (23,8 Prozent).

Worum geht es denn in unserem Leben? Es geht um die eigene Lebensqualität. Und die steigert sich nur, wenn jede und jeder auch bereit ist, Veränderungen zum Positiven in der eigenen Lebensführung zu wollen, Veränderungen zuzulassen und schließlich diese auch konsequent durchzuführen.

Schluss mit den Giftattacken gegen den eigenen Körper und damit gegen die eigene Seele!

Schluss auch mit der ewigen Sucht, jung, schön und attraktiv sein zu müssen. Der Jugendwahn hat in den letzten Jahren Formen angenommen, die ich an dieser Stelle nicht kommentieren werde – dieses Thema würde Bücher füllen.

Begehrt zu werden, geliebt zu werden, schön zu sein, jung zu sein, erfolgreich zu sein – das wollen die meisten von uns. Viele haben dieses Thema aber falsch verstanden. Jung im Sinne von Vitalität: Ja! Schön im Sinne von Ausstrahlung: Ja! Erfolgreich im Sinne von ICH LIEBE MICH und ich liebe das Leben: Ja!

Es geht hier um Wohlstand, aber nicht im materiellen Sinn, obwohl das ja auch ganz angenehm ist, sondern um Wohlstand in der Bedeutung von „wohl stehen“. Es steht wohl in meinem Leben. Ich habe Wohlstand. Und zwar in folgenden vier Lebensbereichen:

- ICH als Individuum (Körper, Seele, Geist),
- im Beruf,
- im sozialen Umfeld (Familie, Freunde) und
- im körperlichen Bereich.

Wenn es in diesen vier Bereichen „wohl steht“ – stellen Sie sich das Ganze als Mobile vor –, wenn diese vier Bereiche harmonisch, im Einklang – im Gleichgewicht – sind, dann steht es wohl in Ihrem Leben.

Sie kennen die lateinische Redewendung „Mens sana in corpore sano“? Sie bedeutet „ein gesunder Geist in einem gesunden Körper“ und ist ein verkürztes Zitat aus den Satiren des römischen Dichters Juvenal. Die Wendung wird allerdings meist fälschlicherweise vordergründig und geradlinig verstanden oder vorsätzlich falsch interpretiert. Er hat (als Satiriker) nicht behauptet, dass ausschließlich in einem gesunden Körper ein gesunder Geist stecke, sondern nur – da er meist das Gegenteil davon erlebt hatte – dass es wünschenswert sei, wenn dem so wäre.

Dass es so wird, dafür kann man arbeiten. Dafür kann man Zeit und möglicherweise Geld investieren, in körperliches und mentales Training. Man muss/kann/darf investieren in den Verzicht auf ungesunde Produkte, auch in eine geänderte

Lebensführung – und immer muss/darf/kann man sich vorsagen bzw. vorschreiben: „ZU MEINEM NUTZEN". Ich stifte Nutzen für mich und damit auch für andere.

Jede Veränderung ist schmerzhaft, weil wir den Pfad der Gewohnheit verlassen müssen, weil Bewegung in unser Leben kommt. Ein hoher Prozentsatz der Bevölkerung steht Veränderungen in einer ersten Reaktion verständlicherweise ablehnend gegenüber. Wir sollten aber mehr auf uns aufpassen, achtsamer miteinander und mit uns selbst umgehen, also bewusster leben: Was esse ich? Was führe ich mir den ganzen Tag zu? Womit nütze ich bzw. wodurch schädige ich meinen Körper? Tut mir das oder jenes gut? Wie viel Verantwortung bringe ich für mich auf? Interessiert mich das überhaupt, was ICH mit mir mache? Nachhaltig?

Ich habe also eines Tages entschieden, „gesünder" zu leben, mich mehr zu bewegen usw. – und da war er wieder, dieser innere Schweinehund, der regelmäßig geplante Trainingseinheiten abgesagt hat, dem Bewegung in frischer Luft zuwider war, der lieber faul auf der Couch herumgelegen ist und sich gefreut hat, wenn er gewonnen hat – und das hat er meistens. Mir war schon klar, dass regelmäßige Bewegung in Kombination mit gesunder Ernährung meiner Lebensqualität sehr zuträglich sein würde. Dass ich dadurch meine Gefühle regulieren könnte und damit ausgeglichener würde, ich mehr Vitalität verspüren würde und sich vor allem meine Lebensfreude steigern würde. Das war mir alles klar. Aber: Der Schweinehund war da. Oder die Bequemlichkeit, je nachdem, wie Sie es nennen wollen. Oder die Ausreden. Jetzt geht's nicht. Jetzt regnet es. Jetzt tut mir das Knie weh. Und, und, und ...
Wenn sich also etwas ändern soll, dann müssen Sie es ändern. Punkt.

Unser Befinden wird über die Biochemie gesteuert. Wenn wir uns gut fühlen, dann sind dafür Botenstoffe wie Serotonin oder Dopamin im Blutkreislauf verantwortlich und wenn wir uns nicht so gut fühlen, dann fehlen diese Botenstoffe meistens.

Aber auch wir können unsere Biochemie steuern. Unsere biochemischen Vorgänge hängen von unseren Ernährungsgewohnheiten, von unseren Bewegungsgewohnheiten, also unserem körperlichen Zustand ab und davon, wie viel wir schlafen und was in unserem Leben rundherum passiert. Aber auch von (geänderten) Bildern und Wörtern im Kopf = Gedanken. Durch eine Veränderung des eigenen Standpunkts ergibt sich eine Veränderung der Sichtweise. Durch das „Anderssehen" der Dinge und Ereignisse eröffnen sich neue Handlungs- und Erlebnismöglichkeiten, was zur positiven Bewältigung von Anforderungen führt und die Lebensqualität merklich steigert.

Durch die gezielte Anwendung von mentalen Interventionstechniken habe ich gelernt, den Schweinehund (immer öfter) zu besiegen.

Das vorliegende Buch soll Sie dazu ermuntern, Ihre konkreten Vorsätze umzusetzen, eine klare Sprache zu finden und vor allem attraktive Lebens- und Gesundheitsziele kennenzulernen.

Ich wünsche Ihnen viel Wohlstand!

Wolfram Pirchner
Pachfurt, im September 2012

Einleitung

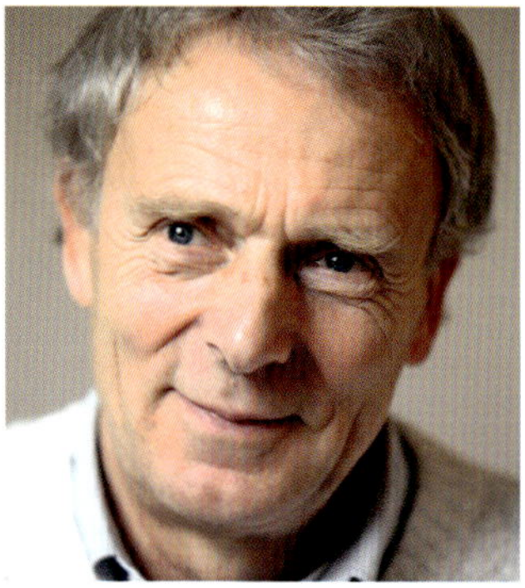

Dr. med. Theodor Dierk Petzold
Leiter des Zentrums für Salutogenese in Bad Gandersheim (D)
Arzt für Allgemeinmedizin und Naturheilverfahren
Europ. Cert. f. Psychotherapy ECP
Lehrbeauftragter für Allgemeinmedizin an der MHH

Salutogenese – ein Weg für die Zukunft?

Ein neuer Begriff bekommt immer mehr Bedeutung. Salutogenese (Gesundheitsentstehung) stellt die Frage: Wie können Menschen sich gesund entwickeln? Welche attraktiven Gesundheitsziele haben Sie? Welche Fähigkeiten und andere Ressourcen haben Sie, um sich Ihren Zielen anzunähern?

Die Frage nach gesunder Entwicklung können wir noch weiter denken auf unsere Familien, Kulturen und sogar auf die ganze Menschheit und Biosphäre. Sie sind alle für unsere eigene Gesundheit wichtig. Mit dieser Frage richten wir unsere Aufmerksamkeit auf die Gestaltung der Zukunft, ausgehend vom aktuellen Jetzt-Zustand, den wir wohlwollend annehmen.

Aaron Antonovsky, ein amerikanisch-israelischer Stressforscher, hat vor 35 Jahren das Wort Salutogenese zusammengefügt, um unsere Aufmerksamkeit auf die Frage nach der Entstehung von Gesundheit zu lenken. Er selbst hat dazu schon intensiv geforscht und bemerkenswerte Ergebnisse herausgefunden.

Menschen haben beste Chancen, sich gesund zu entwickeln, wenn sie so etwas wie ein unerschütterliches Urvertrauen ins Leben ganz allgemein haben – er nannte es „Kohärenzgefühl". Kohärenz bedeutet „Stimmigkeit, Zusammenhalt". Mit Urvertrauen ist also die Fähigkeit verknüpft, sich stimmig in sich und mit der Welt verbunden zu fühlen.

Urvertrauen heißt nicht blindes Vertrauen. Mit einer guten Portion Urvertrauen geben wir einen Vertrauensvorschuss in unser Dasein und sind dann mit all unseren Sinnen gegenwärtig, achtsam zu unterscheiden, wo wir auf stimmige Resonanz – auf Gegenliebe – stoßen und wo die Umgebung bedrohlich für uns ist. Gefahren sind Herausforderungen für uns, die wir meistern können bzw. manchmal auch vermeiden sollten.

Wenn wir der Frage nach Entstehung von Gesundheit nachgehen, suchen wir Quellen unseres Wohlbefindens. Wir finden Freude im Leben, in unseren wichtigsten und nächsten Beziehungen. Wir können Sinn und Erfüllung finden in unserer täglichen Tätigkeit. Und wir können unser Augenmerk darauf richten, was unsere Fähigkeiten sind – die, die wir schon haben und die, die wir noch ausbilden wollen. Denn wir wissen, dass wir unser Leben lang lernen können.

Wenn Sie z. B. immer wieder ängstlich sind, müssen Sie nicht eine vermeintliche Ursache dafür finden, sondern Sie können fragen, was Sie brauchen, um sich sicher und voller Vertrauen fühlen zu können. Wenn Sie sich wiederholt niedergeschlagen fühlen, müssen Sie keine Antwort auf die Frage nach einer Ursache der depressiven Stimmung finden, wohl aber eine Antwort auf die Frage, was Ihnen jetzt guttut, was Ihnen Lust und Freude bereitet und sinnvoll erscheint.

Der Blick der Salutogenese ist also auf attraktive Gesundheits- und Lebensziele gerichtet, denen wir uns annähern wollen. Die Fähigkeit zur Selbstheilung ist unsere Fähigkeit, uns attraktiven gesunden Zielen anzunähern. Dazu gehört auch, Gefahren abzuwenden.

Menschen sind bis in die Gene hinein zutiefst kooperative Wesen – so sagen uns ganz aktuelle Forschungsergebnisse der Genetik und Verhaltensforschung. Deshalb schließt Selbstheilung eine stimmige Verbindung und Kooperation mit unseren Mitmenschen und mit der Umwelt bis hin zur „Mutter Erde" ein. Wir sind ständig in Resonanz mit unserer Umgebung. Selbstheilung – die eigene gesunde Entwicklung – ist also kein isolierter Akt, sondern stimmige Kommunikation mit unserer Umgebung. Dazu kann auch mal ein Rückzug aus ungünstigen Gewohnheiten gehören. Stimmig kann auch sein, mal Nein zu sagen.

Wenn wir uns vertrauensvoll auf unsere gesunde Entwicklung ausrichten, schaffen wir damit einen guten Zugang zu unseren inneren Ressourcen zur Lösung von anstehenden Problemen und Konflikten – wo erforderlich, auch zum Abwenden von Gefahren. Eine positive Orientierung auf Stimmigkeit, Verständnis, Sinn, Freude und Handlungsfähigkeit macht uns nicht blind für Unstimmigkeiten und Bedrohungen wie auch Krankheiten, sondern ermächtigt uns, solche zu meistern.

Es freut mich, wenn die ÖGL – Österreichische Gesellschaft für Lebensberatung mit diesem Buch eine derartige neue, positive Orientierung des Denkens und Handelns verbreitet. Diese salutogenetische Orientierung schließt Unangenehmes, Negatives nicht aus, sondern nimmt es zunächst einmal an und verändert es dann.

Theodor Dierk Petzold
Bad Gandersheim, im September 2012

Eine ganz normale Familie

Geistige und körperliche Fitness steigert unsere Lebensfreude, hebt unsere Motivation. Die Gesundheit, Zufriedenheit und Belastbarkeit jedes Einzelnen sind wichtige Faktoren unserer Lebensqualität.

Das System Familie bildet einen wichtigen Teil unserer täglichen Erfahrungen und Konflikte. Es liegt daher nahe, die Mitglieder einer Großfamilie mit ihren verschiedensten Erfahrungen, ihren speziellen Charakteren, ihren Unzulänglichkeiten und Individualitäten zu Wort kommen zu lassen.

Begleiten Sie also unsere „ganz normale“ Familie Sinnhuber durch das Jahr und erfahren Sie einen neuen Zugang zu Alltagssituationen mit dem Partner, mit Kindern, Verwandten, Bekannten und Kollegen, wie Sie sie vermutlich aus Ihrem eigenen familiären und beruflichen Umfeld nur allzu gut kennen.

Anhand von Szenen aus dem Alltag zeigen wir Lösungsmöglichkeiten für Konfliktsituationen, empfehlen vorbeugende Maßnahmen zur Verhinderung und Bewältigung von körperlichen Beschwerden und Belastungen. Und wir geben Ernährungstipps, die Körper, Geist und Seele guttun.

Hinter unseren Empfehlungen stehen ausgebildete und erfahrene Experten, allesamt Mitglieder der Österreichischen Gesellschaft für Lebens- und Sozialberatung (ÖGL).

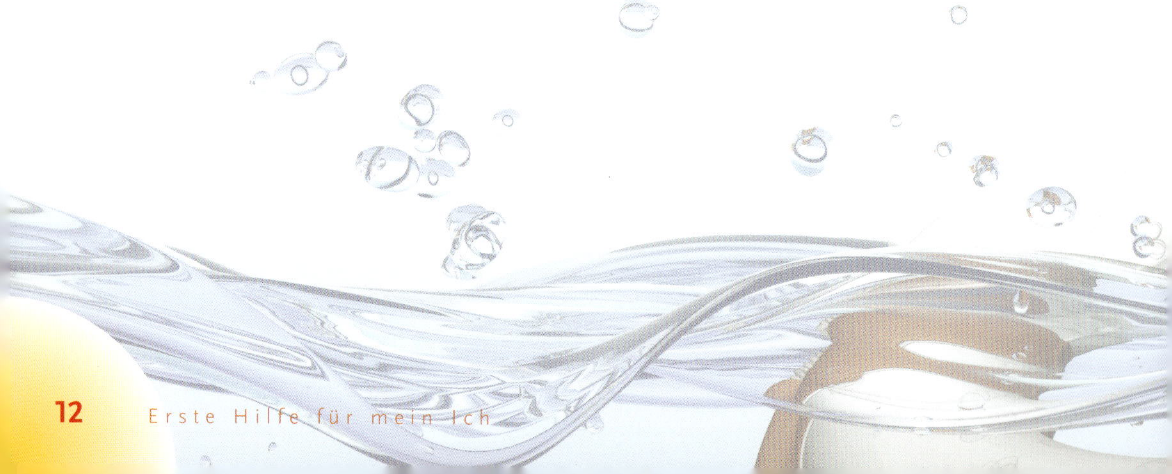

Familie Sinnhuber

Thomas Sinnhuber	*Papa, 39 Jahre, Computerfachmann*
Claudia Sinnhuber	*Mama, 41 Jahre, Buchhalterin*
Simon Sinnhuber	*Sohn, 13 Jahre, Mittelschüler*
Marlene Sinnhuber	*Tochter, 9 Jahre, Volksschülerin*
Pauli Sinnhuber	*Sohn, 5 Jahre, Kindergarten*
Tante Liesi	*Schwester von Claudia, 38 Jahre, Bankangestellte*
Hanni Oma	*Mutter von Claudia u. Liesi, 60 Jahre, Pensionistin*
Opa	*Vater von Claudia u. Liesi, 62 Jahre, Berufsschullehrer*
Gabi Oma	*Mutter von Thomas, 58 Jahre, Kassierin, und ihr Rauhaardackel Wasti, 7 Jahre*
Tante Freda	*Großtante von Thomas, 85 Jahre*

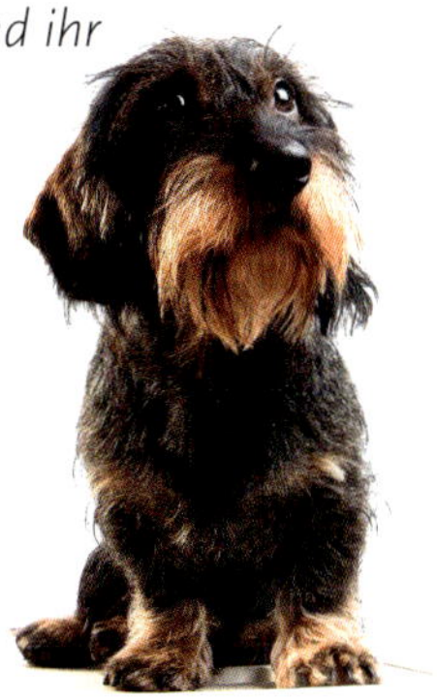

Für alle Tipps in den Beiträgen gilt:

Mentale Impulse

Ernährungsimpulse

Bewegungsimpulse

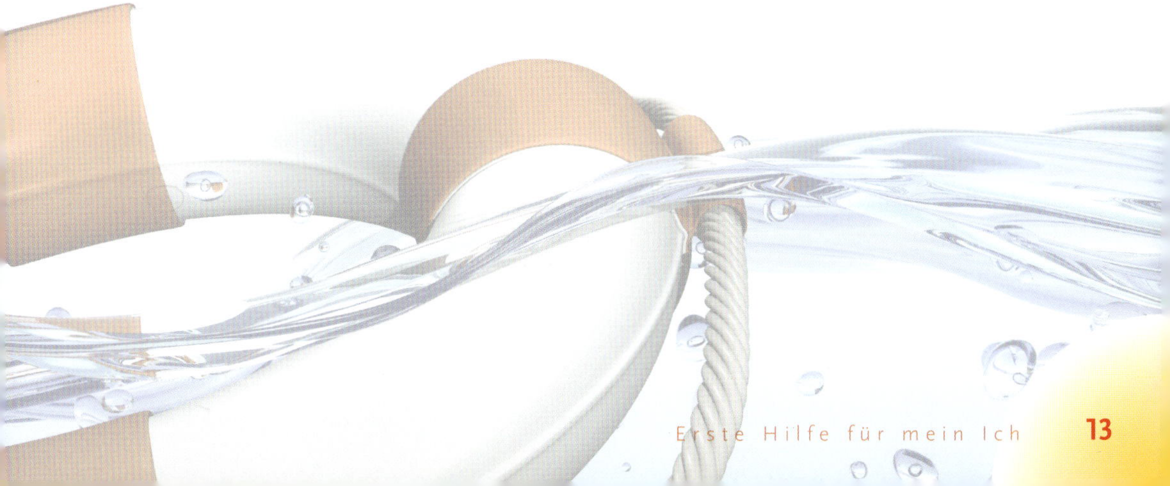

Glücksschweinderl ausverkauft

Elfriede Zörner

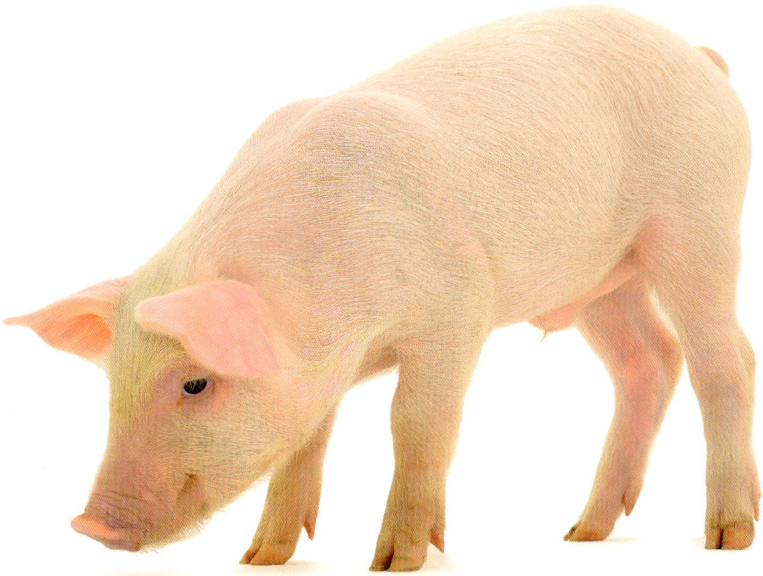

Das Ehepaar Sinnhuber startet mit guten Vorsätzen für seine Gesundheit ins Neue Jahr: Claudia möchte ein paar Kilo abspecken, Thomas will regelmäßig zum Krafttraining gehen, um seinen Bauch wieder in Form zu bringen. Und beide wollen wieder mehr Zeit für gemeinsame Unternehmungen finden.

Haben Sie auch zum Jahreswechsel Glücksbringer an Ihre Lieben verschenkt? Und sich gegenseitig „vor allen Dingen Gesundheit, das ist ja das Wichtigste!" gewünscht?

Lebensberaterinnen helfen Menschen, in den Bereichen „Bewegung – Ernährung – Mentales" ihre Gesundheit zu unterstützen. Der Gedanke der Salutogenese – also die Gesundheitsentstehung – steht dabei im Vordergrund. Der Medizinsoziologe Aaron Antonovsky entdeckte 1970 bei vergleichenden Untersuchungen, dass Menschen mit einem ausgeprägten Kohärenzgefühl gesünder bleiben. Was ist Kohärenz?

- Die Fähigkeit, die Zusammenhänge des Lebens zu verstehen
- Die Überzeugung, dass man das eigene Leben gestalten kann
- Der Glaube an den Sinn des Lebens

Liebe und Gesundheit

Die Salutogenese erlaubt uns ein neues Bewusstsein, das statt der Fragen „Was ist Krankheit und was macht krank?“ den Fokus auf die Frage „Was ist Gesundheit und was braucht der Mensch, um sie zu erhalten?“ legt. Damit verstehen wir Gesundheit nicht als starren Zustand, sondern als einen Prozess, den jeder von uns – auch in kranken Phasen – selbst beeinflussen kann.

Wie? Indem wir achtsam mit uns und unserer Umwelt umgehen, in unseren Gedanken, Worten, Taten darauf achten, was uns und anderen wirklich gut tut. Indem wir Eindrücke mit allen Sinnen aufnehmen, die Lebendigkeit der Seele entdecken, den Geist fordern, die Fähigkeiten kultivieren, unseren Körper durch passende Ernährung und Freude an der Bewegung zu pflegen. Kurz gesagt: Wenn wir uns und das Leben lieben, tun wir viel für unsere Gesundheit.

Anspannung – Entspannung

Nun werden Sie erwidern: „Das möchte ich doch gerne, aber mein Chef, meine Kunden, meine Familie, der morgendliche Stau, rücksichtslose Mitmenschen, meine Rückenschmerzen, die Hektik, Sorgen, Zeitmangel und, und, und hindern mich daran!“

Ja, vieles fordert uns bis an unsere Grenzen heraus. Aber das brauchen wir auch: Anspannung und Entspannung. Wichtig dabei: Das Pendel muss in beide Richtungen gleichmäßig und in dem für uns passenden Takt ausschlagen.

Die Experten aus dem reglementierten Gewerbe „Lebens- und Sozialberatung“ unterstützen dabei als Impulsgeber für die Gesundheit. Diese Dienste sind das ganze Jahr erhältlich, auf das nächste Glücksschweinderl müssen wir jedoch wieder bis zum Jahreswechsel warten ...

Was macht schlank? Und was macht krank?

Tagtäglich erreicht uns eine Flut an Ernährungsinformationen. Kein Wunder, dass viele verunsichert sind. Immer öfter fragen mich Klienten: „Wie kann ich wirklich dauerhaft abnehmen?“ Sie wissen nicht weiter, denn unzählige Kuren und Diäten versprechen, dass die Kilos nur so purzeln werden. Dabei ist alles relativ einfach: Wer mehr isst, als er verbraucht, nimmt zu. Mit ausgewogener Ernährung und ausreichend Bewegung lassen sich hingegen wirklich dauerhaft Kilos verlieren.

Leider scheinen auch wir Experten beim Thema Ernährung nicht immer einer Meinung zu sein: Wie viele Eier darf man wirklich essen? Leben Vegetarier tatsächlich gesünder? Ist Kaffee ein Flüssigkeitsräuber?

Lassen Sie sich nicht verwirren. Grundlegende Empfehlungen der Ernährungsgesellschaften haben schon seit langer Zeit Bestand. Seit mehr als 15 Jahren wird geraten, tierisches Fett in Maßen zu genießen. Und seit über 50 Jahren wissen wir, dass uns tägliches Obst und Gemüse gut tun. Abgesehen von diesen Grundregeln kommt es darauf an, wiederum vermehrt zu Lebensmitteln zu greifen, deren Qualität und Herkunft wir kennen. Nehmen Sie beim Einkauf den Markt mit seinem umfangreichen Angebot bewusst wahr. Was frisch geerntet ist, ist hochwertig und schmeckt gut. Frische erkennen Sie oft schon mit bloßem Auge. Am besten kaufen Sie voll ausgereiftes Obst und Gemüse aus der Region. Schließlich bieten unsere landwirtschaftlichen Betriebe hervorragende Qualität.

Wohlbefinden und innere Balance lassen sich am besten erreichen und erhalten, wenn man

- seinen Körper mit der Nahrung versorgt, die er in individuellen Lebenssituationen braucht,
- dies mit einem gesunden Maß an Bewegung kombiniert und
- seinen Mentalbereich pflegt.

ARIANE HITTHALLER

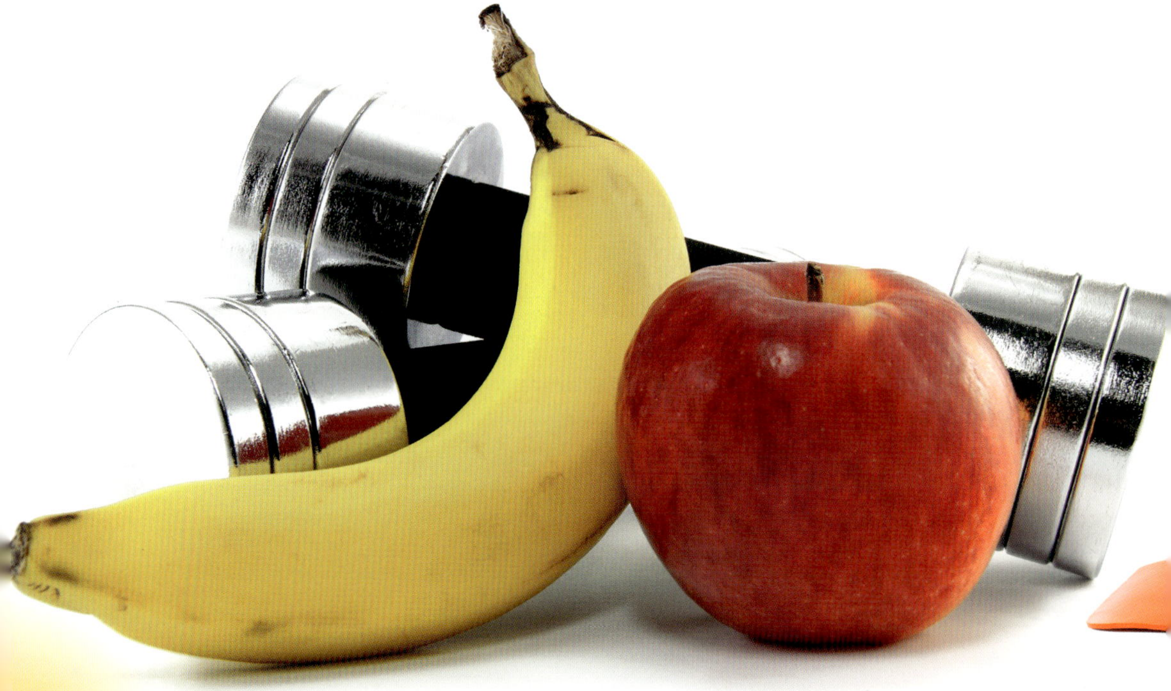

Der Traum vom Waschbrettbauch

Gerade um die Mitte speichert der Körper das meiste Fett, das à la longue die Gesundheit gefährdet. Viele Männer machen Situps, um das lästige Bauchfett loszuwerden und um definierte Muskeln zeigen zu können. Doch mit wenig Erfolg. Sie trainieren zwar ihre Bauchmuskeln, aber die darüberliegende Fettschicht geht davon nicht weg. Krafttraining alleine reicht also nicht: Ein zusätzliches Ausdauertraining gehört einfach dazu! Eine schlaue Kombination von Ausdauer und Kraft kurbelt den Fettstoffwechsel an und lässt das ungeliebte Fett schmelzen.

Wozu überhaupt straffe Bauchmuskeln? Der Bauch ist das Kraftzentrum des Körpers, von dem auch die übrigen Muskeln profitieren. Ein starker Rumpf – und dazu gehören auch die Muskeln des unteren Rückens – verbessert die gesamte Körperhaltung und stabilisiert die Wirbelsäule. Je mehr Muskelmasse beim Training bewegt wird, umso größer ist der Energieverbrauch. Das Programm muss so konzipiert sein, dass Fett gegen Muskel getauscht wird. Viel Fett zu verlieren heißt noch lange nicht, dass parallel dazu die Kilos schwinden. Muskeln wiegen mehr als Fett. Jedes Kilo, das an Muskelmasse zugelegt wird, verbrennt zusätzlich ca. 50 Kalorien/Tag. Bereits die Umwandlung von kleinen Fettanteilen lässt den Körper straffer erscheinen. Also nicht gleich aufgeben, wenn sich der Zeiger auf der Waage zu wenig nach links bewegt!

ANDREA HÜTTHALER

Wir brauchen konkrete Vorsätze!

Keine vagen Aussagen! Also statt: „Ich werde weniger essen, werde mehr Sport treiben." formulieren Sie exakt: „Jeden Dienstag mache ich 30 Minuten Krafttraining und donnerstags jogge ich abends um das Wohnviertel." – „Ich esse weniger, indem ich mittags keinen Nachtisch esse und abends nur ein Brot." – „Der Mittwochabend ist für uns reserviert."

ELFRIEDE ZÖRNER

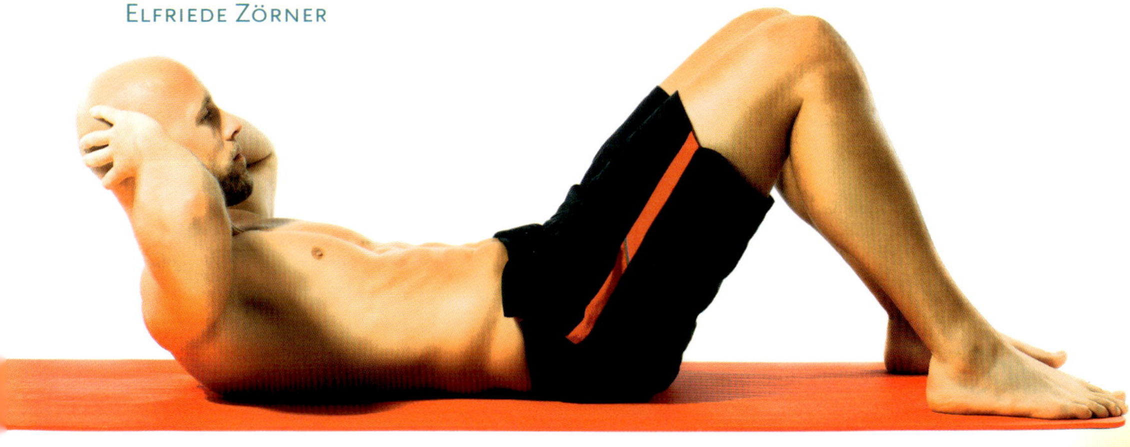

Iss dich g'scheit!

Alexandra Haupt

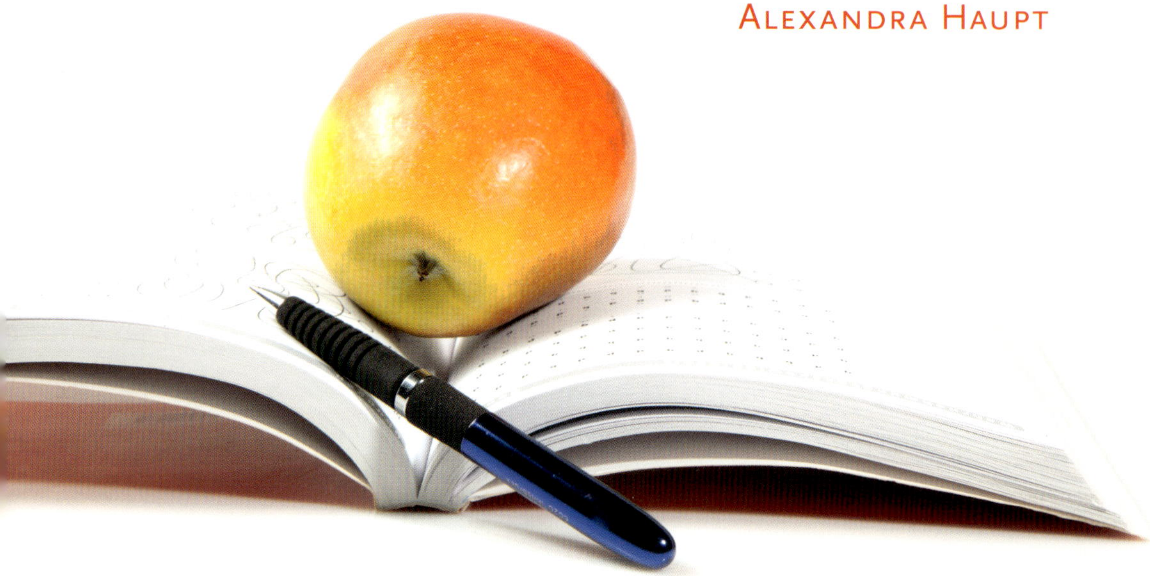

Simon und Marlene haben in der Schule derzeit eine intensive Lernzeit: Jede Woche stehen Prüfungen und Tests auf dem Stundenplan. Schließlich sind es nur noch wenige Wochen bis zum Semesterzeugnis. Aber auch Claudia ist durch Weiterbildungsseminare besonders gefordert. Was können sie tun, damit ihr Gehirn besonders aufnahme- und leistungsfähig ist?

Lässt sich die Weisheit mit dem Löffel essen? Eine schöne Vorstellung. Den IQ können wir uns zwar nicht rauffuttern, unser Gehirn lässt sich aber mit „Brain food" unterstützen!

Mit Powerstoffen können wir die Reizleitung zwischen den Zellen unterstützen und so die Konzentration und Merkfähigkeit erhöhen. Ein Beispiel dafür ist Flüssigkeit. Unser Gehirn arbeitet nur mit ausreichender Flüssigkeit wirklich gut. Ein Mangel wird vor allem durch Müdigkeit und Kopfschmerzen spürbar. Wasser, Mineralwasser und ungezuckerte alkoholfreie Getränke sorgen für den notwendigen Frischekick fürs Köpfchen. Für Erwachsene: Koffein bringt nur kurzfristig unsere Denkleistung in Schwung, täglich zwei bis drei Tassen sollten reichen!

Unser Gehirn braucht Luft

Ein weiterer Powerstoff für unsere Denkleistung ist Sauerstoff. Sorgen Sie für eine gute Belüftung des Lern- bzw. Arbeitsplatzes und stehen Sie bei sitzender Tätigkeit immer mal wieder auf, um einige Schritte zu gehen. Bewegung erhöht die Sauerstoffaufnahme im Gehirn. Und über eine eisen- und chlorophyllreiche Ernährung können Sie den Sauerstofftransport im Körper unterstützen. Chlorophyll findet sich vor allem in grünem Blattgemüse, Eisen wird am besten aus Fleisch aufgenommen.

Zucker liefert Energie

Neben den erwähnten Powerstoffen benötigt unser Gehirn vor allem Zucker. Komplexe Kohlenhydrate in Vollkornprodukten, Müsli, Obst und Gemüse werden langsam ins Blut abgegeben und versorgen unseren Körper über einen längeren Zeitraum mit Energie. Einfachzucker wie in Semmeln, gezuckerter Limonade oder Traubenzucker geben zwar einen schnellen Kick, ein rasches Absinken des Blutzuckers aber lässt den Körper ermüden. Zusätzlich eine kleine Eiweißportion wie fettarmer Käse, Milchprodukte oder Schinken sorgen für ausreichend Botenstoffe im Gehirn.

Brain Snack für zwischendurch

Topfen mit einem geriebenen Apfel, gemahlenen Nüssen und/oder Weizenkeimen, 2 Esslöffel Joghurt und etwas Honig verrührt ergibt einen schmackhaften Brotaufstrich. Auf einer Schnitte Vollkornbrot lässt sich damit die Lernenergie wieder ankurbeln. Als Getränk passt eine erfrischende Tasse Pfefferminztee oder ein Glas Milch.

Wenn möglich sollten Sie ca. fünf Mahlzeiten über den Tag verteilt essen. Ein Zuviel an Kaffee und einseitiger Ernährung bewirkt eine träge Gehirnleistung und Übergewicht. Es gibt aber auch Menschen, die durch den täglichen Arbeitsstress zu wenig essen. Auch ihr Gehirn kommt durch zu wenig Energie nicht richtig in Schwung. Wie so oft im Leben ist auch hier die Balance entscheidend über „good food or bad food“.

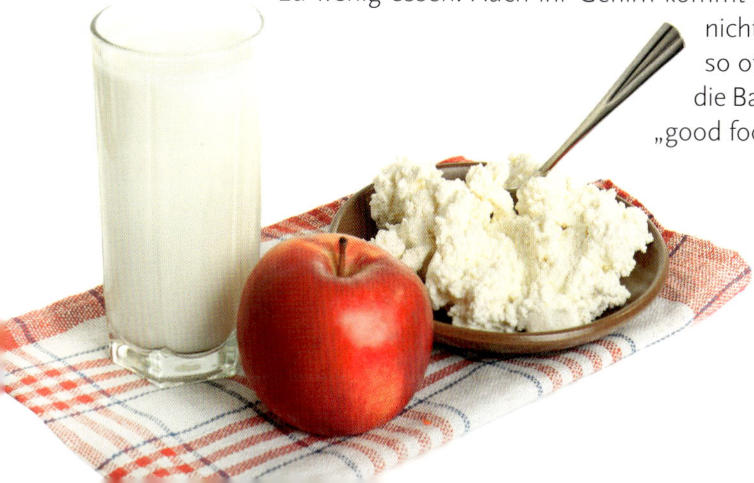

Bildung braucht Bewegung

Bewegung hat ganz viel mit Bildung zu tun, und Bildung sollte sehr intensiv mit Bewegung in Verbindung stehen. Denn für die Bildung brauchen wir eine optimale Sauerstoffversorgung im Körper. Insofern ist die Diskussion über die Stundenanzahl an Bewegungsunterricht in Kindergärten, Volksschulen, in Haupt- und Mittelschulen unverständlich. Als ob es hier eine Grenze nach oben geben könnte! Wir verwenden heute weniger als 15 Prozent unseres Bewegungsapparates, wir verbringen im Schnitt über 12 Stunden pro Tag sitzend, wir bewegen uns nur noch 3 bis 5 Prozent im Vergleich zu vor 100 Jahren. Und in derselben Zeitspanne haben unsere Zivilisationskrankheiten ein bis dato nicht gekanntes Ausmaß erreicht.

Unsere Schüler haben heute kaum noch Bewegungsqualität, die Diabetespatienten werden immer jünger, die Fettsucht steigt dramatisch, der Wille zur Anstrengung fehlt. Das alles hat mit Bewegung zu tun. Und mit Bildung. Die Kosten dafür hat die Allgemeinheit zu tragen.

Weder Medikamente noch Vitaminpillen sind so wirksam, leicht erhältlich und kostengünstig wie qualitativ hochwertige Bewegung. Daher sollten wir uns gerade in lernintensiven Zeiten mehr bewegen – und das am besten in der freien Natur!

Manfred Simonitsch

Typgerechtes Lernen

Am besten verarbeiten wir Lernstoff, wenn wir ihn unter Berücksichtigung unseres bevorzugten Sinneskanals wiederholen. Visuelle Menschen merken sich Bilder (oder gedankliche Vorstellungen) besser, auch farbiges Markieren ist hilfreich. Auditive Typen lernen am besten, wenn sie den Lernstoff laut wiederholen. Kinästhetische Menschen benötigen Bewegung beim Lernen. Optimal ist es, wenn Sie alle Sinne einsetzen. Dies wussten bereits die alten Griechen: Sie betrieben ihre Studien vorzugsweise, indem sie laut sprechend durch die Säulengänge marschierten.

Elfriede Zörner

Ernährung bewegt

Eine optimale Ernährung unterstützt die Sauerstoffversorgung beim Training. Und sie sorgt dafür, dass Ihnen der „Saft" nicht ausgeht.

Die letzte größere Mahlzeit vor einer sportlichen Aktivität sollte ca. 2 bis 3 Stunden zurückliegen. Ein voller Magen beeinträchtigt nicht nur die Atmung, durch die verstärkte Ansammlung von Blut im Verdauungstrakt wird auch die Durchblutung der Muskeln reduziert.

Der Start mit leerem Magen kann jedoch zum Absinken des Blutzuckerspiegels führen, die Leistungsfähigkeit nimmt ab. Mit leerem Magen zu sporteln ist sinnvoll, um seine Speicher zu leeren, nicht aber um eine gute Leistung zu bringen.

Wer Sport treibt, kommt automatisch ins Schwitzen. Dies ist ein natürlicher Mechanismus zum Schutz vor Überhitzung. Durch die Verdunstung des Schweißes wird der Körper abgekühlt. Neben Wasser verliert man aber auch wichtige Mineralstoffe, die ersetzt werden müssen. Besonders geeignet ist eine Mischung aus stillem Mineralwasser und Multivitaminsaft im Verhältnis 3 : 1 mit einer Messerspitze Salz. Ab einer Stunde Sport sollte auch während der Belastung getrunken werden. Darunter reicht es mitunter, im Anschluss seinen Flüssigkeits- und Mineralstoffverlust auszugleichen.

Je nach Höhe der Belastung werden bei Ausdauersportarten die Zucker- und Fettreserven aufgebraucht. Bei geringer Intensität wird Fett mobilisiert, bei Belastungsspitzen wird auf die Zuckerreserven zurückgegriffen. Die Fähigkeit zur Fettverbrennung steigert sich mit regelmäßigem Training! Bei Ausdauertraining ist eine ausgewogene Ernährung mit einem hohen Anteil an Kohlenhydraten wie Reis, Nudeln, Kartoffeln etc. sinnvoll.

Bei Krafttraining ist vor allem die Entwicklung der maximalen Kraft entscheidend. Voraussetzung dafür ist ein hoher Muskelanteil, der durch das nötige Krafttraining und eine erhöhte Eiweißzufuhr erreicht wird. Die Flüssigkeitszufuhr ist besonders wichtig zum Ausscheiden von Harnstoff, dem Abbauprodukt von Eiweiß. Leider wird im Hobbybereich die Eiweißzufuhr mit Spezialprodukten oft übertrieben. Das kann vor allem bei mangelnder Flüssigkeitszufuhr zu Nierenschäden führen. Eine ausgewogene Ernährung mit hochwertigem Eiweiß wie Fleisch, Fisch, Milch- oder Sojaprodukten direkt im Anschluss an das Training unterstützt den Muskelaufbau – und das Denkvermögen!

Alexandra Haupt

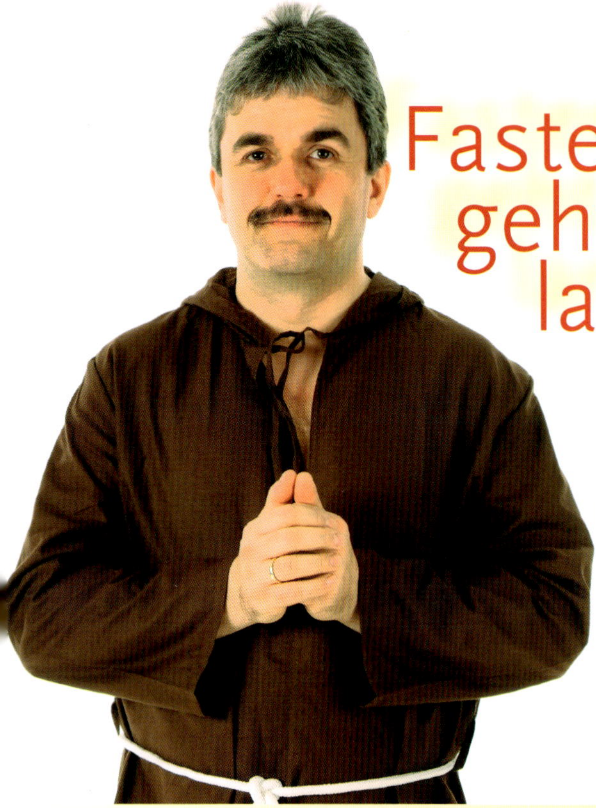

Fastenzeit – geht es noch langweiliger?

Franz Landerl

Der kleine Pauli erzählt, dass sie im Kindergarten darüber gesprochen haben, in der Fastenzeit auf etwas zu verzichten, z. B. auf Fernsehen. Er will wissen, wofür das gut sein soll. Gemeinsam mit den Kindern diskutiert das Ehepaar Sinnhuber den Sinn des Fastens, und wie es jedes Familienmitglied umsetzen kann.

Fasten wird mit Verzicht gleichgesetzt. Richtig fasten aber bringt Gewinn.

Die Fastenzeit ist für sehr viele unserer Zeitgenossen die Zeit des „Gürtel-enger-Schnallens", des „nicht mehr Sündigens mit der Ernährung". Es geht um den Verzicht nach einer üppigen Weihnachts- und Faschingszeit, wo des Öfteren über die Stränge geschlagen wurde. Fastenzeit ist nicht lustbetont und auch nicht mit positiven Emotionen besetzt. Fastenzeit klingt anstrengend, nach Vermeidenmüssen, nach moralischem Zeigefinger und wird um des Abnehmens willen gerade noch akzeptiert. Fasten der Linie wegen. Oder doch mehr? Könnten wir der Fastenzeit auch andere Aspekte abgewinnen?

Immer gut drauf?

Was könnte es mit dieser Fastenzeit noch auf sich haben? Und damit zurück zur Eingangsfrage: Fastenzeit – geht es noch langweiliger? Ja, es geht! Noch langweiliger ist nämlich die Haltung: „Ich bin immer voll drauf!“ Gepaart mit einem Lebensstil, der gekennzeichnet ist durch Aussagen wie: „Ich will ständig ins Volle greifen!“ „Ich nehme mit, was ich kriegen kann!“ „Mein Leben kennt nur ein geiles Tempo, von Höhepunkt zu Höhepunkt, von Action zu Action, hier geht die Post ab!“ Immer gut drauf sein und ständig auf der Jagd nach dem, was das Leben scharf macht. Dann noch einen Kick drauf.

Doch ein Leben, in dem es nur die Sahne abzuschöpfen gilt, in dem man ständig obenauf ist, gibt es nicht! Dabei holt uns der Lebens- und Jahreszyklus immer wieder ein. Wir hören auch immer mehr vom Achten auf die innere Uhr, vom Entschleunigen, vom Bewusstwerden des Biorhythmus'. Die moderne Hirnforschung bestätigt dies mit ihren Erkenntnissen zum Thema Schlaf, Erholung, Regeneration.

Neue Lust durch Fasten

Die Natur hat sich über Millionen Jahre einen Zyklus angelegt, in dem alles seinen Platz hat: vom Vergehen zum Entstehen, von der Hochblüte zum Verwelken. So hat auch die Fastenzeit als lustvolle Zeit ihren Platz: Leerer werden, um Platz zu schaffen für Neues, Auszeit für sich durch körperliche und seelische „Entschlackung“, neuen Appetit gewinnen durch Abstand.

Meine Devise klingt so: Ich will ein Leben, das nach Leben schmeckt, ein Leben mit Biss, Format, Lust und Sinn! Die Fastenzeit ist nämlich keine Zeit der Verhinderung von Leben. Die Fastenzeit ist eine Zeit, die dem Leben genau das wiedergeben oder es neu für das Leben entdecken will, was ihm oft fehlt: Biss, Format, Lust und Sinn!

Fastenkur – aber bitte richtig

Unter Fasten versteht man den freiwilligen Nahrungsentzug über einen begrenzten Zeitraum, meist 8 bis 10 Tage plus 1 Entlastungstag vorher und 3 Aufbautage im Anschluss. Im religiösen Sinn bedeutet Fasten eine Rückbesinnung auf sich selbst – und es kann eine gesundheitsbewusstere Lebensführung einleiten.

Der oft verwendete Begriff der „Entschlackung" ist wissenschaftlich nicht begründbar; aus medizinischer Sicht gibt es im gesunden Körper keine Ablagerung von Stoffwechselprodukten.

Zu Beginn des Fastens können unangenehme Erscheinungen wie Kopfschmerzen, Schwitzen, Schlafveränderungen, Mundgeruch und erhöhtes Kälteempfinden auftreten.
Achten Sie auf eine ausreichende Zufuhr von Flüssigkeit, Kohlenhydraten und hochwertigem Eiweiß, Mineralstoffen und Vitaminen. Sonst kann es zum Abbau der Muskulatur und zu anderen Störungen kommen. Da diese Ausgewogenheit oft nicht so einfach gefunden wird, sollte Fasten immer unter Anleitung eines Arztes und einer Diätologin erfolgen. Nicht geeignet ist Fasten für Schwangere, Stillende, Kinder unter 10 Jahren, Untergewichtige und Menschen mit Essstörungen. Besondere Vorsicht gilt auch für Diabetiker, Personen mit Nieren-, Leber- oder Herzinsuffizienz.

Begleitetes Fasten kann ein Einstieg zur Gewichtsreduktion sein, sofern eine langfristige Änderung des Ernährungs- und Bewegungsverhaltens erfolgt.

Alexandra Haupt

Heldin einer Veränderung

Die Ausgangssituation

Unsere Klientin ist 60 Jahre jung, stark übergewichtig, der Body-Mass-Index (BMI) „etwas zu hoch". Hinzu kommen umfangreiche Schmerzbilder, hoher Blutdruck, KEIN Diabetes (weder Typ 1 noch 2, was übrigens so ganz gegen jegliche Statistik spricht), eine Schuppenflechte, die sich in den Auswirkungen auf viele der dennoch halbwegs funktionierenden Gelenke geschlagen hat, und, und, und … Sie hat tagein, tagaus mehr als fleißig in einem oberösterreichischen Betrieb gearbeitet und sich die Pension redlich verdient. Und sie hat eine weitere Eigenschaft, die für Veränderung ausgesprochen wichtig ist: den richtigen „Sturkopf", der, wenn einmal aktiviert, so schnell nicht wieder nachgibt. Dazu kommt eine Portion Leidensdruck, Entscheidungsfreude, Vertrauen und nicht zuletzt die einen und anderen selbstständigen Unterstützer für die Entscheidung: „Raus aus dem Sofa und zu leben beginnen!"

Ihre Daten beim Start

142 kg schwer, 163 cm groß. Leg press (Beindrücken für die Oberschenkelmuskulatur vorne): 60 kg beidbeinig – 4 x 6 Wiederholungen (ziemliche Schmerzen). Laufband: 2,7 km/h mit 2 % Steigung über 5 Minuten – Puls 142, Ruhepuls: 90, Blutdruck viel zu hoch (wie viel wird nicht verraten), Herzfrequenzamplitude von 50 Schlägen (Unterschied zwischen Ruhefrequenz und max. Belastungsfrequenz).

Ihre Daten nach einem Jahr

120 kg schwer, 163 cm groß. Leg press: 180 kg beidbeinig – 4 x 8 Wiederholungen (ohne Schmerzen, aber mit viel Schweiß). Laufband: 4,8 km/h mit 8 bis 10 Prozent Steigung über 60 Minuten – Puls 138, Ruhepuls: 65, Blutdruck: ein bisserl zu hoch (ausgehend von den zurzeit als gesund geltenden Werten), Herzfrequenzamplitude von über 100 Schlägen.

Das Programm

Professionelle Begleitung eines Sportwissenschafters, einer Diätologin zum Angewöhnen neuer Essgewohnheiten – abgestimmt auf die speziellen Bedürfnisse dieser Dame –, Besuch einer Homöopathin, die sich der chronischen Problematiken der Schuppenflechte annahm. Individuelle, professionelle Betreuung während der gesamten Veränderungszeit, stetiges „Wachsein" der Trainer und Betreuer, ein ungebrochener Wille der Klientin (der wahren Heldin der Veränderung) und Belohnungen hie und da gekonnt eingesetzt – das sind die Erfolgsfaktoren unserer Geschichte. Hochachtung und Kompliment an diese Frau, die mit ihrer Entwicklung beweist, was auch in fortgeschrittenem Alter möglich ist. Wenn man nur will ...

Manfred Simonitsch

Planen Sie den Ersatz für Ihr Laster!

Was tun Sie mit der Leere, die die fehlende Zigarette hinterlässt? An den Fingernägeln kauen? Süßigkeiten naschen, die Sie dick machen? Eine alte Gewohnheit, die in Fleisch und Blut übergegangen ist, zu besiegen, fällt erfahrungsgemäß leichter, wenn man etwas anderes an ihre Stelle setzt. Deshalb: „Ich werde mit dem Rauchen aufhören und statt der Rauchpause Dehnübungen machen, ein Glas Wasser trinken, Kaugummi kauen, ein persönliches Telefonat führen ..."
„Ich werde nachmittags keine Schokolade naschen. Stattdessen esse ich einen Apfel."

Elfriede Zörner

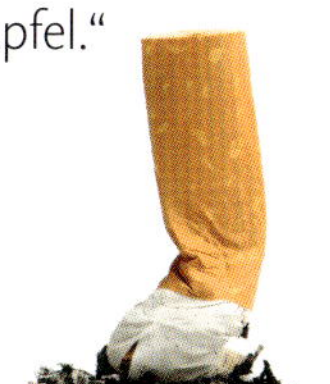

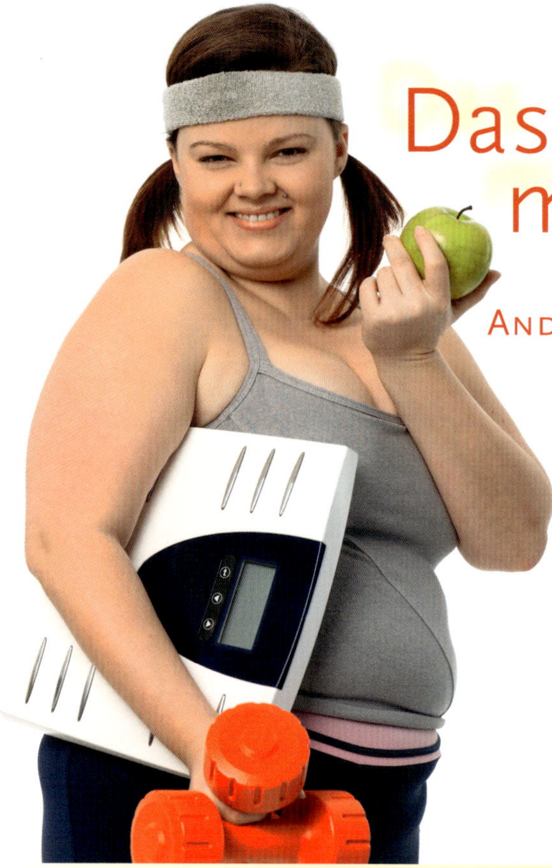

Das Fett muss weg!

ANDREA HÜTTHALER

Beim österlichen Familienspaziergang erzählt Liesi ihrer Schwester Claudia, dass sie gemeinsam mit ihrem neuen Freund im Mai einen Badeurlaub plant. Jetzt heißt es noch rasch 5 Kilogramm abnehmen; eine Kollegin hat ihr von einer tollen „Blut-Diät" erzählt.

Wenn die Badesaison naht, soll das unschöne „Hüftgold" verschwinden.

Es gibt jede Menge Schlankheitspillen, Crashdiäten und Gerätschaften, wie den „Bauchwegroller", spezielle Bauchgurte und andere nutzlose Geräte, die uns eine Reduktion von Körperfett an der bestimmten Stelle und einen flachen Bauch versprechen. Zahlreiche Magazine motivieren uns mit Schlagzeilen wie „Fit in 4 Wochen" oder „In 6 Wochen zur Traumfigur". Aber wer es versucht hat, kennt die Enttäuschung, wenn es mit der Gewichtsabnahme und der Traumfigur wieder nicht geklappt hat.

Wir kennen doch die Sprüche „Ohne Fleiß kein Preis" und „Von nichts kommt nichts". Und nur darin liegt die Wahrheit. Denn Tatsache ist: Schnelle Lösungen für Figurprobleme gibt es nicht. Der erfolgreiche Weg geht nur über Ernährung, mit Ausdauer- und Krafttraining.

Um das lästige Bauchfett abzuspecken, hoffen viele Menschen auf die Wirkung täglicher „Situps" und ähnlicher Bauchübungen. Beim herkömmlichen Bauchmuskeltraining besteht allerdings vielfach die Gefahr, dass sich der Rücken wölbt, einzelne Wirbel in Keilstellung kommen und so manche Bandscheibe nach einer gewissen Zeit Schaden nehmen kann. Diese unnötige Belastung speziell für den unteren Rücken kann aber durch eine anatomisch richtige Körperhaltung und eine gute, gelenkstabilisierende Rumpfmuskulatur vermieden werden. Bei allem Aufwand wundert man sich, dass die Fettdepots um die Mitte nicht schwinden.

Wie kommt man nun zum flachen Bauch?

Tatsache ist: Lokaler Fettabbau am Bauch ist nicht möglich, genauso wenig wie an Oberschenkeln oder Hüften.
Die Lösung heißt Ganzkörperkräftigung! Die Menge an Muskelmasse ist nämlich entscheidend für den Grundumsatz: Je mehr Muskelmasse Sie entwickeln, desto höher ist Ihr Grundumsatz und desto mehr Kalorien werden verbrannt; nach einem intensiven Krafttraining noch viele Stunden danach.

Wenn Sie aber nur eine Crashdiät machen, kommt es zusätzlich zum Fettabbau auch zum Verlust von Muskelmasse und in der Folge zu einem niedrigeren Grundumsatz. Dies wiederum führt zu einer beschleunigten Gewichtszunahme, wenn Sie nach der Diät wieder normal zu essen beginnen.

Der Einsatz von großen Muskelgruppen beim Ganzkörpertraining – und ich spreche von Krafttraining mit dem eigenen Körpergewicht oder an Geräten – steigert die Fettverbrennung und kurbelt den Stoffwechsel an. Ganz nebenbei werden die Bauchmuskeln, die zur Stabilisierung des Rumpfes mitwirken, natürlich mittrainiert.

Außerdem: Wenn Sie Ihr Bauchfett reduzieren, tun Sie nicht nur etwas für Ihr Äußeres, sondern auch für Ihre Gesundheit. Gerade nämlich die Fettzellen in der Körpermitte produzieren schädliche Hormone, die den Blutzucker, die Blutfettwerte, den Blutdruck und das Cholesterin in die Höhe treiben. Mit der Reduktion von Bauchfett senken Sie also wesentlich das Risiko einer Herz-Kreislauf-Erkrankung.

Leider gibt es wieder einmal keine schnelle Lösung! Die Wahrheit ist: Es funktioniert nur mit der richtigen Einstellung, etwas Geduld, einer guten Ernährungsstrategie und einem gezielten Trainingsprogramm.

„Ich bin dann mal schlank ...“

Haben wir verlernt, beim Essen auf den Hunger zu hören? Häufig beeinflussen äußere Reize unsere Nahrungsaufnahme. Appetitliche Fruchtbecher, knuspriges Henderl, frisch duftendes Gebäck, köstliche Mehlspeisen und ähnliche Versuchungen lassen uns das Wasser im Mund zusammenlaufen. Die kulinarischen Verführungen machen es uns schwer, Hunger von Gusto zu unterscheiden.

Wer sich jedoch allzu gerne vom Appetit leiten lässt, riskiert auf Dauer zusätzliche Kilos. Fragen Sie sich selber: Was verleitet mich wirklich – ist es bloß die Lust oder der Hunger?

Empfindungen wie Hunger- und Sättigungsgefühl werden vom Körper selbst optimal gesteuert – bei Kindern funktioniert dies grundsätzlich noch natürlich. Dennoch sind derzeit 20 Prozent von ihnen fettleibig. Eltern können ihrem Sprössling allerdings helfen, wieder ein richtiges Gefühl für Hunger zu entwickeln, indem sie ihrem Kind einfach nur dann zu essen geben, wenn es Hunger verspürt. Essen sollte außerdem nie als Belohnung oder Trost irgendeiner Art benutzt werden!

Wer sich bereits mit diversen Abspeckprogrammen abgemüht hat, weiß wie schwierig es ist, allein durch Willenskraft schlank zu werden und ein gesundes Hungergefühl zu trainieren. Meist verschlimmert gerade der Gedanke an eine Diät die Situation noch mehr. Statt sich jedoch einer Reduktionskost mit geringen Erfolgschancen zu unterziehen, kann ein Training des eigenen Hungergefühls ein Schlüssel zum nachhaltigen Erfolg sein. Forscher zeigen auf, dass bei dicken Menschen die Regulation von Hunger und Sättigung verloren gegangen ist. Dieser Defekt entsteht durch äußere Einflüsse, wie etwa laufend angebotene Mahlzeiten, die zur Nahrungsaufnahme ohne wirklichen Hunger verleiten. Wer bewusst seine Hungersymptome beobachtet, kann die gestörte Regulation wieder normalisieren.

Denken Sie sich schlank mit folgenden Tricks:

- Besetzen Sie die Gedanken positiv: „Ich bin froh, schon satt zu sein!“ oder „Gut, dass ich mich bereits gesättigt fühle!“
- Sagen Sie nicht: „Ich versuche, Diät zu halten“; artikulieren Sie Ihr Ziel unmissverständlich: „Ich nehme ab, und ich fühle mich wohl dabei!“
- Trainieren und definieren Sie Ihr echtes Hungergefühl!
- Befreien Sie sich von dem Gedanken, nicht genug zu haben!
- Genießen Sie den Moment, wo Sie nicht „vollgegessen“ sind!
- Essen Sie nicht aus Kummer, Stress, Ärger oder Langeweile, im Gehen, Stehen, beim Fernsehen oder Telefonieren!

Bei Anlaufproblemen scheuen Sie sich nicht, die Unterstützung erfahrener und gut ausgebildeter Experten in Anspruch zu nehmen.

Eva Fauma

Mehr Lebensqualität durch ein „bewegtes“ Leben

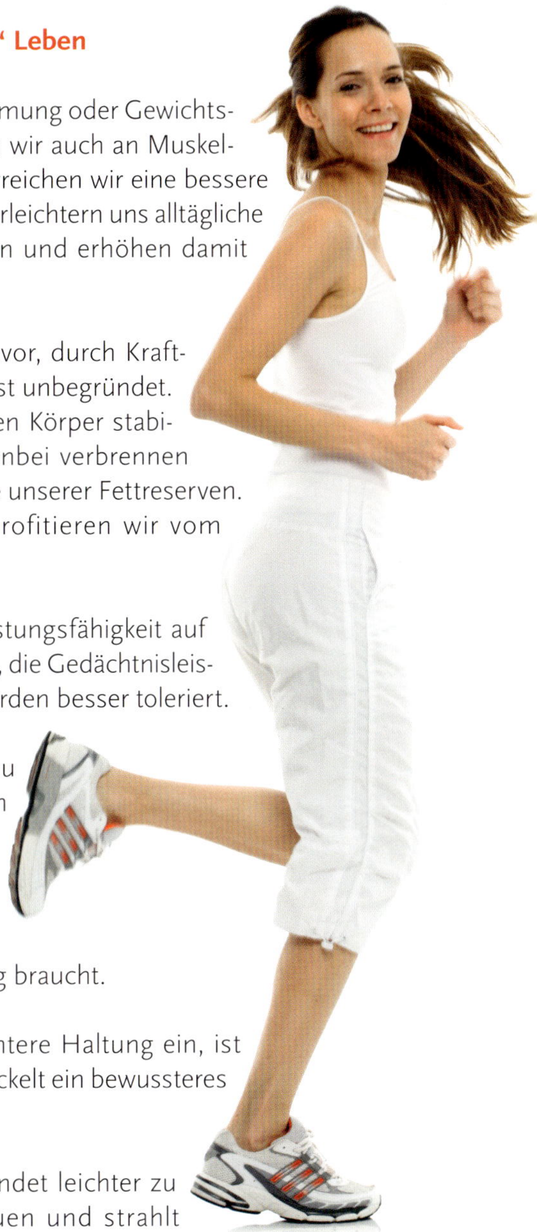

Krafttraining ist nicht nur wichtig für Körperformung oder Gewichtsabbau. Je älter wir werden, umso mehr bauen wir auch an Muskelmasse ab. Durch ein gezieltes Krafttraining erreichen wir eine bessere Funktionsfähigkeit der gesamten Muskulatur, erleichtern uns alltägliche Anstrengungen wie etwa das Treppensteigen und erhöhen damit unsere Lebensqualität.

Doch besonders Frauen haben oft Angst davor, durch Krafttraining zu muskulös zu wirken. Diese Sorge ist unbegründet. Denn es geht hier um Muskeltraining, das den Körper stabilisieren und formen soll. Und so ganz nebenbei verbrennen diese trainierten Muskeln eine größere Menge unserer Fettreserven. Auch wenn wir gerade nicht trainieren, profitieren wir vom sogenannten „Nachbrenneffekt“.

Genauso positiv wirkt eine gute Ausdauerleistungsfähigkeit auf unser Leben: Das Körpergefühl verbessert sich, die Gedächtnisleistung steigt, Stress und Alltagsbelastungen werden besser toleriert.

Übrigens: Seinen Körper fit und gesund zu erhalten, kann auch Freude machen. Wer ein „bewegtes“ Leben führt, kann Krankheiten und Problemen erfolgreich entgegenwirken. Er wird feststellen, dass er auf die Signale seines Körpers besser hört, mehr Energie hat und rechtzeitig erkennt, wann der Körper Erholung braucht.

Der „bewegte Mensch“ nimmt eine aufrechtere Haltung ein, ist besser geschützt vor Depressionen und entwickelt ein bewussteres Essverhalten.

Wer fit ist, kann gut mit Stress umgehen, findet leichter zu Problemlösungen, hat mehr Selbstvertrauen und strahlt Lebensfreude aus.

Ernährung – Mentales – Bewegung sind entscheidende und ineinander übergreifende Faktoren in unserem Leben.

Andrea Hütthaler

Diät mit „Blut-Abnehmen"?

Bluttests als Begründung für Abnehmdiäten boomen. Aufgrund der Testergebnisse wird dem Kunden nahegelegt, auf bestimmte Lebensmittel zu verzichten, da diese den Körper beim Abnehmen behindern würden. Allergie-Gesellschaften warnen vor diesen irreführenden und teuren Tests, da die dabei meist festgestellten Immunglobuline G (= IgG) nichts mit Krankheit zu tun haben.

Labortests zur Bestimmung von IgG-Antikörpern zur Feststellung von Lebensmittelunverträglichkeiten sind eindeutig abzulehnen. Diese Antikörper werden aufgrund einer ganz natürlichen Reaktion unseres Immunsystems gebildet, sobald unser Körper über die Nahrung mit einem körperfremden Eiweiß in Kontakt kommt. Meist ist die Auswertung dieser Tests auch eine schöne Zusammenfassung Ihres Speiseplans. IgG-Antikörper zeigen keine Unverträglichkeit gegen Lebensmittel an, sondern „registrieren" lediglich Lebensmittel, die Sie bereits gegessen haben. Diese Tests müssen meist selbst bezahlt werden, da sie nicht anerkannt sind – sie geben keine Auskunft darüber, ob eine Unverträglichkeit oder Allergie gegen Lebensmittel besteht.

Grundsätzlich unterscheidet man zwischen einer Allergie (hier reagiert das Immunsystem) und einer Intoleranz (keine Reaktion des Immunsystems). Bei einer allergischen Reaktion werden die Immunglobuline E gebildet, die tatsächlich mit einem Bluttest zu eruieren sind. Bei Intoleranzen und Unverträglichkeiten können keine Bluttests herangezogen werden. Hier beruht die Diagnose ausschließlich auf Anamnese, Symptomtagebuch, Eliminationsdiäten und kontrollierten Provokationen. Fragen Sie einfach vor einem „Allergietest", welche Antikörper hier bestimmt werden. Tests, bei denen aufgrund von IgG-Antikörpern Diätempfehlungen abgegeben werden, sind sehr teuer und können durchaus auch gefährlich werden, wenn auf Lebensmittelgruppen wie Gemüse, Obst und Milchprodukte verzichtet werden soll. Denn dabei kann es langfristig zu einem Mangel an lebenswichtigen Nährstoffen kommen.

Alexandra Haupt

Frühling – Doping für gute Laune?!

Franz Landerl

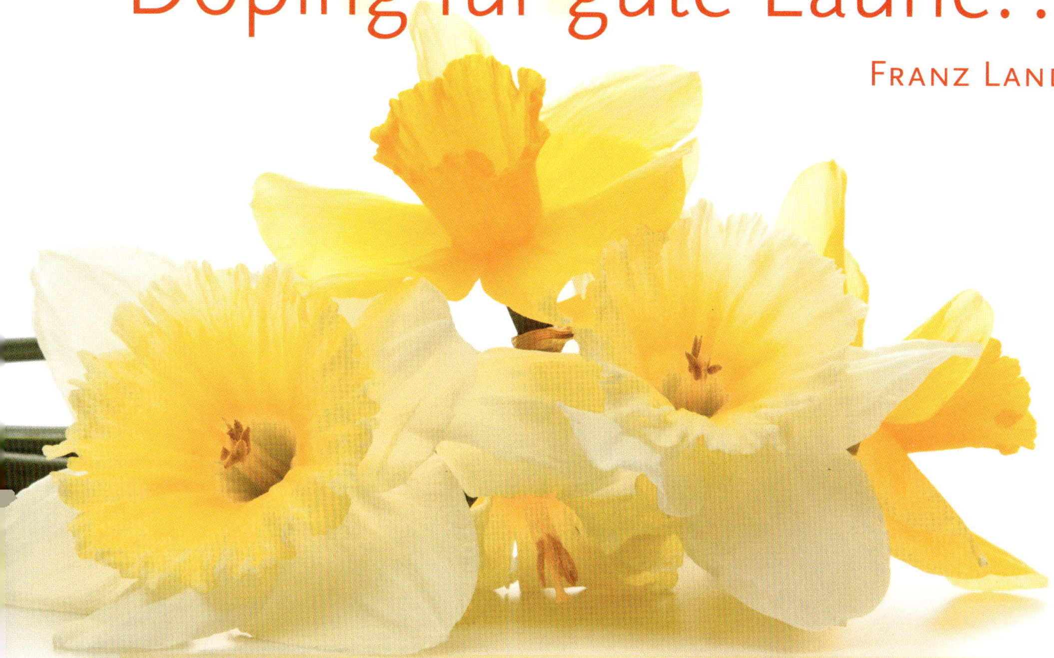

Die Sonne scheint, die ersten Blumen sprießen – ein traumhaftes Frühlingswochenende steht vor der Tür. Thomas schlägt seiner Familie einen Radausflug entlang der Donau vor. Pauli und Marlene sind sofort begeistert, nur Simon antwortet mit einem großen Gähnen. Aber auch Claudia reagiert verhalten – ihr wäre ein gemütlicher Lesenachmittag am Balkon mindestens so lieb.

Der Frühling wirkt als Doping für gute Laune. Ursache dafür sollen die Hormone sein. Doch das ist nur die halbe Wahrheit, haben Forscher herausgefunden.

Das Licht des Frühlings befreit von Winterdepressionen, sein Duft verspricht Aufbruch und seine Wärme verbannt dicke Wintermäntel in den Kleiderschrank. Frühlingsgefühl heißt das Phänomen, wenn die Laune steigt.

Die Sonne macht's

Als wichtigster Impulsgeber für die Hochgefühle wirkt das Sonnenlicht. Es hemmt die Produktion von Melatonin, einem Hormon, das den Schlaf-Wach-Rhythmus beeinflusst. Der Körper bildet es vor allem nachts und in der dunkleren Jahreshälfte, weshalb die meisten Menschen sich während der Wintermonate öfter müde und antriebslos fühlen. Steht die Sonne im Frühling und Sommer dagegen höher am Himmel, kommen wir wieder mit weniger Schlaf aus und werden aktiver.

Indirekt stabilisiert das Licht außerdem die Werte der Hormone Dopamin und Serotonin, die beide für gute Laune zuständig sind, so Helmut Schatz von der Deutschen Gesellschaft für Endokrinologie (DGE). Der Endokrinologe hat neben Dopamin und Serotonin noch ein weiteres Hormon entdeckt, dessen Anstieg Frühlingsgefühle verursachen kann. Schatz spricht vom vermehrt produzierten Schilddrüsenhormon Thyroxin, das dafür sorgt, dass die Menschen aktiver sind und nicht so leicht frieren.

Da könnte man ja glatt meinen, wir sind nur von unseren körperlichen Veränderungen und physischen Faktoren bestimmt. Wenn dem so wäre, müsste es allen bei den ersten Sonnenstrahlen schon besser gehen und bald würden wir auf „Wolke 7" schweben. Dass dem nicht so ist, zeigt unser Alltag. Es dürfte doch noch andere Ingredienzien für die gute Laune im Frühjahr geben.

Zeit für Neues

Neben einem Lebensstil mit ausreichend Bewegung und einer ausgewogenen Ernährung ist Veränderung ein wichtiger Punkt.

Im Frühling wollen wir die Aufbruchsstimmung nutzen. Denn die Natur erneuert sich – und wir sind Teil davon. Die meisten Menschen haben in dieser Jahreszeit den Drang, Ballast abzuwerfen und etwas Neues anzufangen. Geben Sie diesen Neigungen nach, suchen Sie Veränderung, beginnen Sie mit Kleinigkeiten in Ihrem Umfeld, die Sie ohne viel Aufwand schaffen können. Aber zelebrieren Sie die Veränderung, so wie Sie sich freuen beim Aufspringen einer neuen Knospe im Blumenbeet.

Dann darf uns im Frühling ruhig der Wind um die Ohren blasen und der Frühlingsregen die Sonnenstrahlen verdecken. Die gute Laune bleibt.

Essen für die gute Laune

Wecken Sie Ihre positiven Gefühle mit Futter für die Seele – damit bei Ihnen die Frühjahrsmüdigkeit erst gar keine Chance hat!

Neben viel frischer Luft und Bewegung können Sie mit Ernährung einiges für Ihre Glücksgefühle tun – probieren Sie es aus! Essen und Trinken wirkt nicht nur auf unsere Körperfunktionen, sondern auch auf unsere Psyche. Unser Fühlen und Denken wird über die Nerven im ganzen Körper gesteuert.

Für eine gute „Datenübertragung" sorgen dabei Botenstoffe. Und die Bildung dieser Stoffe können wir unterstützen. Einer der bekanntesten ist das Serotonin, welches vor allem für Entspannung und guten Schlaf sorgt. Ist dieser Botenstoff in zu geringen Mengen im Körper, können depressive Verstimmungen, Angst und Unruhe aufkommen.

Die Glücksbringer

Einen schnellen Schub an Serotonin liefert uns Schokolade, der Seelentröster Nummer eins. Der Effekt ist aber trügerisch, denn je schneller der Anstieg, desto steiler die Talfahrt. Mit Obst, Gemüse und Vollkornprodukten können Sie Ihre gute Laune mit Sicherheit länger halten. Besonders empfehlenswert sind Bananen, Avocados, Tomaten, Dinkel, Sesam, Käse, Milchprodukte und Nüsse.

Auch mit den entsprechenden Gewürzen können Sie Ihre Stimmung beeinflussen: Zimt und Vanille sind ein guter Tipp. Und wenn Sie richtig scharfe Glücksgefühle wollen – versuchen Sie es mit Pfeffer, Chili, Ingwer und Paprika! Das darin enthaltene Capsaicin lässt uns Stress und Schmerzen leichter ertragen. Besonders empfehlenswerte Gerichte mit hohem Glücksfaktor sind beispielsweise ein Steinpilzrisotto, eine „Fiesta Mexicana" mit Chili und Guacamole (Avocado-Dip), eine Käseplatte mit Äpfeln oder Birnen, später auch Weintrauben und Walnüssen, ein Müsli mit Nüssen und Rosinen oder Bananenmilch.

Damit dürfte Ihrem persönlichen Glück nichts mehr im Wege stehen – wenn doch, sollte es zumindest nicht an der Ernährung liegen!

Alexandra Haupt

Die richtige Dosis – und es macht Spaß!

Sport, Bewegung und Gesundheit gehören zusammen. Wichtig dabei sind die richtige Dosis, die richte Intensität und die richtige Art der Durchführung, die auf jeden Fall ordentlich Spaß machen darf! Bei der richtigen Dosis empfehle ich Ihnen, ganz stark in sich hinein zu hören, was Ihnen jetzt gerade am besten täte. Soll es z. B. eine Laufeinheit sein, die gleichmäßig in eher gemäßigtem Tempo stattfindet, oder darf es jetzt gerade eine Einheit in flottem Tempo sein oder möchte ich immer wieder schnelle Passagen einlegen und dann das Tempo wieder zurücknehmen?

Spüren Sie schon voraus, was Ihnen guttun wird, und es wird guttun! Ihr qualitativ hochwertiges Ausdauertraining bringt Sie in Ihren körpereigenen Rhythmus und sorgt für eine Entspannung des vegetativen Nervensystems. Das Funktionieren des Organismus wird so erlebbar.

Achten Sie bei einem Kraft- bzw. Kräftigungstraining auf die richtige Intensität: Je nachdem, welchen Nutzen es Ihnen bringen soll, entscheiden Sie sich für weniger (Intensität) oder mehr Gewicht, und machen Sie dann speziell mehr Wiederholungen oder weniger. Eine intensive Hormonausschüttung wird dafür sorgen, dass Sie nach einem gelungenen Training ein wunderbares Gefühl von Wohlbefinden spüren. Und Sie werden merken, wie angenehm kräftig Sie sich fühlen, egal in welchem Alter.

Damit Sie bzw. Ihre Gelenke nicht einrosten, müssen Sie Ihre Gelenke verwenden, und zwar dafür, wofür sie gebaut sind. Strecken Sie sich, beugen Sie sich, bücken Sie sich, richten Sie sich auf, spielen Sie, wo immer Sie können. Probieren Sie Neues aus und kramen Sie in Ihrer persönlichen Schatzkiste nach den Bewegungsschätzen, die Sie auch schon als Kind und Jugendlicher gerne gehabt haben. Dann werden Sie diese Bewegungsarten auch immer wieder gerne machen. Seien Sie einfach neugierig und probieren Sie Verschiedenes aus. Sie werden begeistert sein – von Ihrem persönlichen Wellnessprogramm, das garantiert wirkt!

MANFRED SIMONITSCH

Der gute Kompromiss

Lassen Sie sich auf die Ideen anderer ein und bringen Sie Ihre persönliche Note dazu! Nicht immer läuft alles so, wie wir es uns vorstellen. Manchmal fällt es eben schwer, Vorschläge anderer anzunehmen. Gerade bei der familiären Wochenendgestaltung können unterschiedliche Wünsche für Unzufriedenheit sorgen. Doch sehr oft kann statt einem „Entweder-oder“ ein „Und“ die Lösung sein. Warum also nicht einen Radausflug unternehmen, mit Picknick inklusive Lesepause für die einen und einem Fußballmatch zwischendurch für die anderen?!

ELFRIEDE ZÖRNER

Das bisserl Zucker ...

ERIKA MITTERGEBER

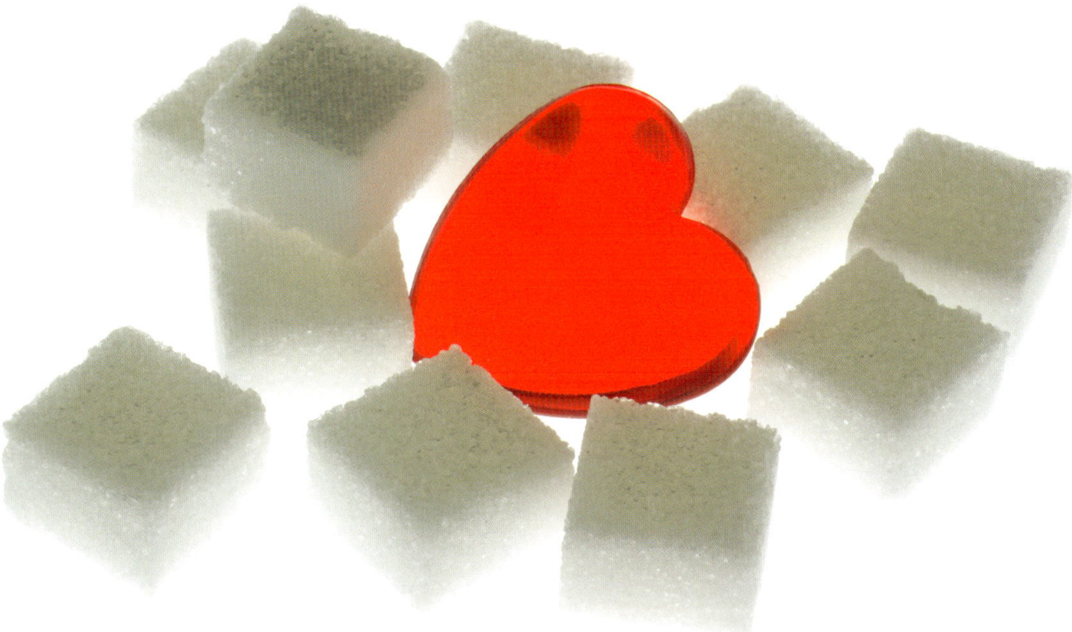

Nach dem Gesundheitscheck berichtet Claudias Vater von erhöhten Zuckerwerten. „Naja, das bisserl Zucker ist doch nicht so schlimm!“, meint er am Telefon. Oder doch?

Diabetes wird häufig unterschätzt. Gesunde Ernährung und Bewegung können Folgeerscheinungen verhindern.

Wenn ich meine Klienten im Beratungsgespräch nach ihren Erkrankungen frage, dann höre ich immer wieder: „Eigentlich bin ich gesund, ich hab nur ein bisserl Alterszucker.“ Diese Zuckerkrankheit, im Fachjargon Diabetes Mellitus Typ 2 genannt, wird häufig als weniger gefährlich wahrgenommen als sie tatsächlich ist.

Böse Folgen

Die Zuckerkrankheit verursacht häufig keine Beschwerden, sie kann aber schwere Folgen haben, wird sie nicht behandelt. Sie ist die häufigste Ursache für Erblindung im Erwachsenenalter und Dialysepflicht (Blutwäsche). Zusätzlich ist das Herzinfarkt- und Schlaganfallrisiko bei Diabetikern um das Zweifache erhöht. Jahrelang schlecht eingestellte Diabetiker kämpfen häufig mit den Folgen von Durchblutungsstörungen und Nervenschäden. Die regelmäßige ärztliche Betreuung ist besonders wichtig.

Auslöser Lebensstil

Betroffen sind meist ältere Menschen, aber auch junge Leute und sogar Kinder können erkranken. Viele meiner Klienten mit Diabetes fragen sich, wie sie zuckerkrank sein können, wo sie doch gar nichts Süßes essen. Die Auslöser liegen aber nicht im Naschen, sondern im Lebensstil: Übergewicht, falsches Essverhalten und Bewegungsmangel. Deshalb ist es für Diabetiker auch so wichtig, nicht nur Zucker und Süßes zu reduzieren, sondern ihre gesamten Essgewohnheiten zu verbessern und für mehr körperliche Aktivität im Alltag zu sorgen. Im Beratungsgespräch sucht man gemeinsam nach machbaren Lösungen für Ernährungsfehler. So kommt es häufig vor, dass Diabetiker Fruchtsäfte trinken, ohne zu wissen, wie zuckerreich diese sind. Gesündere Alternativen sind Wasser mit Zitrone, Melisse oder Minze, verschiedene Tees oder, wer dies möchte, Lightgetränke.

Gesunde Alternativen

Eine vernünftige Ernährung ist das erste Behandlungsmittel bei Diabetes Mellitus Typ 2. Eine „Diät" ist es aber trotzdem nicht, denn Diabetiker sollen abwechslungsreich und genussvoll essen. Wie das gelingt? Zum Beispiel, indem man beim Kochen auf die richtige Zubereitung setzt. Für den täglichen Salat darf es ein guter Schuss Raps-, Oliven- oder Nussöl sein. Fleisch und Fisch sollen gebraten, gekocht oder gegrillt werden, Paniertes und Sahnesaucen gehören selten auf den Tisch. Bei keiner Mahlzeit darf die Portion Gemüse fehlen, so viel wie in einer Hand Platz hat. Fertigprodukten sollte man aus dem Weg gehen, auch bei Milchprodukten ist es besser, das Naturjoghurt selbst mit Früchten aufzupeppen als Fertigzubereitungen zu kaufen. Ob nun drei oder fünf Mahlzeiten für den Diabetiker besser sind, muss individuell entschieden werden. Schließlich geht es um die persönliche Lebensqualität, trotz Zuckerkrankheit!

Stevia – die süße Alternative

Seit Kurzem ist ein neues Süßungsmittel in der EU am Markt: gesund, ohne Kalorien und wie Kräuter am Fensterbrett selber zu züchten.
Stevia rebaudiana ist eine von rund 150 Arten der Gattung Stevia. Seit Jahrhunderten wird das Kraut als Süßstoff und Geschmacksverstärker in Südamerika eingesetzt. In Europa kennt man die Gattung seit dem 16. Jahrhundert. Seit 1970 begann man in Japan, Stevia rebaudiana zu kultivieren, um einen Ersatz für künstliche Süßstoffe einzuführen. Inzwischen weist Japan den weltweit höchsten Verbrauch an Stevia auf. Die europäische Behörde für Lebensmittelsicherheit (EFSA) hat nun endlich grünes Licht für die Zulassung von Steviosiden in Lebensmitteln gegeben. Die Verordnung trat am 2. Dezember 2011 in Kraft. Das neue Süßungsmittel Stevia hat nunmehr die E-Nummer 960. Die EFSA hat eine tägliche Höchstdosis von 4 mg/kg Körpergewicht als unbedenklich eingestuft.

Traditionell wird Stevia als Süßstoff verwendet. Indes findet die Pflanze auch Verwendung in der Medizin, als Kosmetikbestandteil, als Bestandteil in der Zahnpasta und als Gewürz.
Die Süßkraft geht von den Steviosiden aus, ein ausgesprochen potenter Süßstoff, der als reines Extrakt sogar 300–700 Mal intensiver süßt. Die grünen Blätter selbst haben eine dreißig Mal stärkere Süßkraft als einfacher weißer Zucker.

Stevioside haben alles, was man sich von einem Süßstoff wünschen kann. Sie sind ungiftig, frei von Kalorien und führen somit zu keinerlei Zahnschäden. Da Stevioside hitzestabil sind, werden sie bevorzugt für kalorienarme, heiße Getränke bzw. Backwaren verwendet. Sie sind ein geeignetes Süßungsmittel für all jene, die unter Neurodermitis, Diabetes, Sorbitunverträglichkeit oder Mucoviszidose leiden, und können ihnen ein Stück Lebensqualität zurückgeben. Zudem sind Stevioside geschmacksverstärkend und vermeiden Karies bzw. hemmen Plaquebildungen.

Für einen süßen Auszug nehmen Sie frische Blätter und kochen diese mit Wasser im Verhältnis 2 : 1 für ein paar Minuten und filtern diese ab. Die so gewonnene Lösung kann man im Kühlschrank für ca. sechs Monate aufbewahren. Vorsicht jedoch beim Dosieren. Kosten Sie zuvor in kleinen Mengen, denn ein Zuviel schmeckt bitter.
Stevia rebaudiana ist eine beharrliche Pflanze. Für kräftigen Wuchs gönnen Sie ihr einen sonnigen Platz, die Erde sollte nicht zu nährstoffreich sein. Überwintern kann sie im Haus bei Raumtemperatur.

Eva Fauma

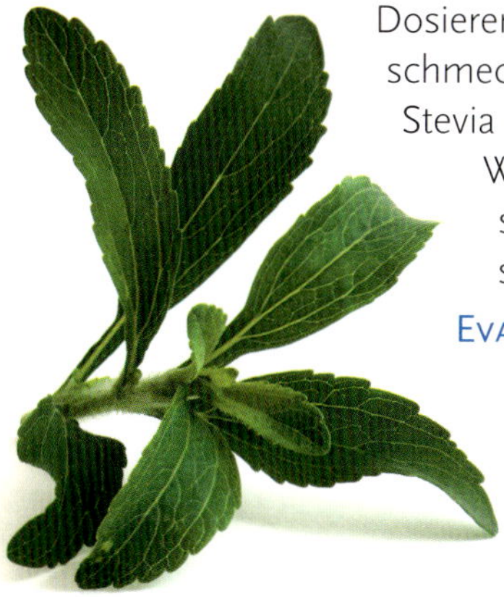

Das Naturwunder Muskel

Die dänische Medizinerin Bente Pedersen schreibt möglicherweise gerade Medizingeschichte: Die Entdeckung der sogenannten „Myokine", Botenstoffe aus unserer Muskulatur, wird vielleicht die Medizin revolutionieren.

Nach neuesten Forschungen ist der Skelettmuskel (jener Teil der Muskulatur, der für unsere Bewegung zuständig ist) eben nicht nur für die Bewegung zuständig, sondern scheint ein ganz wichtiges Stoffwechselorgan des Menschen zu sein. Denn die Botenstoffe, die der Skelettmuskel aussendet, die Myokine, regulieren unter anderem auch die Fettverbrennung im Körper. Laut diesen neuen Forschungsergebnissen werden beim Training der Muskulatur genau diese Botenstoffe ausgesendet und beeinflussen alle anderen Organe. Sie gehen zum Fett und verbrennen genau jenes, das an den falschen Stellen sitzt. Sie beeinflussen aber auch die Gefäße und die Leber und halten diese gesund, und: Sie beeinflussen sogar das Gehirn und schützen z. B. auch vor Demenz.

Erst von rund einem Drittel Myokine ist die Wirkungsweise bekannt. Insgesamt wird angenommen, dass über 400 verschiedene Substanzen vom Muskel produziert und ausgeschüttet werden. Diese sind Teil eines komplexen Mechanismus, der tief in die Stoffwechselprozesse des Körpers eingreift. Unter anderem geht auch die Neubildung von Blutgefäßen und Muskelzellen auf die Wirkungsweise dieser Myokine zurück, aber auch gewisse entzündungshemmende Eigenschaften, die Herz- und Kreislauferkrankungen vorbeugen. Myokine unterstützen Leber und Bauchspeicheldrüse an der Basis ihrer Arbeiten.

Was heißt dies nun für unser Freizeit- und Bewegungsverhalten? Der momentane Zeitvertreib Nummer eins ist Fernsehen (81 Prozent aller Befragten), darauf folgen Radiohören, Telefonieren und der Besuch von Gastronomiebetrieben. Aber auch die Bewegungsaktivitäten liegen auf der Beliebtheitsskala gut im Rennen. Hierbei zählen Radfahren, Schwimmen und Skifahren zu den beliebtesten Freizeitaktivitäten. Gezieltes Training für die eigene Muskulatur spielt dabei jedoch leider noch eine eher untergeordnete Rolle.

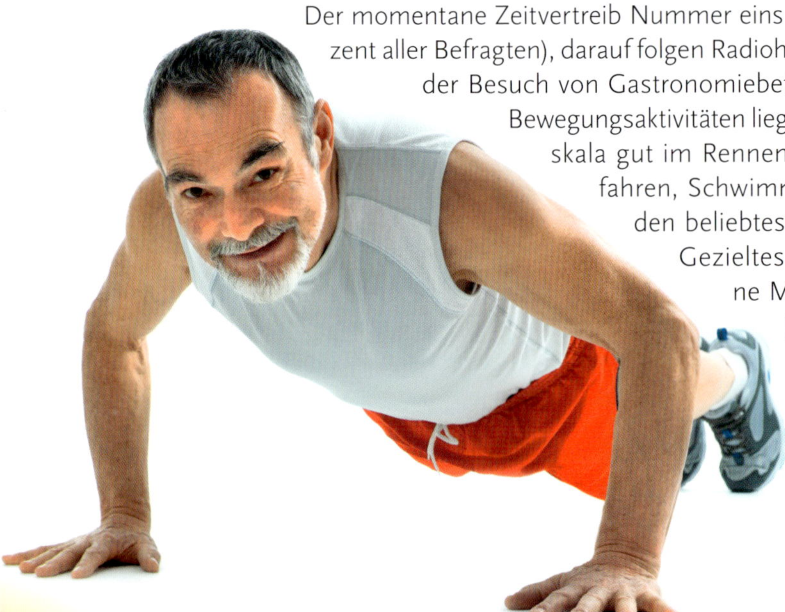

Raus aus dem Stuhl

Über 12 Stunden pro Tag verbringen Herr und Frau Österreicher in einer sitzenden Position. Daher der Appell an Sie: Raus aus dem Stuhl und aktiv in den Tag! Alltagsbewegungen forcieren mit Stiegen steigen, Rad fahren, Gehen und ähnlichen gezielt muskulären Aktivitäten in der individuell passenden Art. Tun Sie es Ihrem Körper und Ihrem Stoffwechsel zuliebe!

Manfred Simonitsch

Je früher – desto besser!

Die Erfahrung zeigt: So mancher Leidensweg könnte abgekürzt werden, würde rechtzeitig Hilfe in Anspruch genommen.

Anruf auf meinem Handy. Eine Stimme meldet sich: „Ich habe Ihre Telefonnummer von einer Bekannten und brauche dringend einen Termin bei Ihnen. Wann haben Sie Zeit? Möglichst rasch!“ Wir fixieren einen passenden Zeitpunkt, die Anruferin kommt in die Beratung. Im Laufe des Gesprächs kommen sehr rasch Dinge zum Vorschein, die sofort zum Handeln zwingen. Bereits in der Vergangenheit gab es deutliche Signale, die den Weg zu professioneller Hilfe von außen erfordert hätten. Am Ende des Gesprächs dann der Ausruf: „Wäre ich nur früher gekommen!“

Aus meiner Beratungserfahrung lässt sich feststellen – und viele meiner Kolleginnen und Kollegen werden das bestätigen –: So manche Krise, so manche Not, so manches Problem ließe sich verhindern oder zumindest abschwächen, wenn rechtzeitig Hilfe und Beratung in Anspruch genommen würde. Aber es hat immer noch den Anschein, dass erst wirklich die Not sprichwörtlich beten lehrt und daher auch Hilfe erst im letztmöglichen Augenblick in Anspruch genommen wird. Viele psychische und physische Erkrankungen könnten dadurch vielleicht noch abgefangen werden, bevor sie zu einer massiven Beeinträchtigung führen, und so mancher Leidensweg könnte verkürzt werden …

Franz Landerl

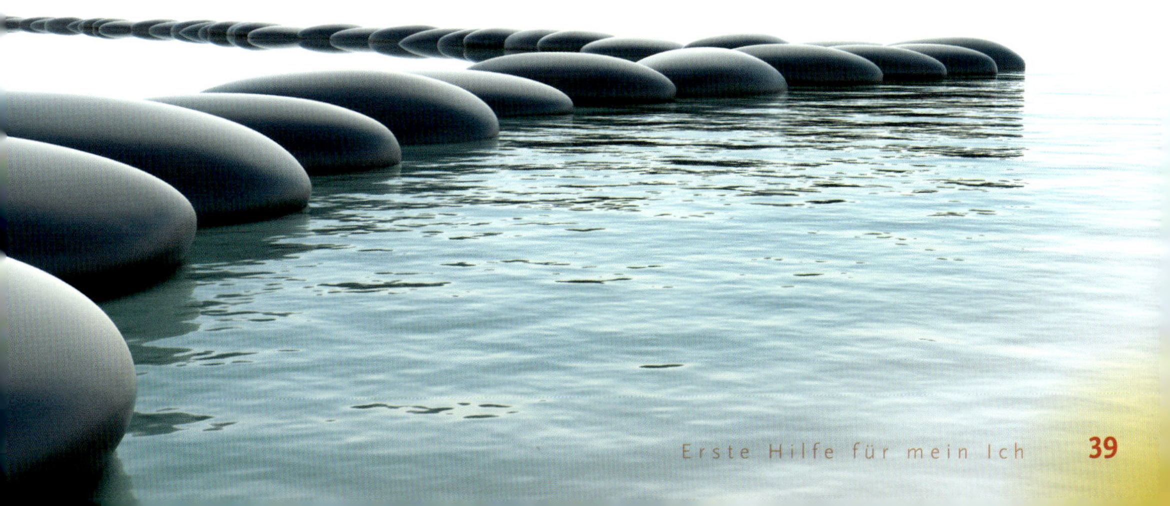

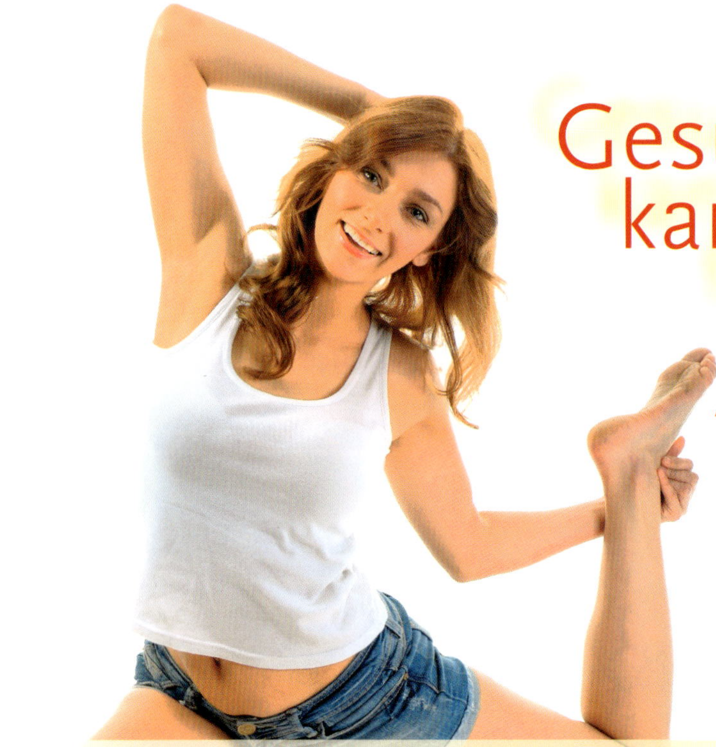

Gesundheit kann man fördern

Ariane Hitthaller

Im Kollegenkreis von Thomas wird diskutiert, die Mittagspause gesünder zu gestalten. Weg von den Wurstsemmerln und den süßen Zwischendurch-Happen mit viel Kaffee. Auch die Unternehmensführung zeigt Interesse an diesen Ideen. Welche Gestaltungsmöglichkeiten gibt es? Worauf kommt es neben der Ernährung noch an? Wo kann man Unterstützung finden?

Es braucht nicht viel, um Körper und Geist auf Gesundheit zu trimmen. Ein kleiner Umdenkprozess – und schon schwingt auch die Seele fröhlich mit.

Wussten Sie, dass …

- der Mensch meist nicht mehr weiß, was er am Vortag gegessen und getrunken hat? Beugen Sie Krankheiten vor und schärfen Sie Ihr Bewusstsein!
- man sehr schnell dick wird durch viel Essen und wenig Bewegung? Ausgewogene Ernährung und angemessenes Training machen schlank!

- Herzinfarkt die Todesursache Nr. 1 ist? Steigern Sie Ihre Leistungsfähigkeit und verhindern Sie durch Ablagerungen verstopfte Blutgefäße!
- Sie das „nur“ mit Ernährung erreichen können? Diätologen und Ernährungswissenschafter wissen wie!

Ohne Verbot zum Idealzustand

Diätologen und Ernährungswissenschafter beraten ohne Verbote. Sie begleiten Einzelpersonen mit maßgeschneiderter Anleitung zur gesunden Ernährung, erfassen den körperlichen Istzustand und führen sukzessive zum Wunschzustand. Sie analysieren das Essverhalten, erstellen einen persönlich abgestimmten Ernährungsplan und unterstützen bei der Umsetzung neuer Gewohnheiten im Alltag.

Kluge Unternehmer bauen vor

Aber auch Unternehmen sind gut beraten in der Vorsorge und Prävention. Experten beraten und betreuen bei Planung und Organisation von maßgeschneiderten Gesundheitsprojekten, für Gemeinschaftsverpflegung und Gesundheitsgastronomie durch Erstellen und Optimieren von Rezepten und Speiseplänen für Betriebsrestaurants, Schulen, Kindergärten, Heime, Spitäler, Hotels und Gastronomie. Sie leiten Teamworkshops mit Schwerpunkten rund um das Thema Ernährung, Ernährungsförderung, Schulung und Prävention.

Im Schauplatzrausch – ein Phänomen unserer Zeit

- Fühlen Sie sich auch manchmal neben sich stehend?
- Gibt es Momente, in denen Sie sich fragen „In welchem Supermarkt bin ich eigentlich gerade?“
- Wenn Sie spontan erzählen müssten, was Sie letzte Woche erlebt haben, haben Sie dann Schwierigkeiten sich zu erinnern?
- Denken Sie manchmal, kein Gefühlsempfinden mehr zu haben?
- Erleben Sie in Spitzenzeiten auch das Gefühl der Euphorie und meinen, nicht mehr aufhören zu können?

Unternehmer, Führungskräfte, Haushalts- und Familienmanagerinnen konnten diese Fragen alle mit JA beantworten. Es gibt sicher auch noch andere Gesellschafts- und Berufsgruppen, bei denen das zutrifft. Manchmal nehmen wir uns so viel vor, dass es eigentlich nicht durchführbar ist. Aber weil wir ja alle den geforderten Maßstäben unserer Gesellschaft, Wirtschaft und am Arbeitsplatz entsprechen wollen und vielleicht auch müssen, leben wir permanent an unseren Belastungsgrenzen.

Und oft überschreiten wir sie auch. Wir eilen von einem Schauplatz zum anderen und haben keine Möglichkeit mehr, all die Informationen und Erlebnisse zu verarbeiten. Und dies oft sogar über Jahre. In Spitzenzeiten gleichen die Auswirkungen für die Betroffenen einem Rauschzustand – Wahrnehmungsstörungen, Orientierungsprobleme, geringes Gefühlsempfinden, euphorisches Erleben usw. sind die Folgen.

Wenn wir den Rauschzustand dann wieder verlassen, empfinden wir eine innere Leere, Erschöpfung, Kreislaufbeschwerden oder auch Erkrankung. Die Frage ist: Wo soll das hinführen? Sind wir nicht selbst daran schuld, dass alles so schnell gehen muss? Trauen wir uns heute nicht mehr „nein" zu sagen, weil wir permanent meinen, etwas zu verpassen oder Angst haben, nicht mehr dazuzugehören?

Gönnen Sie sich wieder öfter etwas Stille, eine richtige Ruhe-Pause! Besinnen Sie sich und überdenken Sie Ihren Lebensstil und Ihre Ziele. In der Stille finden Sie auch wieder zu Ihrer Kreativität. Und bestimmt entdecken Sie kreative Möglichkeiten, ein Leben im besseren Einklang mit sich selbst zu führen und Ihr Wohlbefinden zu steigern.

Maria Jachs

Ein gesunder Geist in einem gesunden Körper

Durch zu wenig Bewegung unterfordern wir unseren Körper und verzichten dadurch auf eine Menge an positiven Reizen und Auswirkungen, die durch sportliches Training im Körper ausgelöst werden.

Wir könnten Herz-Kreislauf-Erkrankungen entgegenwirken, Bluthochdruck und Cholesterin senken, Gewicht reduzieren, die Fettverbrennung ankurbeln, gegen Rückenprobleme angehen und Stress abbauen. Wir hätten einen Ausgleich zu einseitigen Belastungen, immer gleich ausgeführten Handgriffen in schlechter Haltung und zu vielem Sitzen. Und nicht nur das!

Bewegung kann mehr!

Sie beflügelt den Geist, verbessert die Konzentration und erhöht die geistige Leistungsfähigkeit!

Wissenschaftliche Studien belegen, dass körperliche Fitness das Risiko einer Demenzerkrankung deutlich verringert. Auch Personen, die sportlich nicht fit waren und erst später mit regelmäßigem Sport begannen, verbesserten ihre geistige Leistung enorm (Larson et al. 2006).

Wer sich bewegt, setzt sein Gehirn zur Steuerung dieser Bewegungen ein. Dies führt zu einer Steigerung von Aufmerksamkeit und Konzentration und in Folge zu erhöhter kognitiver Leistungsfähigkeit.

Was passiert also im Gehirn?

Bewegung regt den Stoffwechsel an. Auch das Gehirn wird mit mehr Sauerstoff versorgt und besser durchblutet, neue Vernetzungen werden gebildet (Synaptogenese), die Signalweitergabe verbessert sich. Wenn wir also körperliche Aktivitäten setzen und etwas für unsere Fitness tun, kommt es zu einer Verbesserung der Gehirnstruktur und -funktion.

Henner Ertel, Professor für Neuropsychologie, fand sogar heraus, dass man durch mäßiges Ausdauertraining am Fahrradergometer und gleichzeitiges Lernen die Intelligenz entscheidend erhöhen kann. Wird ein bestimmter individueller Pulswert eingehalten, kommt es zu einer deutlich besseren Informationsaufnahme und Informationsverarbeitung sowie zu mehr Kreativität und Intelligenz. Drei Einheiten pro Woche mit 30 bis 60 Minuten reichen für den Lernerfolg und eine eklatante Leistungssteigerung aus.

Wenn Sie nun aber nicht gerade ein größeres Lernpensum zu bewältigen haben, genügen zwei oder drei zügige Spaziergänge von mehr als einer halben Stunde pro Woche für eine positive Wirkung auf das Gehirn.

Ich gebe zu, es kostet Überwindung, seine Komfortzone und Couch zu verlassen. Aber auch das kann man üben – und nach einiger Zeit fällt es nicht mehr so schwer, nach einem anstrengenden Tag für die Fitness und gleichzeitig die geistige Leistungsfähigkeit etwas zu tun – schließlich ist es nur ein Aufwand. Fangen Sie am besten heute noch an und nicht erst morgen! Und genießen Sie das Wohlbefinden danach!

ANDREA HÜTTHALER

Der gesunde Mittagstisch im Büro

In kleineren Firmen oder Abteilungen lässt sich eventuell gemeinsam ein Wochenmenü erstellen, die Gerichte werden abwechselnd mitgebracht. Dafür bieten sich als kalte Mahlzeiten verschiedene Salate mit Nudeln, Kartoffeln, Karotten, Kraut, Thunfisch oder Rindfleisch an, die abends zubereitet am nächsten Tag noch besser schmecken. Aber auch eine Gemüse-Quiche kann kalt ein besonderer Genuss sein. Gibt es eine Aufwärmmöglichkeit, dann bieten Suppen, Eintöpfe, Aufläufe und Gratins ein vielfältiges und gesundes Angebot. Wollen Sie den Mittagstisch nicht selbst organisieren, dann fragen Sie in Ihrer Umgebung nach einem caritativen Unternehmen, das Menschen mit Beeinträchtigungen beschäftigt und derartige Dienstleistungen anbietet.

ARIANE HITTHALER

Die Kraft der Mailuft

Eva Fauma

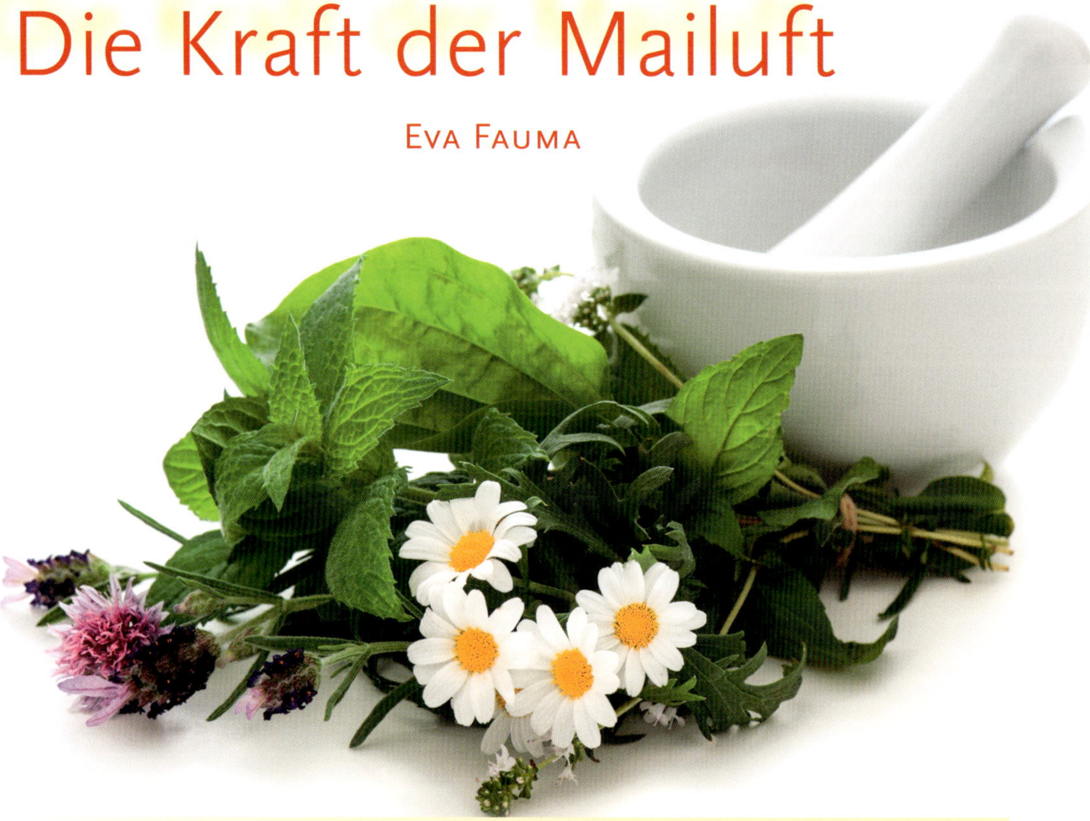

Der Mai macht was mit uns. Er beflügelt uns auf unerklärliche Weise. Nicht nur Thomas und Claudia genießen den kraftvollen Frühling, auch Opa und Oma fühlen sich wieder vitaler und möchten die Reste der Frühjahrsmüdigkeit loswerden.

Der Frühling ist die optimale Zeit, um unsere körpereigenen Heilkräfte zu aktivieren: ob mit etwas Flower-Power auf dem Teller, mit dem (bewegten) Genuss unserer schönen Natur; ja sogar das Lachen ist tatsächlich wahre Medizin.

Die Renaissance der Blumengerichte

Wenn im Frühsommer alles anfängt zu blühen und zu duften, machen Ausflüge in der Natur so richtig Freude. Dabei sind es nicht nur Augen und Nase, die auf ihre Rechnung kommen, auch der Gaumen kann jetzt neue Freuden erleben! Denn Gänseblümchen, Rosenblüten, Veilchen, Löwenzahn & Co. können den Speiseplan durchaus bereichern.

Dekoration und Genuss

Das Würzen mit Blüten ist bereits seit jeher bekannt. Veilchen und Rosen wurden schon 800 n. Chr. im Karlsgarten gemeinsam mit der Königskerze mit Heilkräutern angepflanzt.
Hildegard von Bingen (geb. 1098) beschrieb dereinst akribisch die Heilwirkung von Blumen und Blüten: „... wenn jemand traurig und von gedrückter Stimmung ist, dann soll er vom Veilchenwein trinken ... Rosenblütenblätter auf müde Augen gelegt ... machen dieselben klar und ziehen das Trieffen heraus."

Bis ins 19. Jahrhundert fanden sich in unseren Kochbüchern Anleitungen für Königskerzensuppe, Schlüsselblumenwein oder Veilchensirup. Nun haben Starköche Kapuzinerkresse und Lavendelblüten für sich entdeckt. Gerichte mit Blumen erleben derzeit eine wahre Renaissance.

Folgende Blüten bereichern mit ihren feinen Nuancen den Teller: Gänseblümchen, Holunder, Jasmin, Kamille, Kapuzinerkresse, Lavendel, Löwenzahn, Malve, Passionsblumen, Ringelblumen, Rosen, Schlüsselblumen, Stiefmütterchen, Veilchen oder auch Zucchiniblüten. Chrysanthemen, Dahlien, Gladiolen, Klee, Schafgarbe und Phlox sind vorzügliche Begleiter bei Tisch, ebenso die Blüten von essbaren Kräutern, wie Thymian, Rosmarin, Salbei, Majoran, Minze etc.

Gesund und delikat

Zudem sind die Blüten reich an sekundären Pflanzenstoffen, wie etwa den Saponinen. Diese verfügen über vielfältige Wirkungen: Sie sind entzündungshemmend, stoffwechselaktivierend und verdauungsfördernd.

Gänseblümchen hilft bei Appetitlosigkeit, Husten, Erkältung sowie Verstopfung. Lavendel hat antiseptische wie auch beruhigende Wirkung. Veilchen wirken abschwellend, antibakteriell, durchblutungsfördernd. Schafgarbe ist blutstillend, krampflösend und fördert das Gallensekret. Gundelrebe wirkt schleimlösend und hilft bei schlecht heilenden Wunden. Essbare Blüten werden in aller Regel roh verzehrt. Einige können auch frittiert oder in Backteig ausgebacken werden. Weitere werden gefüllt, zu Gelee, Honig oder Marmelade verarbeitet. Dabei gilt: Ungespritzt genießen und rasch verarbeiten, in Suppen, Salaten, Aufstrichen, Desserts, Cocktails und für selbstgemischtes Blütensalz. Allergiker sollten die Blütenstempel entfernen, da sie Allergene enthalten.

Volle Kraft voraus!

Seit einem halben Jahrhundert etwa kennt man die Funktionsweise der Muskulatur. Muskeln sind Maschinen zur Energiegewinnung, mehr als 600 „Arbeiter" sind in Bewegung. Mittlerweile behaupten manche Forscher, dieses Organsystem sei nach unserem Gehirn das komplexeste. Und sie versuchen zu ergründen, welche Vorgänge in unserem Körper der Bewegungsapparat noch auslöst. Im Muskelforschungszentrum in Kopenhagen zum Beispiel hat die Medizinerin Bente Pedersen herausgefunden, dass Muskeln Wirkstoffe aussenden, die andere Organe positiv beeinflussen. Je mehr Muskelmasse wir haben, umso mehr Botenstoffe haben wir auch. Pedersen hat vielleicht sogar einen direkten Zusammenhang zwischen Denken und Bewegung gefunden. Der Wirkstoff BDNF wird vom Muskel produziert und ist beteiligt an der Bildung neuer Nervenzellen im Gehirn. Wer an Demenz oder Depression leidet, hat immer einen niedrigen BDNF-Spiegel.

Viele Muskeln – wenig Hirn?

Diesen Spruch können wir getrost vergessen! Denn das Risiko, an Demenz oder Alzheimer zu erkranken, wird um mehr als die Hälfte gesenkt, wenn Muskeln regelmäßig trainiert werden. Krafttraining verjüngt nicht nur das Muskelgewebe. Auch das Bindegewebe profitiert, denn: Die Kollagenproduktion wird angeregt, das Eiweiß stärkt die Sehnen und strafft die Haut. Der Mensch kann durch Bewegung und Sport also auch Krankheiten wie Bluthochdruck, Osteoporose, Zucker- und Herzkrankheiten entgegenwirken.

Wer sich aber zu wenig bewegt, verliert wertvolle Muskelmasse: ab dem 30. Lebensjahr etwa 3 Kilo pro Jahrzehnt. Das bedeutet, dass mit 70 Jahren nur mehr die Hälfte der Funktionsfähigkeit der Muskeln vorhanden ist. Werden Muskeln nicht regelmäßig gekräftigt, entstehen Rücken- und Hüftprobleme. Und Fettgewebe setzt sich vor allem an gefährlicher Stelle im Bauchbereich an.

Ausdauer UND Kraft

Wir können uns also durch Bewegung viel Gutes tun.
Aber Sportwissenschafter, Forscher und Mediziner sind sich darüber einig: Beim Ausdauersport allein wachsen Muskeln zu wenig (abgesehen vom Herzmuskel natürlich)! Denn nur das Vergrößern von Muskelmasse bringt oben genannte positive Effekte.

Eine Möglichkeit zur Kombination von Ausdauer und Kraft ist ein Training bei hoher Intensität (HIT), also: kurze und sehr harte Trainingseinheiten von wenigen Minuten, und nach jedem Training zwei bis drei Tage Pause.
Wichtig ist es vorher abzuklären, ob das Herz auch gesund ist!

Wir selber sind in der Lage, körpereigene Heilkräfte zu aktivieren. Wenn wir unsere Muskeln kräftigen, machen sie uns stark und gesund!
Andrea Hütthaler

Jungbrunnen Natur

Bewegung in der freien Natur ist das beste und billigste Anti-Aging-Mittel. Vernünftig, aber regelmäßig ausgeführt, kann man dabei gar nichts falsch machen.

Ja, raus in die Natur – nutzen wir das, was in Österreich wohl eines der wertvollsten Geschenke ist: eine intakte, eine gesunde, eine wundervolle Natur. Touristen aus der ganzen Welt bestätigen uns diese Einzigartigkeit. Wahrlich paradiesische Zustände, die für uns selbstverständlich zu sein scheinen: saftig grüne Wiesen und idyllisches Almenland, wundervolle Flüsse und Bäche, die meisten von ihnen gefüllt mit glasklarem Trinkwasser. Wir leben in einem wunderbaren Land, das uns täglich einlädt zum Natürlichsten, was der Mensch tun kann: sich bewegen. Und das alles geradezu vor unsere Haustür.

Egal ob mit dem Rad, mit den Inlineskates, laufend, walkend oder einfach wandernd, was immer Ihnen am besten gefällt und behagt und Freude macht. Tun Sie es einfach! Ihr Organismus wird es Ihnen danken. Denn Bewegung in der richtigen Dosis und in einer guten Qualität wirkt wie ein wahrer Jungbrunnen auf jede einzelne Zelle.

Beweglich und schmerzfrei genießen

Bewegung statt Angst vor der Bewegung („ich könnte ja etwas falsch machen"), haben Sie Mut und fangen Sie langsam und bedächtig an. Zu Fuß, mit oder ohne Gehhilfen, laufen Sie, walken Sie, radeln Sie, wandern Sie, skaten Sie und genießen Sie dabei die herrliche Umgebung.

Aber zugegeben: Es braucht Überwindung. Und das ist harte Arbeit an sich selbst. Dazu gehört auch eine Portion Mut. Und Mut ist nicht käuflich, Mut will erreicht, will erkämpft werden! Ein Restrisiko bleibt immer, aber dieses ist bei Tätigkeiten wie Laufen, Walken, Radfahren, Schwimmen etc. wirklich sehr gering. Sie können einfach nur gewinnen!

Ein ganz großer Teil jeglicher Rückenschmerzen ist nur darauf zurückzuführen, dass wir uns zu wenig bewegen. Also los: raus in die Natur und Mut zur Bewegung! Zu wenig Bewegung führt zu immer einseitigeren Belastungen, zu immer weniger Beweglichkeit – und dies führt oft kerzengerade zu Schmerzen, die uns zeigen: HALT! Mach anders weiter, denn falsches Verhalten (z. B. zu einseitige Belastungen) führt auf Dauer zu Schädigungen im Bewegungsapparat.

Wenn wir wieder lernen, besser auf uns zu hören, uns ehrlich in den Spiegel zu schauen und mutig zu sein, dann werden wir ganz automatisch wieder unsere Bewegung und damit unsere Beweglichkeit entdecken.

MANFRED SIMONITSCH

Lachen ist tatsächlich Medizin!

Lachen wirkt befreiend, stärkt die Abwehrkräfte, entspannt und ist gemäß einem Sprichwort aus China der kürzeste Weg zwischen zwei Menschen.

Was geschieht genau beim Lachen? Mit einer Folge von vokalartigen Klängen wird Luft eingesogen und ausgestoßen. Jeder dieser Luftstöße hält etwa eine Zehntelsekunde an, dann erfolgt eine doppelt so lange Unterbrechung. Eine Art kontrollierte Hyperventilation, durch die beim Lachen innerhalb kürzester Zeit literweise Luft in und aus den Lungen gepumpt wird. Dabei reichert sich Sauerstoff im Blut an und wird nicht umgehend verbraucht, wie das sonst bei intensiver Atmung der Fall ist.

Das Gesicht rötet sich, die Oberflächentemperatur der Haut steigt – beides Hinweise auf eine stärkere und bessere Durchblutung. Krampfartig zucken Zwerchfell und Brustkorb und ziehen die Lungenflügel zusammen, sodass die Luft mit einer Geschwindigkeit von fast 100 km/h ausgestoßen wird. Die abgehackt klingenden Laute erreichen eine mittlere Frequenz von etwa 280 Hertz bei Männern und bei Frauen bis zu 500 Hertz. Der Puls steigt steil an. Insgesamt sind 17 Hauptgesichtsmuskeln beim Lachen beteiligt. Einige davon massieren die Tränendrüsen, die, bereits gereizt durch den höheren Luftdruck im oberen Teil der Nase, Tränenfluss auslösen. Die verstärkte Atmung unterstützt die Kühlung des Gehirns, das Zwerchfell vibriert, die Pupillen vergrößern sich und die Spannung der Skelettmuskulatur erschlafft. Darauf folgt nach etwa 5 bis 10 Sekunden ein kurzer Erschöpfungszustand. Während des Lachens stoppen biochemische Abläufe im Körper die Ausschüttung des hormonellen Stressauslösers Adrenalin. Stattdessen werden körpereigene Morphine (Glückshormone) produziert.

Einige Minuten kontinuierliches Lachen hat den gleichen Effekt wie ein halbstündiges Entspannungstraining.

In wirtschaftlich schlechten Zeiten der 50er-Jahre lachten die Menschen etwa 18 Minuten am Tag, heute lachen wir – trotz gestiegenem Lebensstandard – nicht länger als 6 Minuten. Kinder lachen bis zu 400 Mal am Tag, Erwachsene nur mehr ca. 15 Mal! Wie oft am Tag lachen Sie?

Elfriede Zörner

Neun Monate essen für zwei

Erika Mittergeber

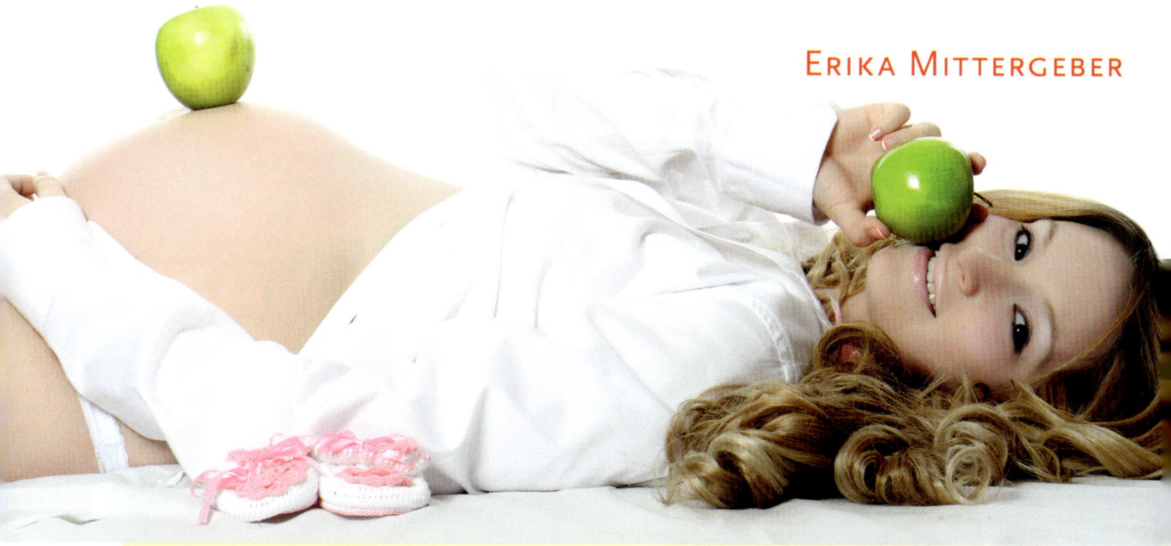

Bei Liesi hat sich nach dem Urlaub eine freudige Überraschung eingestellt, das mühsam erarbeitete Idealgewicht wird sie jedoch die nächsten Monate nicht halten können. Worauf soll sie während der Schwangerschaft achten? Und danach – was ist bei Kleinkindern besonders wichtig?

Spätestens beim positiven Schwangerschaftstest macht sich frau Gedanken über ihre Ernährung. Schließlich will sie nur das Beste für ihr Ungeborenes.

Das Gewicht der werdenden Mama, was sie während ihrer Schwangerschaft isst, wieviel sie zunimmt – das alles prägt den Stoffwechsel des Ungeborenen. So gibt es einen Zusammenhang zwischen dem Gewicht von Mutter und Kind: Übergewicht bei der Mutter steigert das Risiko für überhöhtes Gewicht beim Neugeborenen, die Gefahr von Geburtskomplikationen und das Risiko für Schwangerschaftsdiabetes.

Dos and Don'ts der Ernährung

Wer sich vorher schon adäquat ernährt, schafft ideale Voraussetzungen für eine bevorstehende Schwangerschaft. Ist frau dann in „anderen Umständen", braucht das Baby schon im Mutterleib qualitätsvolle und abwechslungsreiche Nahrung, damit es optimal gedeihen kann. Isst die werdende Mutter zum Beispiel regelmäßig Fisch und kalt gepresste Pflanzenöle, nimmt sie damit Omega-3-Fettsäuren auf, die sich positiv auf die Gehirnentwicklung des Sprösslings auswirken. Von Alkohol und Nikotin sollte frau in diesen neun Monaten strikt die Finger lassen. Auch für zwei zu essen ist nicht nötig, denn der Energiebedarf ist erst ab dem zweiten Schwangerschaftsdrittel um ca. 250 kcal erhöht. Soviel Energie steckt zum Beispiel bereits in einem Käsebrot und einem Naturjoghurt.

Der Obst- und Gemüsekorb sollte bei Schwangeren immer gut befüllt sein, denn dann ist die Versorgung mit Vitaminen und Mineralstoffen sichergestellt. Vor allem Folsäure, besonders in grünem Gemüse enthalten, ist äußerst wichtig.

Jedes Kind ein Zahn?

Das muss heute nicht mehr sein, wenn die werdende Mama genug Milchprodukte und Fisch zu sich nimmt. Konkret bedeutet das täglich rund einen halben Liter Milch oder Joghurt und zweimal pro Woche Fisch. Beides darf nicht roh gegessen werden, denn in roher Milch, rohem Käse, Fisch und Fleisch können Keime stecken, die dem Ungeborenen Schaden zufügen können.

Marmelade mit Essiggurkerl

Gegen morgendliche Übelkeit hilft ein Snack vorm Aufstehen – vielleicht sogar serviert vom werdenden Vater. Besondere Gelüste auf eigenwillige Geschmackskombinationen sind während der neun Monate Schwangerschaft normal. Wenn frau ständig vom Heißhunger auf Schokolade geplagt ist, sollte sie auf 5 bis 6 Mahlzeiten achten und lieber Vollkornbrot statt Semmeln und Weißmehl essen. Steht dann der Geburtstermin vor der Tür, sollten nicht nur alle Babyutensilien bereitliegen, sondern auch die Vorratsschränke gut befüllt sein. Für den Vorrat an Reis, Nudeln, Bohnen, tiefgekühltem Fisch, Gemüse, Obst, aber auch vorgekochten und portionsweise eingefrorenen Mahlzeiten werden Sie die erste Zeit nach der Geburt dankbar sein!

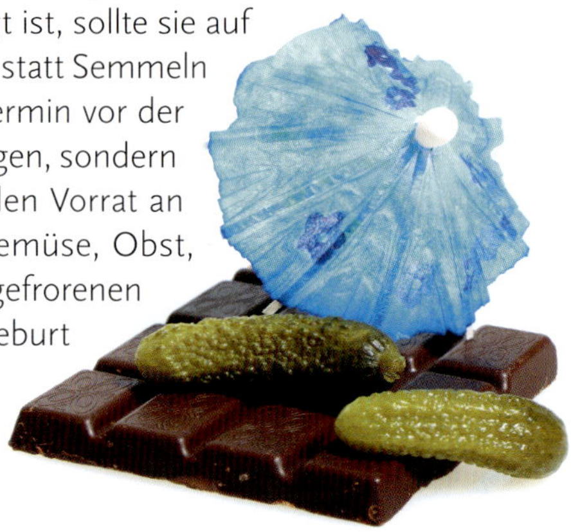

Jede Schwangerschaft verläuft anders

Um diese wunderbare Zeit im Leben einer Frau auch wirklich harmonisch zu erleben und die Umstellung für Körper und Seele zu unterstützen, bedarf es individueller Begleitmaßnahmen.

Grundsätzlich ist am Anfang jeder Schwangerschaft ein vorsichtiger Umgang mit folgenden Kräutern bzw. deren Essenzen empfehlenswert: Rosmarin, Beifuß, Oregano.

Meiden Sie auch gerade im ersten Drittel der Schwangerschaft heiße Voll- und Fußbäder, Sauna, starke körperliche und seelische Belastungen.

Verwöhnen Sie sich und Ihr Baby mit Lavendel- und Orangenduft, Entspannungsmusik, ausgeglichener, vitaminreicher Ernährung und genügend Sauerstoffzufuhr.

Bereiten Sie sich möglichst gemeinsam mit Ihrem Partner gut auf die Geburt und die erste Zeit danach vor, damit Sie gelassen dem Ereignis entgegensehen können. Bücher, Videos, Vorträge und Besichtigungen in Kliniken bieten einiges an Information und erleichtern die richtige Auswahl des Geburtsplatzes. Durch rechtzeitiges Besorgen der Erstausstattung verhindern Sie Stress in den letzten Wochen. Sprechen Sie mit Ihrer Hebamme bereits vorab wegen einer eventuellen häuslichen Nachbetreuung.

Keine Angst vor Ängsten

Es ist ganz natürlich, dass hin und wieder sorgenvolle Gedanken auftauchen: Wird alles gut gehen? Wie wird sich die Zukunft entwickeln? Solche Gedanken gehören auch zur Schwangerschaft. Das mediale Bild der rund um die Uhr glücklichen werdenden Mutter, die ständig auf „Wolke 7" schwebt, ist unsinnig. Ihr Alltag hat auch jetzt – bei aller Freude auf das Kind – Höhen und Tiefen. Wichtig ist einfach, dass Sie auch dieses Auf und Ab gelassen und zuversichtlich sehen. So wie Sie bereits vieles in Ihrem Leben geschafft haben, werden Sie auch die neuen Herausforderungen gut bewältigen. Ganz gleich, welcher Bereich für Sie anstrengend ist, holen Sie sich die entsprechende Hilfe, dann geht es wieder leichter!

Elfriede Zörner

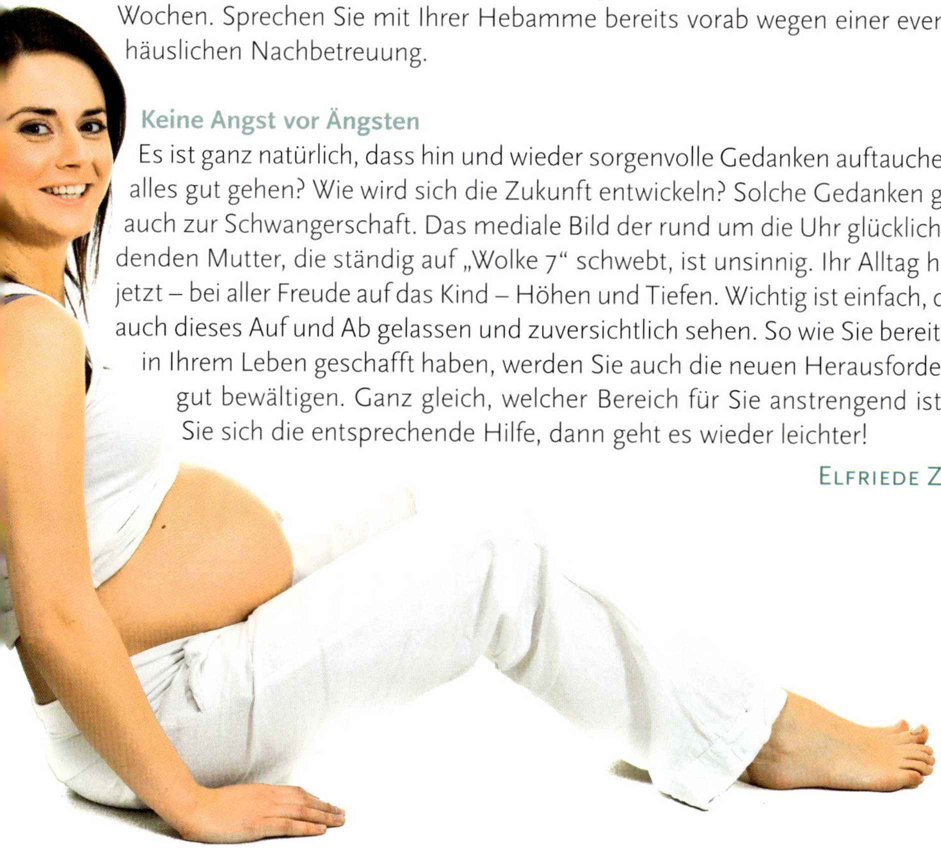

Essen und Trinken im ersten Lebensjahr

Der optimale Start ins Leben beginnt mit der Muttermilch. Doch ab dem 6. Lebensmonat sollte sukzessive zugefüttert werden.

Beachten Sie, dass keinesfalls vor dem 5. Lebensmonat mit Beikost begonnen werden sollte und stillen Sie, wenn möglich, weiter! Ist das nicht möglich, bietet eine Pre-Anfangsnahrung eine gute Alternative zur Muttermilch. Das Essverhalten der Mutter während Schwangerschaft und Stillzeit beeinflusst die Geschmacksvorlieben des Kindes. Gestillte Kinder sind meist empfänglicher für neue Lebensmittel und Speisen.

Ab dem 6. Lebensmonat ist der Eisenspeicher des Säuglings aufgebraucht und Muttermilch alleine reicht nicht mehr aus, um das Baby mit allen wichtigen Nährstoffen und Energie zu versorgen. Doch wie sollte eine Babybeikost gestaltet werden?

Das Beste für Ihr Kind

Führen Sie neue Lebensmittel langsam und schrittweise ein, die Reihenfolge ist dabei aber nicht entscheidend. Das Baby benötigt ausreichend Eisen und Zink, daher sind Fleisch, Getreide, Obst, Gemüse, hart gekochte Eier und Hülsenfrüchte sehr empfehlenswert! Optimal ist eine Kombination mit Vitamin-C-reichem Gemüse und Obst (Brokkoli, Fenchel und Beeren), da Vitamin C die Aufnahme von Eisen fördert.

Starten Sie im ersten Schritt mit gedünsteten und fein pürierten Lebensmitteln wie Fleisch, Gemüse und Obst! Sobald ein Kind diese Breikost gut schlucken kann, können im zweiten Schritt z. B. feine Getreideflocken die Konsistenz etwas verfestigen. Auch zerdrückte Bananen, geriebene Äpfel, zerstampftes Kartoffelpüree oder grob Püriertes sind bereits fester in der Konsistenz! Ab dem 10. Monat können auch klein geschnittene Lebensmittel angeboten werden. Ein Kind im ersten Lebensjahr hat einen erhöhten Fettbedarf, daher sind 1 Esslöffel hochwertiges Lein-, Raps-, Walnuss-, Soja-, Weizenkeim- oder Olivenöl auf 200 Gramm Brei zu empfehlen. Wie viel ein Kind essen will, ist individuell. Anzeichen von Sättigung wie Teller wegschieben, Löffel verweigern, Mund verschließen etc. sollten unbedingt beachtet werden. Als Durststiller zur Beikost ist Wasser aus geeigneten Bechern optimal. Meiden Sie zuckerhaltige Getränke und Säfte!

Im ersten Lebensjahr nicht geeignet

Verzichten Sie auf Honig! Er könnte Sporen enthalten, die vom kindlichen Darm noch nicht abgewehrt werden können. Zudem sollten Eier, Fisch oder Fleisch keinesfalls in roher Form gefüttert werden. Auch Salz und salzhaltige Lebensmittel wie Wurst, Knabbergebäck etc. und zugesetzter Zucker sind zu meiden. Scharfe Gewürze, Limonaden, Kaffee und Alkohol sowie Lebensmittel mit der Kennzeichnung „Kann Aktivität und Aufmerksamkeit bei Kindern beeinträchtigen“ sollten im ersten Lebensjahr keinesfalls verabreicht werden.

Alexandra Haupt

Rücken ohne Schmerzen

Wer kennt sie nicht, die quälenden Schmerzen im oberen oder unteren Rücken? Die Volkskrankheit macht selbst vor Schulkindern nicht halt. Besonders während der Schwangerschaft ist es wichtig, auf einen gesunden Rücken zu achten.

Nach der traditionellen chinesischen Medizin gibt es einen Bezug zwischen Organen und Muskeln. Die Muskulatur der Lendenwirbelsäule wird beispielsweise Darm und Nieren zugeordnet. Die toxische Belastung des Darms beeinflusst die Qualität der arbeitenden Muskulatur. Die Muskeln verlieren die Fähigkeit, fein aufeinander abgestimmt zu arbeiten. So kommt es zu unabsichtlichen Bewegungen innerhalb der „Wirbelkette" – meist das Resultat unseres unnatürlichen Ernährungs- und Bewegungsstils sowie fehlenden Stressmanagements.

Schmerz ist Folge einer zu schwachen Muskulatur. Die Sportwissenschaft stellte jüngst neu entwickelte Konzepte vor, in deren Mittelpunkt die tiefliegende Muskulatur steht. Das sind die kleinen Haltemuskeln, die die Wirbelkörper untereinander verbinden. Stellen wir uns die Wirbelsäule als Schiffsmast vor: Erst durch die Vertäuung ist es möglich, Wind und Wetter zu trotzen. Die tiefliegende Muskulatur übernimmt gleichsam die Aufgabe der Vertäuung, dafür muss diese jedoch zum richtigen Zeitpunkt Spannung aufbauen können. Eine zu schwache oder schlecht „gewartete" Muskulatur kann diese Aufgabe nicht erfüllen! In speziellen Therapieeinheiten lernt der Geplagte, die kleinen Haltemuskeln wieder richtig aufeinander abgestimmt einzusetzen.

Bei Rückenproblemen ist immer muskuläre Schwäche zu erkennen. Abhilfe schafft nur eine gut koordinierte und gekräftigte Rücken-, Bauch- und Beckenmuskulatur, die gleichsam ein schützendes Korsett um die Wirbelsäule bildet.

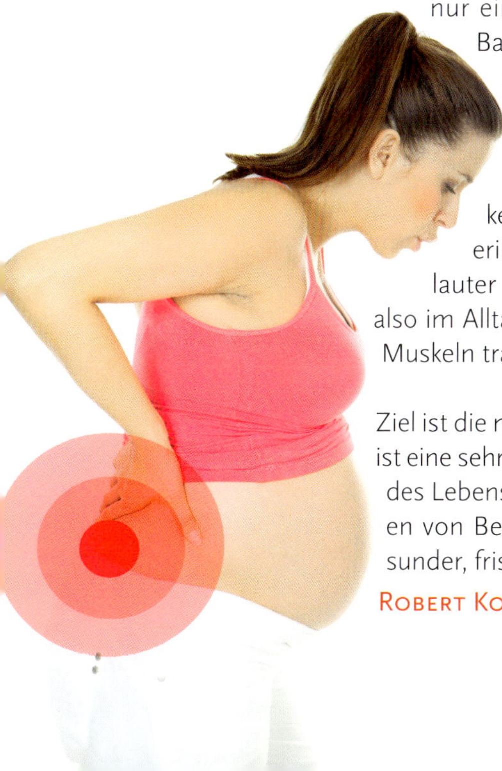

Wer Oberschenkelstrecker und Gesäßmuskulatur in Form gebracht hat, kann mitunter noch keinen Sack Erde aus dem Kofferraum heben. Das erinnert uns an das Bild des Bodybuilders, der vor lauter Kraft nicht mehr laufen kann. Wer seine Kraft also im Alltag nutzen will, muss auch die Koordination der Muskeln trainieren.

Ziel ist die nachhaltige Verbesserung der Beschwerden. Das ist eine sehr individuelle Aufgabe, die oftmals eine Änderung des Lebensstils verlangt. Das bedeutet: bewusstes Einbauen von Bewegungs- und Muskeltraining gepaart mit gesunder, frischer Ernährung in einer friedvollen Umgebung.

ROBERT KOBLER

Schaltzentrale Kopf – auf die mentale Kraft kommt es an

Elfriede Zörner

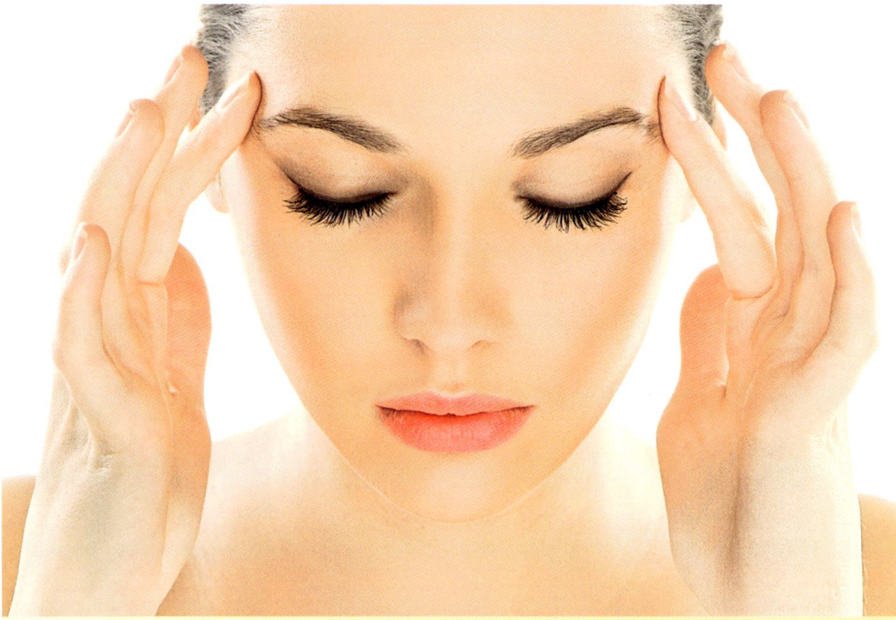

„Sind wir schon urlaubsreif?“, fragen sich Claudia und Thomas, „oder was ist nur mit unserer Power los? Wo ist die Energie des Frühlings?“

Eine gesunde Balance, eine gewisse Ausgeglichenheit erleichtert uns den Alltag. Mit etwas Kopf-, Bauch- und Beinarbeit geht es uns bis ins hohe Alter besser.

Lustvolles Tun – Freude und Zufriedenheit

Kennen Sie die Geschichte vom Ehepaar Hawelka, das über 70 Jahre lang mit viel Liebe ihr Wiener Café führte?

Leopold Hawelka sperrte morgens das Café auf und führte es bis zum Nachmittag, dann wurde er von seiner Frau Josefine abgelöst, die bis zur Sperrstunde blieb und die Gäste mit ihren legendären Buchteln verwöhnte – tagein, tagaus bis zu ihrem

Tod im Jahr 2005. Auch wenn das Café mittlerweile von den Enkeln Michael und Amir geführt wird, kam Leopold Hawelka noch als fast Hundertjähriger täglich ins Café: Nichts halte ihn vom täglichen Gang in die Arbeit ab, er sei schließlich gesund und dankbar für die Gäste, so Hawelka.

Ebenfalls in Wien habe ich vor vielen Jahren eine WC-Frau kennengelernt, die mich mit ihrer Einstellung nachhaltig beeindruckte. Ihr Arbeitsplatz war ein im Keller gelegenes, fensterloses „Stilles Örtchen“, das sie täglich selbst mit frischen Blumen schmückte. Sie versah ihren Dienst eifrig und zufrieden, den Raum erhellte sie mit ihrem freundlichen Lächeln. Auf meine Frage, wie sie es schaffe, hier so fröhlich zu werken, gab sie mir zur Antwort: „Alle müss ma mal aufs Häusl und jeder gfreit si, wenns sauber is. Mei Arbeit is die gleiche, wenn i jedoch a frohes statt a finsters Gsicht mach, geht alles leichter. Und a die Leut san zfriedener.“

Das ist eine der wichtigsten Voraussetzungen für unsere Zufriedenheit: den Sinn unseres Tuns zu erkennen. Jede Tätigkeit birgt einen Nutzen für die Gemeinschaft und indem wir sie ausüben, können wir das erfahren, was man Funktionslust nennt: das beglückende Gefühl, das wir erleben, wenn wir Dinge beherrschen, wenn wir uns lebendig fühlen, weil wir etwas tun können.

Natürlich hat jeder von uns auch Aufgaben zu erfüllen, die weniger reizvoll sind. Auch hier liegt es an uns, dass uns diese leicht und freudvoll von der Hand gehen. Monotone Abläufe verlieren ihren langweiligen Charakter, wenn wir einen Rhythmus dafür finden. Oder machen Sie für sich einen Wettbewerb: Wie schnell werde ich es diesmal schaffen? Achten Sie auf die Begleitumstände und gestalten Sie diese für sich so angenehm wie möglich. Fragen Sie sich: Stimmt meine Körperhaltung? Ist das Licht ausreichend? Gibt es genug frische Luft? Möchte ich dazu Musik oder Stille?

Egal welche Tätigkeit wir im Moment ausüben, im Job, für die Familie, in der Freizeit nehmen wir unseren Platz bewusst ein und füllen ihn mit Engagement. Im Hier und Jetzt zu sein und unser Bestes zu geben, das erfüllt uns mit Zufriedenheit. Konzentrieren wir unsere Gedanken auf die Gegenwart, denn Vergangenes liegt hinter uns und Zukünftiges steht noch nicht an. Heute schaffen wir die Basis für morgen und morgen ist das Heute Vergangenheit. Natürlich brauchen wir auch den Blick nach vorne, um zu planen, und auch zurück, um unsere Erfahrungen zu betrachten, jedoch aktiv handeln können wir ausschließlich jetzt.
Und daran können wir uns dankbar erfreuen.

Essen ist Bauchsache – Ernährung sitzt im Kopf

Noch nie gab es derart viele Möglichkeiten, an Ernährungsinformationen heranzukommen wie heute. Der Ernährungstrend hat auch vor der Werbung nicht Halt gemacht, denn selbst der „Hausverstand" erinnert uns an die gesunde Ernährung. Sich gesund zu ernähren ist in.

Nun könnte man meinen, wenn uns die gesunde Ernährung wichtig ist, dann essen wir auch gesund. Leider ist dem nicht so. Wir Österreicher essen zu süß, zu fett, zu wenig Gemüse und Obst, zu viel Fleisch und Wurst. Obwohl wir wissen, wie die gesunde Ernährung aussehen sollte, mangelt es offensichtlich an der Umsetzung. Kurz gesagt: Wir glauben, wir essen bereits sehr gesund, ohne es wirklich zu tun. Die Gründe dafür sind vielschichtig:

- Gesunde Ernährung ist (meist) Kopfsache – gutes Essen (meist) Gefühlssache.
- Verschiedene Motive beeinflussen die Entscheidung: Geschmack, Tradition, Neugier, Belohnung ...
- Essen und Trinken sind erlernte Gewohnheiten, die sich nicht einfach abschütteln lassen.
- Viele schätzen ihre Essgewohnheiten gesünder ein, als sie tatsächlich sind.

„Mich wird es schon nicht treffen ..."

Es geht auch um die wahrgenommene Wahrscheinlichkeit, dass die eigenen Essgewohnheiten tatsächlich Schaden anrichten könnten. Eigentlich rechnen wir nicht damit, dass die rund 2,5 kg Lebensmittel, die wir täglich verzehren, unserer Gesundheit wirklich etwas anhaben könnten. Tatsache ist jedoch, dass wir mit jeder Mahlzeit über Gesundheit und Wohlbefinden entscheiden. Mit unserem Körper ist es ähnlich wie mit einem Auto: Wer falsch tankt, riskiert einen Motorschaden.

Beim Auto ist uns klar, dass es den richtigen Sprit und regelmäßiges Service braucht. Warum fällt uns das bei der eigenen Gesundheit so schwer? Wie wichtig ist Ihnen eine gesunde Ernährung? Haben Sie das Gefühl, sich gesund zu ernähren? Essen Sie wirklich gesund?

Ernährungswissen muss zur Ernährungshandlung werden, die täglich gelebt wird. Wenn wir an fünf von sieben Tagen zu Vollkornbrot greifen, täglich drei Handvoll Gemüse und zwei Handvoll Obst essen und uns an vier Tagen der Woche für ein fleischfreies Gericht entscheiden, dann können wir sagen, dass wir gesund essen.

ERIKA MITTERGEBER

Der Mensch im Gleichgewicht

Im Gleichgewicht zu sein gilt heute mehr denn je als Ideal: Wir suchen nach unserer „Mitte", nach Ausgeglichenheit in Beruf und Freizeit und streben auf verschiedensten Ebenen nach Stabilität.

Wenn wir im Sport von Gleichgewicht sprechen, meinen wir neben dem Gleichgewichtssinn im Innenohr den Zustand ganz bestimmter Muskeln, die vor allem im Bereich von Rumpf, Taille und Beckenboden für Stabilität sorgen. Sind diese tief liegenden stabilisierenden Muskeln wie ein Korsett gefestigt, verfügen wir über einen sicheren Gang, eine gute Haltung und einen Körper im Gleichgewicht.

Manche Menschen empfinden beim Verlust des Gleichgewichts, wie z. B. beim Bungee Jumping, Nervenkitzel, Erregung und Spannung. Bei den meisten Menschen allerdings bewirkt der Gleichgewichtsverlust Angst, oft auch körperliche Beschwerden wie Schwindel, Übelkeit, Schweißausbruch und Herzrasen. Stabiles Gleichgewicht ist eine wichtige Voraussetzung für einen gelingenden Alltag und wird älteren Menschen besonders bewusst bei Unebenheiten, beim Treppensteigen, beim An- und Auskleiden, beim Binden der Schuhbänder und in vielen anderen Bereichen des täglichen Lebens.

Durch Bewegungsmangel, eine schwächer werdende Muskulatur und verstärkte Untätigkeit kommt es zu einer Verschlechterung des Gleichgewichtsvermögens und daraus resultierend zu Kompetenzverlust, Ängstlichkeit und Unselbstständigkeit. Vor allem über Sechzigjährige sind von Gleichgewichtsstörungen und ihren Folgen, d. h. von Stürzen betroffen. Defizite der Balance und der Muskelkraft sind erwiesenermaßen Indikatoren für erhöhte Sturzgefahr.

Versuchen Sie Folgendes: Stellen Sie sich in die Mitte eines Raumes, heben Sie ein Knie zum rechten Winkel, umfassen Sie es mit den Händen und schließen Sie die Augen. Wenn Sie problemlos stehen können, sind Sie wirklich fit. Haben Sie aber Schwierigkeiten, das Gleichgewicht zu halten, ist es ratsam mit gezieltem Training zu beginnen.

In vielen Sportarten wie Yoga oder Aerobic ist die Betonung der Balance bereits Trend. Ein spezifisches Muskeltraining auf labilen bzw. instabilen Unterlagen optimiert die ansonsten wenig beanspruchten stabilisierenden Muskeln und verbessert die Gleichgewichtsfähigkeit enorm.

Wissenschaftliche Studien belegen, dass sowohl das statische als auch das dynamische Gleichgewicht bis ins hohe Seniorenalter trainierbar sind. Mehr Sicherheit im Alltag, eine Verminderung des Sturzrisikos und eine höhere Lebensqualität gehen mit einer besseren Gleichgewichtsfähigkeit einher.

Andrea Hütthaler

Osteoporose – eine Kinderkrankheit?

Robert Kobler

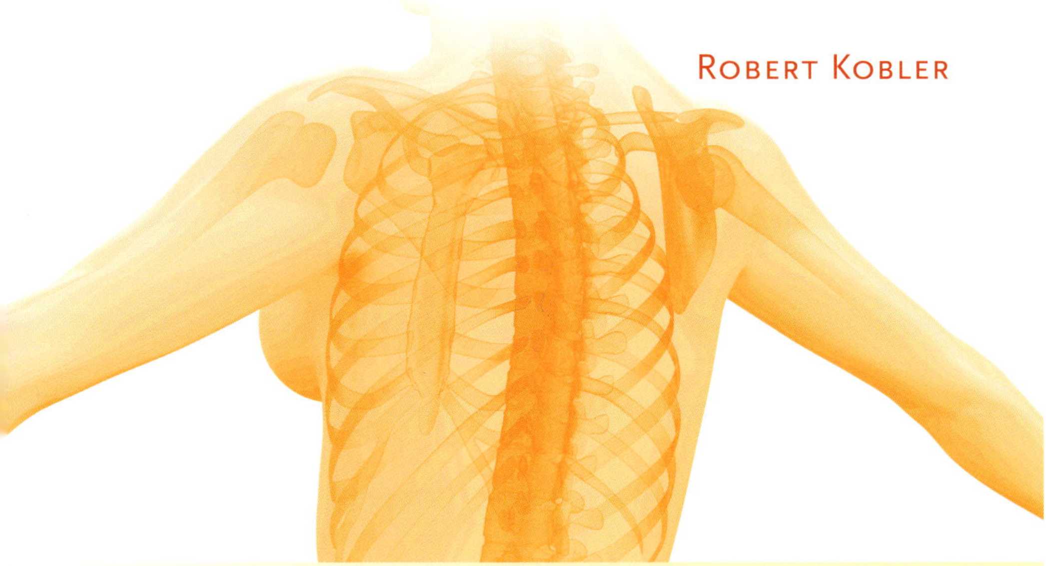

Hanni Oma berichtet ihren Töchtern Claudia und Liesi, dass der Arzt bei ihr fortgeschrittene Osteoporose festgestellt hat. Naja, das Alter, denken die beiden Töchter und sind froh, dass sie sich darüber noch keine Gedanken machen müssen. Liegen sie damit richtig?

Das Bewegungsverhalten im Kindes- und Jugendalter ist für die mögliche Entwicklung einer Osteoporose verantwortlich. Starke Knochen bis ins hohe Alter sind eben kein Zufall, sondern das Ergebnis des persönlichen Lebensstils.

Gezieltes Training wirkt

Osteoporose wird einerseits mit einer Phosphor-Kalzium-Stoffwechselstörung und andererseits mit einer hormonellen Störung in Verbindung gebracht. Die Sportwissenschaft hat aus den Erkenntnissen sportbiomechanischer Untersuchungen einen anderen, sehr effektiven Ansatz gefunden, die Knochenmineraldichte zu erhöhen. Durch Muskel- und Impakttraining werden enorme Verbesserungen erzielt. Unter Impaktkraft versteht man eine Kollision zwischen zwei Objekten. Beispielsweise zwischen Fuß und Boden beim Laufen, Springen oder Turnen. Hingegen entstehen beim Schwimmen kaum Impaktkräfte!

Wie erklärt sich nun der positive Effekt auf die Zunahme der Knochenmineraldichte? Während des Muskel- und Impakttrainings wirken Zug- und Druckkräfte auf die Knochen. Dieser biopositive Reiz bewirkt eine Anpassung der Knochenzellen an die erhöhte Belastung. Der Organismus reagiert mit einer vermehrten Bildung von Knochenzellen. Leichter zu beobachten ist dieser Anpassungseffekt beim Muskel. Bei einem gezielten Muskeltraining verändert der Muskel sein Kraftpotenzial. Viele Dinge des täglichen Lebens werden nach einer Trainingsphase von ca. 5 bis 6 Wochen als nicht mehr so anstrengend empfunden. Der Muskel hat sich an die Belastung angepasst. Die Reizantwort der Knochen ist ähnlich. Die Knochenzellen reagieren auf die gezielte Belastung mit einer höheren Knochenmineraldichte.

„Knochenkonto" anlegen!

In Studien an Frauen zwischen 35 und 45 Jahren konnte der Nachweis einer Erhöhung der Knochenmineraldichte um bis zu 9 Prozent nachgewiesen werden, wenn sie ein vorgegebenes Muskeltraining absolvierten. Die Trainingsgruppe trainierte 18 Monate lang 3 Mal pro Woche. In der Kontrollgruppe ohne Training hingegen verringerte sich die Knochenmineraldichte um 1,5 Prozent.

Knochenwachstum findet hauptsächlich in der Pubertät statt. In dieser Zeit soll also eine möglichst große Knochenmasse entwickelt werden. Ähnlich einem Bankkonto könnte in späteren Jahren durch die angelegten Reserven der Beginn einer Osteoporose hinausgezögert werden. Also: Je mehr auf das „Knochenkonto" während der Pubertät in Form von Sport und Bewegung eingezahlt wird, desto weniger wahrscheinlich kommt es zur Entwicklung einer Osteoporose im Alter.

Ein lebenslanger Knochen-Job

Geschätzte 700 000 Österreicherinnen und auch Österreicher sind von Osteoporose betroffen. Bei ihnen ist die Mineraliendichte der Knochen so reduziert, dass es bereits bei geringen Belastungen zu Knochenbrüchen kommen kann. Vor allem alte Menschen leiden unter dieser Erkrankung des Skeletts. Eine zu geringe Knochendichte ist aber keineswegs eine normale Alterserscheinung. Viele Faktoren – einige werden uns in die Wiege gelegt, andere können wir aktiv beeinflussen – spielen beim Verlust der Knochendichte eine Rolle. Frauen haben durchschnittlich eine geringere

Knochendichte als Männer, die Wechseljahre beschleunigen den Knochenschwund. Aber auch Männer können betroffen sein.

Das schadet der Knochendichte

Die österreichischen Essgewohnheiten mit viel Fleisch und Wurst, Alkohol und Kaffee tun den Knochen gar nicht gut. Eine Reduktion des Fleischkonsums auf dreimal wöchentlich und max. zwei Tassen Kaffee täglich ist bei Osteoporose empfehlenswert. Alkohol sollte als Genussmittel nur zu besonderen Anlässen getrunken werden. Untergewicht und Essstörungen schwächen die Knochenfestigkeit ebenso wie ständiges Diäthalten mit einseitiger Ernährung.

Starke Knochen bauen sich in der Jugend auf. Mit etwa 30 Jahren erreicht das Skelett seine maximale Knochendichte, danach sinkt sie wieder ab. Ein besonderes Risiko für die Entstehung von Osteoporose haben deshalb junge Mädchen und Frauen, die sehr auf ihre schlanke Figur achten und deshalb ihre Ernährung einschränken. Couch-Potatoes aufgepasst: Körperliche Inaktivität fördert den Knochenabbau!

Kalzium, Magnesium und Vitamin D

Kalzium ist ein wichtiger Mineralstoff für die Knochen. Aber wussten Sie auch, dass Magnesium nötig ist, damit Kalzium in die Knochen eingebaut werden kann?

Es reicht also nicht einfach nur der tägliche Verzehr von Joghurt und Käse. Vollkornnudeln und Vollkornbrot, Kartoffeln, Beerenobst und Bananen sind wichtige Magnesiumlieferanten, die Sie regelmäßig essen sollten. Fisch, Eidotter und Pflanzenmargarine tragen ebenfalls zur Knochenfestigkeit bei, denn sie enthalten das „Knochenvitamin" Cholecalciferol, besser bekannt unter dem Namen Vitamin D. Dieses Vitamin kann zwar unter Sonnenlicht in der Haut selbst hergestellt werden, allerdings nimmt diese Fähigkeit mit dem Alter ab. Neben der täglichen Bewegung in der frischen Luft sollten deshalb Osteoporosebetroffene unbedingt einmal wöchentlich fetten Fisch wie Hering oder Makrele und ein bis zwei Eier pro Woche speisen.

Kurzum: Ihre Knochen lieben von Kindheit an ein ausgewogenes Essverhalten, ein gesundes Gewicht und einen bewussten Lebensstil.

Erika Mittergeber

Wenn der Körper nach Hilfe schreit ...

Rund 70 Prozent aller Menschen fühlen sich extrem überlastet, finanziell, arbeitstechnisch oder familiär. Niedergeschlagenheit und körperliche Symptome sind die Folge. Diese alarmierenden Zeichen des Bedarfs nach Erholung werden jedoch häufig ignoriert.

Medikamente helfen kurzfristig, doch unser Körper wehrt sich weiter, weil die Ursache damit nicht beseitigt wird. Das wäre genauso, wie wenn ein Feuerwehrmann bei einem Brand nicht versucht zu löschen, sondern seinen Wasserstrahl auf den Feuermelder richtet, damit dieser nicht mehr so laut schrillt.

Überlastungssymptome sind also keine Feinde, die wir „bekämpfen" müssen, sondern oft ein nützlicher Fingerzeig, durch den wir die Chance erhalten, achtsamer mit uns umzugehen. Über anhaltende Beschwerden versucht uns der Körper darauf aufmerksam zu machen, dass wir etwas in unserem Leben verändern sollen. Er hat keine andere Möglichkeit mit uns zu kommunizieren. Deshalb müssen wir lernen, die Sprache des Körpers zu verstehen.

Lebensveränderung besser als Pillen

Bei meiner Begleitung von Personen mit solchen Beschwerden erlebe ich häufig, dass die Belastungssymptome von selbst verschwinden, wenn sie wieder lernen, achtsamer mit sich umzugehen und viele verloren gegangene Fähigkeiten neu entdecken.

Seit einiger Zeit begleite ich einen Unternehmer, der unter heftigen Schwindelanfällen litt, sodass er kaum noch mit dem Auto fahren konnte. Als er bemerkte, dass zwanzig verschiedene, angefangene Projekte die Ursache dafür waren, begann er diese zu sortieren und einige abzugeben. Zusätzlich hat er seine frühere Freude am Berggehen wieder entdeckt. Seitdem berichtet er über symptomfreie Zeiten; der Schwindel meldet sich nur dann, wenn er wieder beim „Sammeln" von unnötigen Projekten ist. Und jetzt hat er verstanden, worum es geht: „Meinen Schwindel erlebe ich fast schon wie einen Wächter, der auf mich aufpasst!"

Die Kunst der Achtsamkeit

Wer achtsamer mit sich umgeht, sich Zeit für sich selbst gönnt und seine Begabungen wieder neu entdeckt, wird (so wie dieser Unternehmer) lernen, die Symptome als „Wächter" zu nützen. Dieser hat die Funktion, friedlich im Hintergrund darauf aufzupassen, dass man nicht wieder so schnell in alte und belastende Verhaltensmuster zurückfällt.

Ernährung – Mentales – Bewegung sind entscheidende und ineinandergreifende Faktoren in unserem Leben.

Gottfried Huemer

Sinnliche Genüsse

Alexandra Haupt

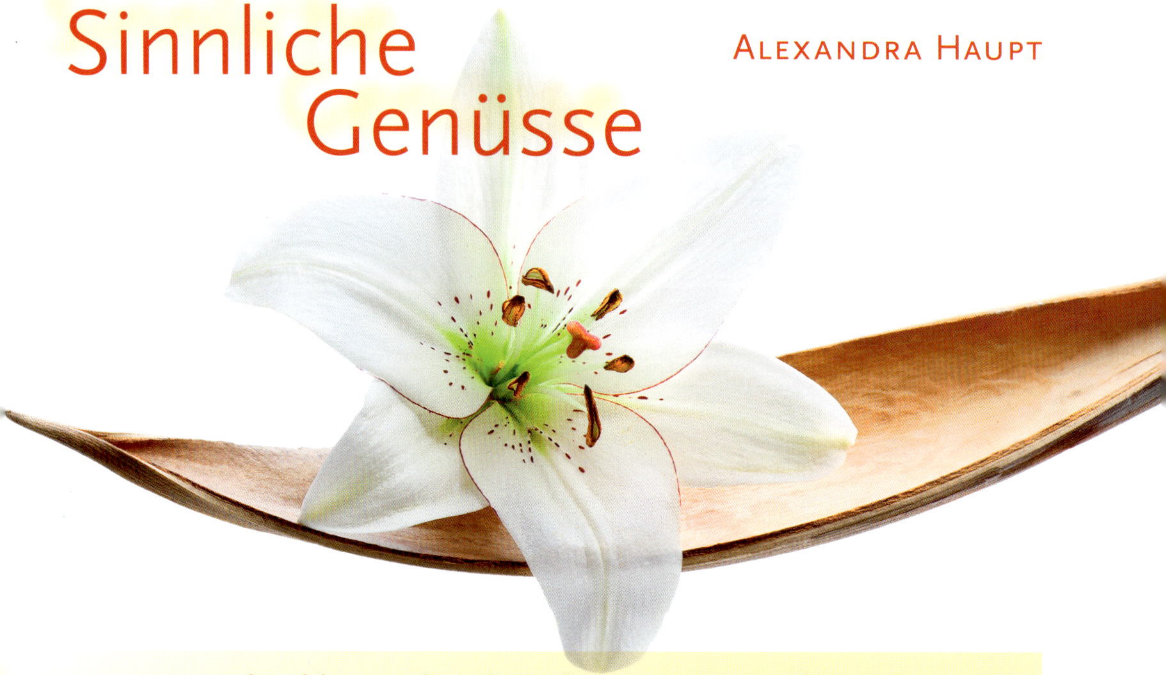

Eine Freundin klagt Claudia, dass in ihrer Ehe das Feuer verloschen sei. Beide Partner haben momentan viel Stress in der Arbeit, gemeinsame Unternehmungen und Gespräche kommen zu kurz, abends gibt es außer Fernsehen nichts mehr, für Erotik ist er zu müde ... Die Beziehung ist auf dem Nullpunkt. Ob eine andere Frau dahinter steckt? Bei diesem Gedanken stopft sie hastig ein Stück Schokolade in sich hinein.

Shakespeare vertraute auf die Kraft der Kartoffel, Casanova auf Austern und Wein. Auf der Suche nach Inhaltsstoffen für anregende Elixiere waren Liebesdurstige zu allen Zeiten.

Was macht an und was ist dran?

Aphrodisiaka sind Mittel zur Steigerung der Lust, ihr Ursprung reicht bis in die Antike zurück. Der Göttin Aphrodite waren viele wohlduftende Pflanzen mit erotisierender Wirkung geweiht. Doch kann Essen unsere Lust tatsächlich anregen?

Der eigentliche Zündstoff für unsere Lust liegt im Belohnungszentrum des Gehirns, im limbischen System, genau gesagt im Hypothalamus. Dort aktivieren Sexualhormone wie Testosteron unsere Libido. Zudem spielen auch Botenstoffe wie Dopamin und Serotonin („Glückshormon") eine wichtige Rolle. Sie leiten die Erregung an die Geschlechtsorgane weiter.

Hier ein paar Geheimtipps für (noch) Lustlose:
Auster: Ihr Geheimnis liegt im hohen Zinkgehalt. Zinkmangel beeinträchtigt die Potenz, aber Achtung: Zuviel davon bewirkt nicht immer auch ein Mehr an Lust.

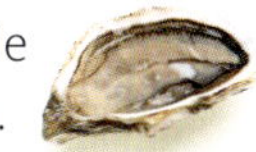

Alkohol: Vor allem Wein, Sekt und Champagner werden als Aphrodisiaka verwendet. In geringen Mengen wirkt Alkohol enthemmend und anregend, wer jedoch zuviel erwischt, darf vom gegenteiligen Effekt nicht überrascht sein.

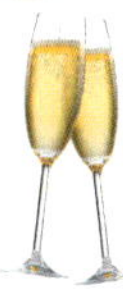

Chili: macht nicht nur Ihr Essen feurig, sondern sorgt auch für die Ausschüttung von Endorphinen – Hormone, die uns schmerzunempfindlich und euphorisch machen.

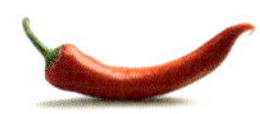

Muskatnuss: verleiht durch ein ätherisches Öl eine berauschende Wirkung und sollte eher sparsam dosiert werden.

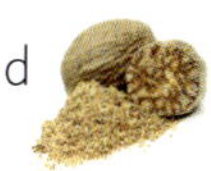

Pfeffer: Frisch gemahlen entfacht er durch seine ätherischen Öle das innere Feuer der Leidenschaft.

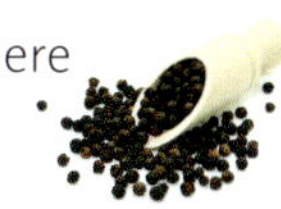

Trüffel: Die anregende Wirkung wird angeblich durch ihren Geruch bewirkt. Die heiß begehrten Pilzknollen enthalten ein Pheromon, das leicht nach Schweiß riecht, und auf das Schweine wie Menschen gleichermaßen reagieren. Das erklärt auch, warum Schweinedamen so erfolgreich bei der Trüffelsuche sind! Gourmets mögen den Geruchsvergleich bitte verzeihen!

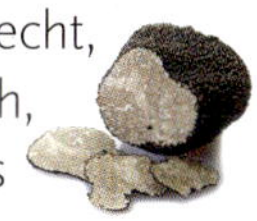

Vanille: Mit ihrer verführerischen Süße ruft sie im Körper Glücksgefühle hervor.

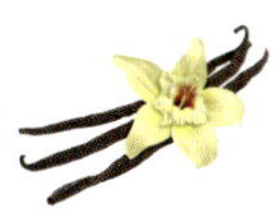

Wenn Sie Ihr Herzblatt zu einem Liebesmahl einladen, empfehle ich folgende Menüabfolge: Als Vorspeise Muscheln mit einem Glas Sekt. Zum Hauptgang Rindersteak mit Chiligemüse und ein schönes Glas Wein. Und als Dessert frische Erdbeeren und ein Mousse au Chocolat mit Vanilleschote.

Ob allein der Genuss von Aphrodisiaka Lustträume erfüllt, darf bezweifelt werden. Aber bekanntlich versetzt ja der Glaube Berge. Fest steht: Achten Sie beim Liebesmahl darauf, nicht zu viel zu essen!
Ihre Energien sollen ja nicht in erster Linie der Verdauung gelten, oder?

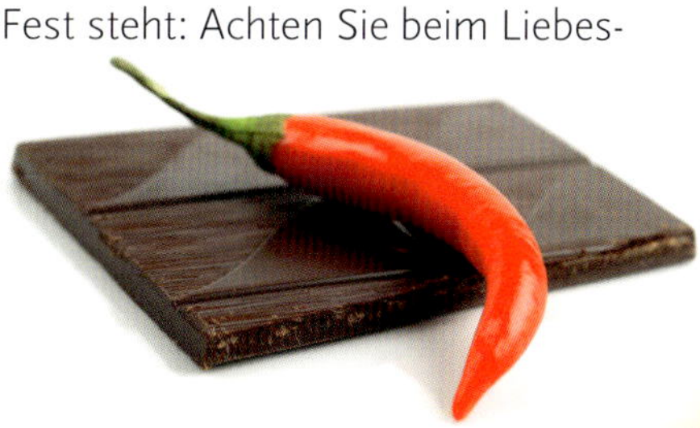

Wo ist die Lust auf Sex?

90 Prozent aller sexuellen Probleme sind seelischer Natur. Der Weg aus der Krise beginnt mit dem Erkennen der Ursachen.

In der heutigen Zeit wird sexuelle Lustlosigkeit bei Mann und Frau immer mehr zum Thema. Das kann jeden treffen, unabhängig vom Alter, egal aus welcher sozialen Schicht man kommt oder welchen Beruf man ausübt. Oft gibt es dafür keine körperlichen Ursachen, die Gründe sind vielmehr im seelischen Bereich bzw. in den Lebensumständen zu suchen.

Ein großes Thema unserer Zeit ist Überforderung und Überlastung, Phänomene, die sich auch auf die Sexualität auswirken. Durch die vielfachen Anforderungen durch den Beruf, die Familie und materielle Bedürfnisse bleibt oft die Zeit für sich selbst und die Partnerschaft auf der Strecke. Abends fällt man dann sprichwörtlich lustlos auf die Couch, vor den Fernseher oder ins Bett, und die Energie für Gemeinsamkeiten und Intimitäten fehlt. Wenn diese Situation zum Dauerzustand wird, stellt sich mit der Zeit Frust und ein Gefühl der Leere ein.

Ein weiterer Grund für sexuelle Unlust können Ängste sein: Existenzangst durch Jobverlust, Angst vor mangelnder Attraktivität für den Partner, Versagensangst, Angst vor Nähe, Angst vor Zurückweisung.

Lebenskraft muss fließen

Eine gute Möglichkeit, aus dieser Spirale auszusteigen, ist professionelle Hilfe. Im Gespräch werden Klienten dabei unterstützt, wieder ins Gleichgewicht zu kommen, ihre Bedürfnisse wieder wahrzunehmen und damit einfach den Spaß und die Lust am Sex zurückzugewinnen. Durch das bewusste und geführte Betrachten der aktuellen Lebenssituation im Gespräch werden Verhaltensweisen und -muster sichtbar. Dadurch ergeben sich neue Perspektiven und Handlungsmöglichkeiten. Durch die ressourcenorientierte Arbeit mit darauffolgendem positivem Blick in die Zukunft fängt die Lebenskraft wieder verstärkt zu fließen an. Vertraulichkeit und Wertschätzung sind im Gespräch eine Selbstverständlichkeit!

BERNARD FASTNER

Setzen Sie sich in Bewegung!

Sie wollen so richtig lebendig, belastbar sein und eine Top-Ausstrahlung haben? Dann bewegen Sie sich!

Sie wollen fleißig sein, vor Energie strotzen, Sie wollen das tun, was Sie wirklich tun wollen? Sie wollen wirklich WOLLEN? Dann setzen Sie sich einfach in Bewegung: raus aus dem Komfortbereich! Es ist viel mehr möglich, als Sie glauben! Fangen Sie wieder an sich zu bewegen, Ihr Organismus will nicht stetig geschont werden, Ihr Organismus braucht Be- und Entlastung, ganz egal, ob es sich um den Körper oder um den Geist handelt. Zu viel Entlastung ist genauso nachteilig wie zu viel Belastung. Aber Ihr Organismus ist genial: Er passt sich stetig an, wenn Sie ihm die richtigen Reize schenken und die Zeit, diese Reize entsprechend gut zu verarbeiten.

Wann haben Sie eigentlich das letzte Mal einen Purzelbaum gemacht? Wann haben Sie sich das letzte Mal so richtig körperlich gefordert – und sich dann so richtig gut gefühlt? Ist schon ein Weilchen her? Na dann los!

Was sehen Sie, wenn Sie sich in den Spiegel schauen? Wie sieht Ihre Körperhaltung aus? Aufrecht und voller Spannung, was da wohl am Tag und in der Nacht noch so kommen mag? Oder eher armselig mit hängenden Schultern, einem verschlafenen Blick und dem Gedanken: Ich will lieber nichts tun ... da ist so wenig Energie ...
Und wenn Sie Ihr Spiegelbild so sehen – wie zufrieden sind Sie mit dem, was Sie sehen? „Super, passt, ich bin richtig stolz“: oder „Jetzt ist's genug – ich will und werde was ändern“. Dann nehmen Sie Ihr Leben und Ihre Verantwortung in die Hände und los gehts – NUR SIE können etwas ändern, wenn Sie das wollen. NUR SIE können sich jede Minute entscheiden, ob Sie ein „Medikament“ zu sich nehmen, das viel wirkungsvoller als jede chemische Keule ist, ein Medikament, das richtig dosiert den besten Erfolg bringt – **setzen Sie sich endlich in Bewegung!**

MANFRED SIMONITSCH

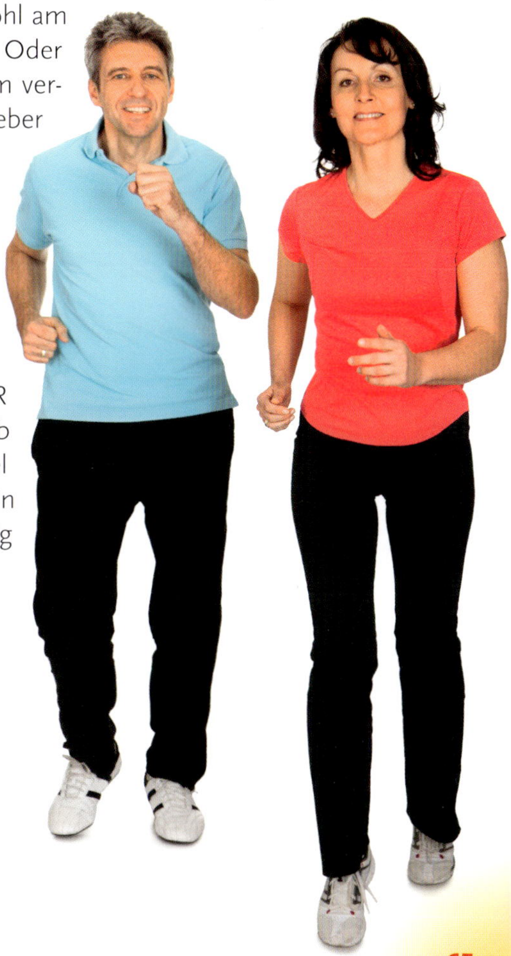

(Miss)Verständnis

In unserer Medienwelt ist Sex allgegenwärtig. An den sexuellen Problemen der Menschen hat das aber nichts geändert – im Gegenteil.

Die idealisierte Darstellung von Lust und die erlebte Realität klaffen oft weit auseinander. Viele Menschen fühlen sich überfordert, weil die eigene Sexualität der Traumvorgabe nicht entspricht. Das erzeugt Leistungsdruck – Frust im Schlafzimmer ist vorprogrammiert!

Laut meiner Erfahrung ist mangelnde Kommunikation für viele Probleme in Partnerschaften verantwortlich – das gilt auch und besonders für die Sexualität. Für viele Menschen ist es schwierig, über ihre Wünsche zu sprechen. Das ist aber der wichtigste Punkt, wenn es um ein erfülltes Sexualleben geht: 90 Prozent der Menschen, die mit ihrem Liebesleben zufrieden sind, reden offen über ihre Bedürfnisse.

Ein Paar kam wegen sexueller Probleme in meine Praxis. Konkret litt der Mann darunter, dass seine Frau kaum mehr mit ihm schlief. Jedes Mal, wenn er sich ihr näherte, begann sie einen Streit über eine Nichtigkeit oder musste dringend noch etwas erledigen. Das führte bei ihrem Mann verständlicherweise zu Frust. In der Beratung stellte sich Folgendes heraus: Die Frau hatte das Gefühl, dass er immer „nur" Sex wollte, sobald die beiden etwas Zeit für sich hatten. Sie wollte aber gern wieder einmal etwas mit ihm unternehmen – ein schönes Abendessen, einen gemeinsamen Spaziergang, ins Kino gehen ... eine kleine Unterbrechung des Alltags eben. Das hieß nämlich für sie: Er interessiert sich für mich, ich bin ihm wichtig. Da sie dieses Gefühl brauchte, um mit ihm Sexualität zu leben, reagierte sie mit einer Vermeidungsstrategie. Sie sagte nie etwas zu ihm, weil sie glaubte, er müsse doch spüren, um was es ihr ging. Das erfuhr er allerdings erst in meiner Praxis. Er nahm sich die Wünsche seiner Frau zu Herzen. Und als sie sich wieder wertgeschätzt fühlte, kam auch ihr Sexualleben wieder in Schwung!

Doris Kaiser

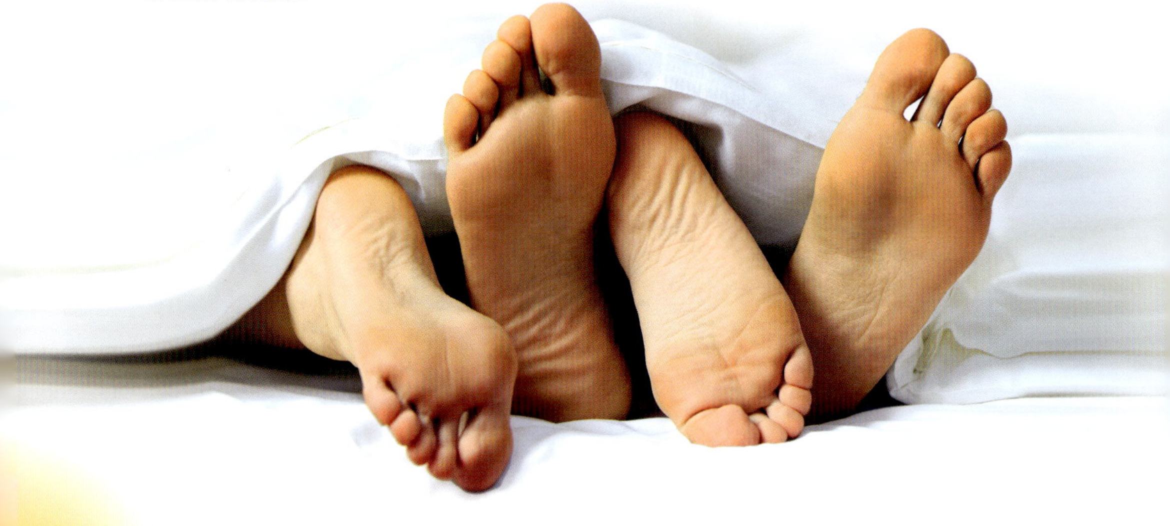

Vom Schleckermaul zum „Schokoholic“

Können zucker- oder fettreiche Nahrungsmittel süchtig machen? Und muss dann Nahrung tatsächlich auf gleiche Weise wie zum Beispiel Alkohol oder Zigaretten betrachtet werden?

Essen ist ein durchaus komplexer Vorgang. Neben dem Lust-Belohnungs-System im Gehirn sind nämlich zusätzlich etliche Hormone und Mechanismen im Körperstoffwechsel einbezogen. Lust und Sucht liegen – als quasi „Hauptbeteiligte“ – bei diesen Prozessen hirnphysiologisch sehr nahe beieinander. Wir gönnen uns gerne etwas – sei es als Belohnung, um auf andere Gedanken zu kommen, oder um mit den verschiedensten Problemen scheinbar besser fertig zu werden.

Bei der Aufnahme von Nahrung entsteht so wie beim Alkohol- und Drogenkonsum ein Lustgefühl, an dem gemeinsame Leitungsbahnen im Gehirn beteiligt sind. Studien haben gezeigt, dass sowohl Vorfreude und die übermäßige Aufnahme von Zucker als auch die Einnahme von Alkohol, Tabak und Drogen in jeweils denselben Hirnregionen Dopamin freisetzt. Dopamin erzeugt Lustgefühle, die wir auch in Zusammenhang mit Musik, Sport, Sex und regelmäßiger starker Anstrengung erfahren.

Laut aktuellen Statistiken belohnen sich 40 Prozent der Frauen im Rahmen von Essen und Trinken bevorzugt mit Schokolade. Männer hingegen ziehen eindeutig (das ähnlich wirkende) Bier vor. Die wiederkehrende Lust nach fettreichen, zuckerreichen und/oder kohlenhydratreichen Speisen wird nun von einzelnen Menschen als Nahrungsreiz ähnlich wie ein Suchtreiz verarbeitet. Dem dabei entstehenden Bedürfnis nach wiederholter Zufuhr dieser Stoffe zu widerstehen, wird für den Betroffenen sukzessive immer schwieriger.

Wird das Verlangen nach den begehrten Speisen und Getränken prompt gestillt, so gewöhnen wir uns schnell daran, unbehagliche Erfahrungen auch künftig mit allerlei Ersatzbefriedigungen zu verdrängen. Egal ob es sich um Kaffee handelt, den wir angeblich brauchen, um munter und aktiv zu bleiben, das Stück Schokolade, um schlechte Laune zu verdrängen, oder ein Glas Bier, welches nach stressigen Arbeitstagen hilft „herunterzukommen“. Der Mechanismus ist stets derselbe. Man sagt Geschmack und meint die Wirkung!

Wir erleben in der ernährungswissenschaftlichen Praxis daher auch immer wieder Menschen mit sogenannten „Ess-Störungen“, die häufig klassische, suchtähnliche Entzugssymptome aufweisen, wenn man bestimmte verdächtige „Lieblingsspeisen“ streicht. Daher sollte man sich in solchen Fällen auch nicht scheuen, die Unterstützung eines erfahrenen und gut ausgebildeten Ernährungsexperten in Anspruch zu nehmen. Dieser kann Menschen mit nahrungsbedingten Suchtproblemen in meist relativ kurzer Zeit wieder auf ein gesundes Essverhalten umstellen.

Eva Fauma

Das Kreuz mit dem Kreuz

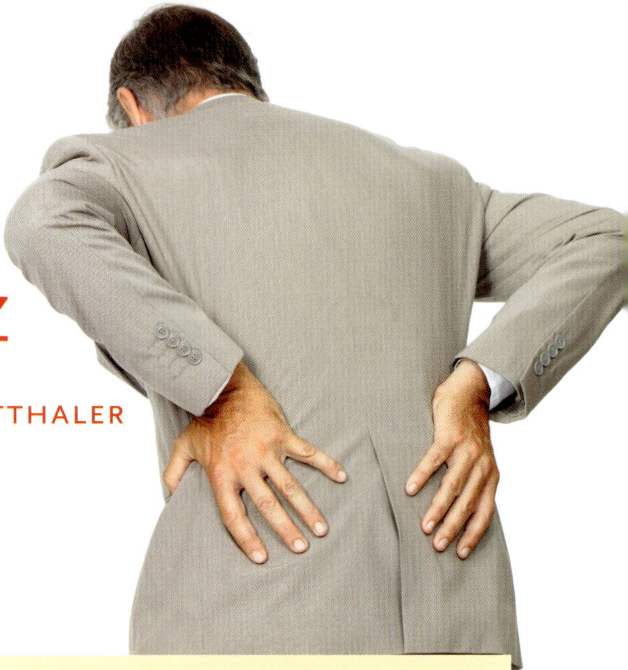

Andrea Hütthaler

Thomas kann sich kaum bewegen vor Kreuzschmerzen, mit einigen Spritzen wird es wieder erträglich. „Wenn das mal anfängt, sollst Du schnell was machen, sonst bleibt es Dir“, weiß Opa aus Erfahrung.

Mehr als ein Viertel der Bevölkerung unseres Landes leidet derzeit an Rückenschmerzen. Etwas mehr Männer als Frauen sind davon betroffen.

Bewegungsmangel, Stress und psychische Probleme sind Auslöser für Erkrankungen des Bewegungsapparates und können nur allzu leicht chronisch werden. Dauern Schmerzen länger als drei Monate an oder treten sie immer wieder auf, spricht man von chronischen Beschwerden. Schmerzen beeinträchtigen die Lebensqualität, und die Psyche leidet. Ein guter Arzt kann Probleme hinter den Schmerzen erkennen und wird sich nicht auf eine Behandlung mit Tabletten und Spritzen beschränken.

Den Rücken stärken

Das ist eine gute Möglichkeit, generell vorzubeugen und chronische Schmerzen abzuwenden. Leider halten sich Menschen mit Rückenschmerzen meist nur so lange an verordnete Therapien und Heilgymnastik, wie ihr Leidensdruck besteht. Massagen werden lieber in Anspruch genommen. Sie entspannen zwar und tun gut, auf Dauer können sie aber keine Rückenschmerzen verhindern. Auch Bettruhe ist meist kein Allheilmittel, da sie zum Abbau von Muskelmasse führt und schlussendlich Beschwerden chronisch werden lässt. Wie kann man also seinen Rücken gewinnbringend stärken?

Australische Wissenschafter, Physiotherapeuten und Ärzte haben mit ihrer mehr als zehnjährigen Forschungsarbeit und klinischen Erfahrung weltweit grundlegend neue Impulse für die Vorsorge und Rehabilitation von Kreuzschmerzen gesetzt. Mit gezielten Programmen ergänzen sie die bisher verbreiteten Übungen für die Muskelkraft und die Bewegung um ein spezielles Training der tiefen stabilisierenden Rumpfmuskeln.

Ziel ist es, durch Aktivierung der lokalen Muskeln die Gelenke (Segmente) der Wirbelsäule zu stabilisieren und in Folge jegliche Bewegung unbedenklich ausführen zu können.

Bei gesunden Menschen funktioniert die Voransteuerung der sogenannten Haltemuskeln, noch bevor eine aktive Bewegung stattfindet. Leidet eine Person an Rückenschmerzen, ist die stabilisierende Funktion dieses Muskelkorsetts beeinträchtigt. Durch spezielle Übungen kann bewusste Ansteuerung jedoch erlernt werden, die dann zur Stabilisierung der Wirbelsäule und des Beckens beiträgt.

Mit wenig Aufwand ist es möglich, den Teufelskreis von Schmerzen, Bewegungsmangel, schwacher Rücken- und Bauchmuskulatur, Haltungsschwäche, hoher Bandscheibenbelastung, Beweglichkeitsverlust und wieder Schmerzen zu durchbrechen.

Lassen Sie es gar nicht so weit kommen und halten Sie Ihre Wirbelsäule gesund: Achten Sie auf Ihr Gewicht, vermeiden Sie einseitige Belastungen, legen Sie sich ein Muskelkorsett zu und bleiben Sie in Bewegung!

Zuviel des Guten

Wir wollen alle eine höhere Leistungsfähigkeit, ewige Jugend, blendendes Aussehen und ein Geheimrezept gegen so manche Grippe. Gründe genug, um zu Nahrungsergänzungsmitteln (Supplementen) zu greifen. Aber wie wertvoll und gesund sind diese wirklich?

Wirken Vitamine tatsächlich vorbeugend bei Herz-Kreislauf-Erkrankungen? Helfen Johanniskrautkapseln bei Depressionen? Brauchen wir unsere tägliche Dosis Mineralstoffe? Auch wenn Ernährungswissenschafter und Mediziner hier skeptisch sind, so hat doch jeder zweite Österreicher Nahrungsergänzungen im Regal. Viele von uns wollen damit ihre persönlichen Ernährungssünden ausgleichen. Ich rate meinen Klienten gerne zur Vorsicht: Hinter vielen Präparaten steckt eine ausgeklügelte Marketingstrategie. Und die Produkte halten selten, was sie versprechen.

„Better aging"-Pillen können mit Sicherheit nicht alle Fältchen glätten. Und Antioxidantien schützen nicht immer vor Krebs. Es gibt wenig fundierte Daten über einen positiven Effekt bei täglicher Einnahme von Vitamin- und Mineralstoffpillen. Der Grund liegt auf der Hand: Vitamine und Mineralstoffe in Obst und Gemüse wirken gemeinsam mit anderen enthaltenen Stoffen besser. Löst man sie aus diesem natürlichen Verband heraus, dann ist die Wirkung nicht mehr dieselbe.

Nicht die „tägliche Dosis" Vitamine und Spurenelemente ist entscheidend – so wie uns das die Werbung vorschreibt –, sondern vielmehr ein guter Wochenschnitt. Wenn Sie also heute wenig Obst und Gemüse essen, dann gleichen Sie das einfach morgen wieder aus. Darüber hinaus sind Vitamine in hohen Dosen nicht unbedingt harmlos. Zuviel Vitamin C wird zwar einfach ausgeschieden, einige Multivitaminpräparate hingegen können da schon gefährlicher werden. Z. B. kann Vitamin A in größeren Mengen toxisch wirken – vor allem schwangere Frauen sollten hier vorsichtig sein.

Bei speziellen Zielgruppen haben Nahrungsergänzungen durchaus ihre Berechtigung: bei älteren oder unterernährten Menschen, Stillenden und auch Schwangeren. Jedoch nur dann, wenn ein Experte sie verschrieben hat. Greifen Sie nicht einfach selbst zu den „gesunden" Pillen! Damit können Sie eine unausgewogene, einseitige Ernährung nämlich nicht ausgleichen. Sie erreichen viel mehr, wenn Sie auf Ihren Speisezettel achten, auf eine gesunde Portion Bewegung und auf Ausgleich im mentalen Bereich.

Ariane Hitthaller

Vor Angst wie gelähmt

Laut einer Studie der Universität Köln gehen 70 Prozent aller Menschen häufig mit Angst zur Arbeit.

Ich begleite seit einiger Zeit einen Unternehmer (42), der mit Lähmungserscheinungen zu mir kam. Der seit vielen Jahren erfolgreiche Geschäftsmann beschäftigt sich von Jugend an ausschließlich mit seiner Firma. Vor ca. zwei Jahren verspürte er erstmals ein komisches Zittern in den Beinen, das sich speziell beim Autofahren unangenehm bemerkbar machte. Sein Hausarzt fand keine physischen Ursachen und führte dies auf eine eventuelle Verspannung im Rückenbereich zurück.

Besonders schlimm wurden die Symptome später, als sich die Geschäftsgebarung schwieriger gestaltete, zwei führende Mitarbeiter waren zur Konkurrenz abgewandert.

Ich fragte ihn, ob er sich mit dem Thema Angst schon einmal auseinandergesetzt hätte. Er schaute mich verständnislos an und erklärte mir, dass er eigentlich nicht genau wisse, was Angst wäre und sich überhaupt nicht erinnern könne, dieses Gefühl in irgendeiner Form je verspürt zu haben. Er habe von Kindheit an gelernt, dass Männer keine Angst haben und nur Frauen Schwäche zeigen.

Nach mehreren Sitzungen konfrontierte ich ihn mit der Frage: „Was sagt Ihnen der Satz: Ich bin vor Angst wie gelähmt?" Lange bekam ich keine Antwort, bemerkte aber eine zunehmend tiefe Betroffenheit in seinen Gesichtszügen. Und plötzlich schien er dieses vergrabene Gefühl der Angst wieder entdeckt zu haben und gab sich mit seiner Frage selbst die Antwort: „Glauben Sie vielleicht, dass diese Lähmungserscheinungen mit meiner Angst zu tun haben?"

Das war der Anfang seines neuen Weges zu mehr Achtsamkeit und Ausgeglichenheit. Mittlerweile kann er wieder Tage in der Firma verbringen, ohne das unangenehme Zittern in den Beinen zu verspüren.

Bei meiner Begleitung von Personen mit Überlastungssymptomen bemerke ich immer wieder, dass eine unausgeglichene Lebensweise über viele Jahre den Körper zwingt, mit unangenehmen und oft schmerzhaften Symptomen zu reagieren, um uns darauf aufmerksam zu machen, das wir etwas im Leben ändern müssen.

Gottfried Huemer

Unsere Alarmsignale

Jeder Zweite von uns hat jetzt gerade irgendwo irgendwelche Schmerzen im Bewegungsapparat. Diese Alarmglocken rufen nach Veränderung.

Es gibt viele verschiedene Ursachen für die Entstehung von Schmerzen, die wir speziell im Rücken- und Wirbelsäulenbereich in unterschiedlicher Intensität ertragen müssen. Müssen wir? Oder sehen wir den Schmerz als ein Alarmsignal, ähnlich wie bei einem Auto die roten Kontrolllämpchen, das uns darauf aufmerksam macht, dass jetzt gerade hier zu viel Druck, zu viel Spannung, zu viel Intensität wirken und daher gerade hier nun der Schmerz auftritt. Ob psychische Schmerzen oder körperliche, es geht um ein Zuviel an Druck, Zuviel an Spannung, es ist zu viel für gerade diese Stelle im Organismus. Also kann das Rezept nur heißen: Druck raus, Spannung raus und Entspannung rein, genau dorthin, wo gerade eben gebraucht. Dann müsste ja der Schmerz weg sein, oder?

Druck nehmen

Unsere Lebensbedingungen sind häufig Mitverursacher von einseitigen Intensitäten und einseitigen Drucksituationen, die punktuell unser System überlasten und das eine oder andere Kontrolllämpchen immer wieder zum Leuchten bringen. Denn das Lämpchen leuchtet einerseits genau dann, wenn die Spannungen und der Druck zu hoch werden, und andererseits genau an dem Punkt, wo die Überlastung tragend wird. Das heißt, dass das System eben genau dort genau zu diesem Zeitpunkt nicht mehr Druck oder Spannung aushält. Wir können nun an mehreren Rädchen drehen:

- Unser Organismus muss resistenter werden. Die herkömmliche Gesundheitsprävention empfiehlt uns allumfassende richtige Bewegung in der richtigen Dosierung mit viel Gefühl; allumfassende richtige Ernährung, möglichst naturident und naturnahe; richtiges Training für die mentale Stärke mit rechtzeitigem und regelmäßigem Ruhe geben und Ruhe finden.
- Wir wählen die Dosierung der Spannungen und Drucksituationen bewusst und sagen rechtzeitig STOP.

Die Macht des Spiegels

Wichtig ist, genau hinzuschauen, was wir wirklich wollen, in uns hinein zu hören und zu spüren. Welche Inhalte sind mir ganz wichtig in meinem Leben? Womit bin ich sehr zufrieden, wo sind meine Rädchen, an denen ich korrigierend drehen darf? Und wenn sich dann ein „Kontrolllämpchen" meldet, ist es an der Zeit, etwas anders zu machen als bisher. Also: Druck raus, Entspannung rein, Spannung raus, Geschmeidigkeit rein – und der Schmerz hat keine Chance. Bewegung ist eine der besten Möglichkeiten zu verändern, insbesondere seinen persönlichen „Handschuh der Seele" (Samy Molcho), und damit Schmerzen zu lindern.

Manfred Simonitsch

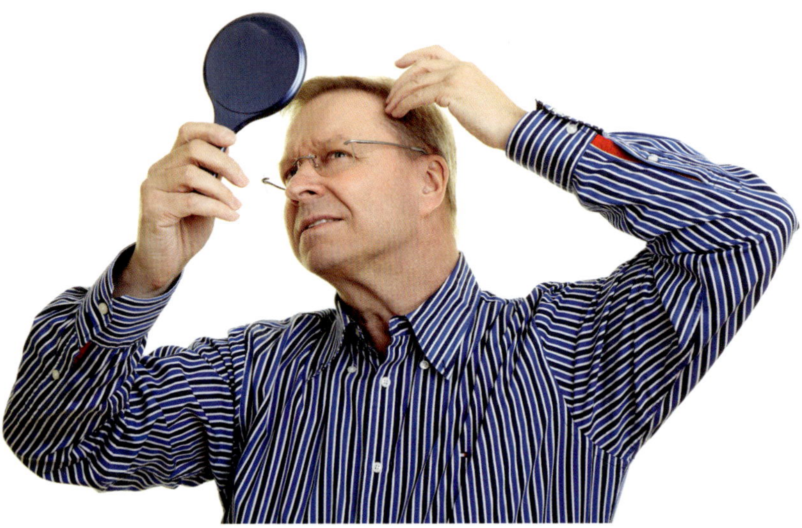

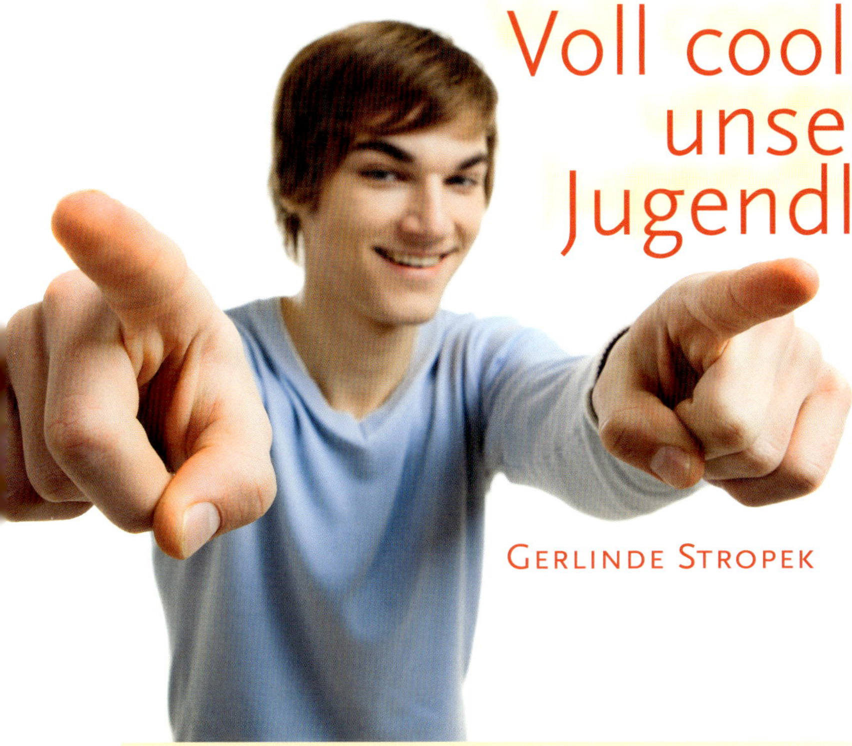

Voll cool, unsere Jugendlichen

GERLINDE STROPEK

Seit Simon in der Pubertät ist, fällt die Leistung in der Schule ab. Jetzt droht eine Nachprüfung. Es mangelt ihm an Konzentration und Interesse. Am liebsten verkriecht er sich in seinem Zimmer, hört laut Musik oder spielt auf seinem Computer.

Ihr Kind hat eine Nachprüfung? Kein Grund für ein Familiendrama. Wenn Sie sich gemeinsam einen Plan zurechtlegen, dann können alle trotzdem die Ferien genießen.

Eine Nachprüfung im Herbst darf nicht die gesamten Ferien verpatzen und vielleicht auch noch den Urlaub trüben. Das gelingt gut mit einer gezielten Vorbereitung. Voraussetzung dafür ist natürlich, dass sich Ihr Kind zum Schulschluss schon Informationen über den Lernstoff bei jener Lehrkraft geholt hat, die die Nachprüfung durchführt. Aber auch gute Mitschriften von Schulkollegen können sehr hilfreich sein.

Die Pause

Gönnen Sie Ihrem Kind zu Anfang eine Pause. Im ersten Teil der Ferien braucht es Gelegenheit zum Abschalten von der Schule. Dann wird es an der Zeit, sich mit ihm zusammenzusetzen und gemeinsam einen Plan zu erstellen. Wie wollen wir die Zeit zum Lernen am besten einteilen, um uns einerseits konsequent für die Nachprüfung vorzubereiten, aber andererseits noch genügend Zeit für Erholung zu haben?

Der Lernplan

Wie soll nun so ein Lernplan aussehen, der eventuell auch im Urlaub umgesetzt werden kann? Zur Festlegung der Lernzeiten gilt es zuerst herauszufinden, zu welcher Tageszeit sich Ihr Kind am besten konzentrieren kann. Es wird aber auch vom Umfang des Lernstoffs abhängen, wieviel Zeit veranschlagt werden muss.

Wichtig ist ein Lernziel. Machen Sie sich mithilfe eines Kalenders für die gesamte Zeit einen Raster. Hier werden für jeden Tag die Lernzeiten und die Pausen eingetragen, aber auch die Aufteilung des zu bewältigenden Lernstoffs auf die Tage. Nicht vergessen sollte man die Einplanung von Wiederholungszeiten. Das heißt, nach der Durcharbeitung eines Kapitels muss Gelegenheit gegeben sein, das Gelernte einem Familienmitglied oder einer Schulfreundin vortragen zu können. Damit wird überprüft, ob der Stoff auch verstanden wurde. Die letzte Woche vor der Prüfung sollte ohnehin zur Wiederholung genützt werden.

Sollten die Lücken des Lernstoffes jedoch so groß sein, dass Ihr Kind dies alleine nicht schafft oder Sie als Elternteil nicht weiterhelfen können, dann suchen Sie professionelle Nachhilfe.

Viele Schüler leiden unter starken Konzentrationsstörungen und/oder Prüfungsängsten. Ein spezielles Training bzw. Entspannungstechniken schaffen Abhilfe. Sie stärken einerseits die Konzentration und helfen andererseits, die Angst abzubauen und das Selbstvertrauen zu fördern. Hier sind aber auch die Eltern gefordert. Motivieren Sie Ihr Kind und sprechen Sie ihm Mut zu, denn es wird die Prüfung schaffen. Schließlich ist es gut vorbereitet!

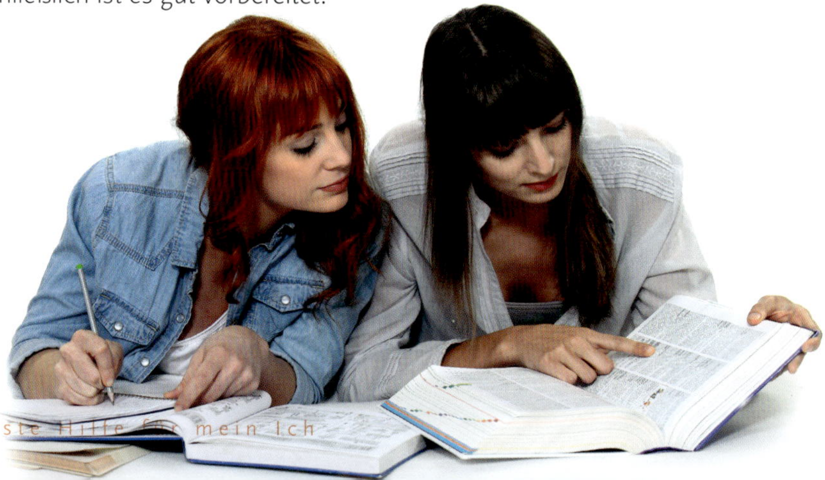

Sinn-volle Jugend in einer Gesellschaft mit Maß

Immer mehr Jugendliche schlittern in besorgniserregende Krisen, die sie durch destruktives Verhalten zum Ausdruck bringen: Mutwillige Sachbeschädigungen, Selbstschädigung durch Alkohol und Drogen, Gefühllosigkeit, Zynismus, Arroganz, Gewalt und Weltabsage sind unübersehbar!

Tun wir zu wenig für unsere Jugend, wird ihr von der Gesellschaft zu wenig geboten? Städte und Gemeinden versuchen diesem Trend entgegenzuwirken, indem sie Jugendzentren, Freizeitaktivitäten, Discobusse etc. finanzieren. Hat sich durch diese gut gemeinten Maßnahmen etwas verändert?

Sind es nur die ungleichen Bildungschancen, die ein solches Verhalten bewirken? Wäre dem so, dürfte es in höheren Schulen keinen Vandalismus, keine Alkohol- und Drogenprobleme und keine Gewalt geben. Direktorinnen und Direktoren dieser Schulen können das leider nicht bestätigen. Die betroffenen Jugendlichen kommen auch nicht nur aus den unteren sozialen Schichten, wie viele meinen. Nein, dieses Problem zieht sich durch alle Milieus.

Was unserer Jugend grundlegend fehlt, ist das, was sie am allermeisten sucht, nämlich Sinn!
Sinn lässt sich schwer finden in einer Gesellschaft ohne Maß. Eine ins Maßlose ausufernde Sofortbefriedigung von – meist suggerierten – Bedürfnissen ist eine große und leider meist verkannte Gefahr. Wer nicht von Kind an lernt zu verzichten oder für ein wertvolles Ziel Opfer zu bringen, wird es später schwer haben. Wie soll ein junger Mensch umgehen mit der Frustration eines Misserfolges oder der Nichterfüllung eines Wunsches, wenn er nicht gelernt hat zu warten und Unangenehmes ohne Ersatzbefriedigung auszuhalten? Die Abhängigkeit von guten Lebensbedingungen ist auch eine Art von Sucht.

Wollen wir unseren Jugendlichen helfen, Sinn und Werte in ihrem Leben zu entdecken, müssen wir andere Wege gehen. Junge Menschen wollen erfahren (und nicht nur gesagt bekommen), dass ihr Beitrag wichtig ist für die Gesellschaft, dass ihr Wissen und Können gefragt sind. Der Grundstein dafür muss in den Familien gelegt werden. Für andere etwas zu tun, auch wenn es gerade keinen Spaß macht, sollte von klein an als positiv erlebt werden können. Wir brauchen aber auch kommunale Projekte, durch die Jugendliche wichtige Aufgaben übernehmen und mehr Selbstwert und Selbstbewusstsein entwickeln können. Wir müssen sie davon überzeugen, dass sie mitentscheiden über die Lebensspur, die sie einmal in dieser Welt hinterlassen werden. Und wir müssen ihnen vor allem nachahmenswerte Vorbilder sein!

Elisabeth Farnberger

Wenn Papa beim Salat die Nase rümpft …

Die Ernährungsgewohnheiten unserer Kinder spiegeln jene von uns Erwachsenen wider. Denn: Gesunden Geschmack kann man lernen!

Damit sich Kinder optimal entwickeln können, brauchen sie gutes und gesundes Essen. Der gut gemeinte Rat „Iss Dein Gemüse, das ist gesund" stößt bei den Kids meist auf taube Ohren, weil sich Kinder unter dem Begriff „gesund" nur schwer etwas vorstellen können. Für sie zählt das unmittelbare Geschmackserlebnis.

Was Kinder gerne essen und trinken, wird sehr stark von den Essgewohnheiten der Familie und der betreuenden Personen geprägt. Weil sich bereits in den ersten drei Lebensjahren die Geschmacksvorlieben entwickeln, sollten Kleinkinder möglichst viele verschiedene Lebensmittel kennenlernen. Eltern und Großeltern sind dabei Vorbild: Wenn Papa beim Salat die Nase rümpft, wird es dem Sprössling wahrscheinlich auch nicht schmecken. Mit Essenszwang erreicht man eher Abneigung. Besser ist es, regelmäßig Abwechslung auf den Teller zu bringen und mit gutem Beispiel voranzugehen. Kinder sind nicht von sich aus Gemüsemuffel, oft reichen kleine Tricks aus und Ihrem Kind schmecken mehr gesunde Dinge, als Sie erwartet hätten. Besonders kleine Kinder erfahren vieles in ihrer Welt mit ihren Händen. Kleine handliche Obst- und Gemüsestifte kombiniert mit einem Dip regen Kinder zum Kosten an. Aus Erbsen und Cocktailtomaten lassen sich Gesichter legen, aus feinem Vollkornbrot und Topfenaufstrich kann man Figuren ausstechen, die mit einem Happen im Mund landen. Auch das Mithelfen beim Zubereiten eines Obstsalates oder einer Früchte-Topfencreme verführt die kleinen Köche zum Probieren.

Das Auge isst mit

Nutzen Sie den Wiedererkennungswert und achten Sie darauf, dass gern gegessene Gerichte ähnlich aussehen und nicht zu oft auf dem Teller landen. Die Portionsgröße sollten die Kids selbst bestimmen können. Es braucht durchschnittlich 10 bis 15 Versuche, bis Kinder einen neuen Geschmack mögen. Wer also sein Kind zum Gemüseessen anregen möchte, beginnt am besten mit süßen Sorten wie Erbsen, Mais, Karotten oder Kürbis. Einzelne Sorten, in Miniportionen angerichtet, sind beliebter als Mischgemüse.

Schlechte Essgewohnheiten lassen sich mit ein paar Tricks und Geduld umlernen, gerade bei Kindern bestimmt das Angebot die Nachfrage. Fragen Sie doch bei der nächsten Jausengestaltung Ihren Sprössling, ob er schon den Kraftflip oder das Kornmäuschen probiert hat!

Erika Mittergeber

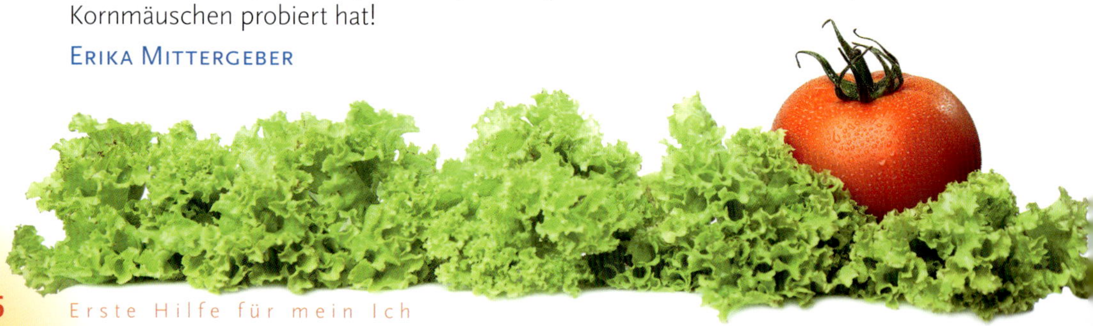

Sex, we can?!

Die Jugend von heute holt sich „Rat" bei den unterschiedlichsten Medien. Sinnvolle Sexualaufklärung braucht mehr.

Laut Studien des Österreichischen Instituts für Sexualpädagogik stehen für Jugendliche als Informationsquellen zum Thema Sexualität an vorderster Stelle Medien wie Zeitschriften (insbesondere bei Mädchen), Fernsehen, Internet und Pornos (insbesondere bei Burschen). Jugendliche begegnen heute schon sehr früh erotischen und pornografischen Bildern. Wer einen Computer einschalten oder ein Handy bedienen kann, hat Zugang zu dieser Bilderflut. Der Großteil der Erwachsenen wird bestätigen können, dass diese Darstellungen von Sexualität mit der menschlichen, vielschichtigen und emotionalen Empfindungswelt gar nichts zu tun haben. Für neugierige Jugendliche bietet sich ein verzerrtes Bild von Sexualität, das Leistungsstress auslöst.

„Was sollte ich alles gemacht haben, um dazuzugehören? Wie kann ich so schnell wie möglich Erfahrungen sammeln? Bin ich gut genug? Ist mein Penis, mein Busen groß genug?" Hinter diesen Fragen steht eine eher größer werdende Verunsicherung der meisten Jugendlichen in Bezug auf ihre eigene Sexualität, die sich verstärkt aus dem Spannungsfeld medialer Informationen und eigener Erfahrungen ergibt.

Die ersten sexuellen Erfahrungen sind individuelle Eindrücke. Es sind Erfahrungswerte, bei denen es kaum die Möglichkeit einer sozialen Rückmeldung gibt, außer jener des jeweiligen Sexualpartners.

Das Wissen um Sexualität beziehen Jugendliche aus eigenen Gedanken, die in einer Zeit der Sehnsucht entstanden und von Einzelerlebnissen geprägt sind. Jugendliche haben nicht den Eindruck, Aufklärung zu benötigen oder Fragen stellen zu wollen. Die eigenen Erfahrungen sind Normalität und nicht Frage. Und das, was im Vergleich zu medialen Darstellungen oder Erzählungen von anderen als nicht normal gilt, wird keinesfalls zum Thema gemacht – denn wer will schon zugeben, dass es bei einem selbst anders läuft, als es sein sollte?!

Sinnvolle Sexualberatung muss „aufsuchend" und nicht nur „annehmend" geschehen, was bedeutet, dass in Situationen (z. B. beim Verschreiben eines Verhütungsmittels bei der Gynäkologin, das Erklären des weiblichen Zyklus im Unterricht), in denen eine gute Gesprächsstimmung vorhanden ist, auf allgemeine Weise Themen der Sexualerziehung angesprochen werden.

Damit wird den Jugendlichen nicht die Verantwortung überlassen, „Fragen" stellen zu müssen, die möglicherweise noch gar nicht formuliert werden können. Und es wird deutlich gemacht, dass auch die anderen viele Fragestellungen haben. Denn es ist nicht peinlich, etwas nicht zu wissen.

Susa Haberfellner

Endlich Urlaub – aber richtig!

Elfriede Zörner

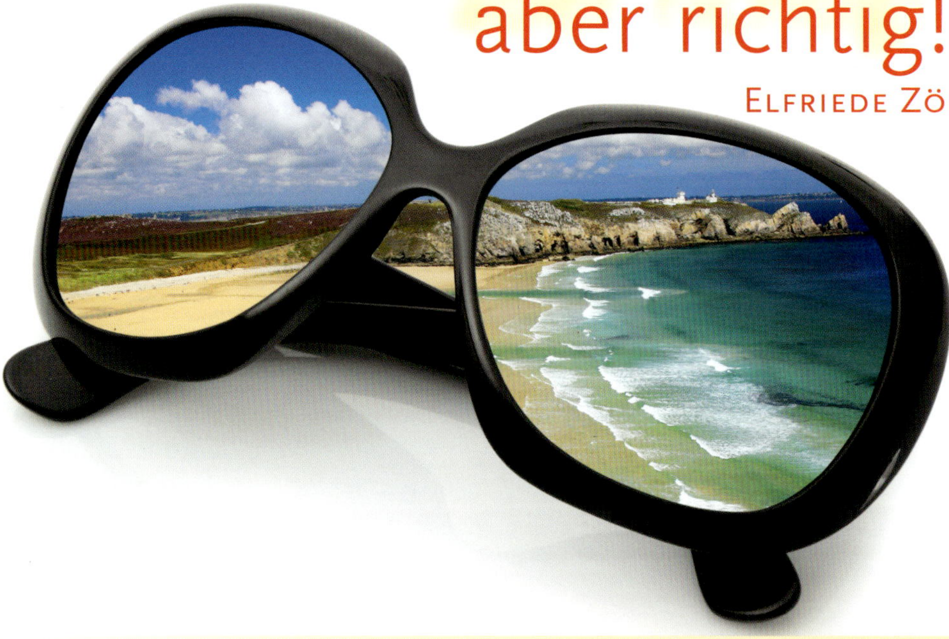

Bei den Sinnhubers liegen die Nerven blank: Die Kinder sind nach der Prüfungszeit knapp vor Schulschluss völlig überdreht. Und bei den Eltern Claudia und Thomas geht es im Job richtig rund. Die steigenden Temperaturen lassen die Spannkraft sinken. Alle wünschen sich nur noch eines: ab in den Urlaub!

Überzogene Urlaubserwartungen können die „schönsten Tage des Jahres" gründlich verderben. Die Einstellung „Je teurer der Urlaub, desto schöner muss er werden" ist leider weitverbreitet und meist ein Trugschluss.

Falsche Erwartung erzeugt Stress

Wie haben wir den Urlaub herbeigesehnt: endlich ausspannen, nur das tun, was Spaß und Lust macht, den ganzen Tag Zeit füreinander haben ...

Doch statt der großen Urlaubsfreude gibt es Spannungen in der Partnerschaft, die Kinder quengeln über die geplanten Unternehmungen, die Unterkunft ist auch nicht wie erwartet. Die gute Laune rasselt in den Keller, Frust macht sich breit.

Alles keine Seltenheit. Denn für viele Partnerschaften ist es ziemlich ungewohnt, nun soviel Zeit füreinander zu haben, wo doch die meisten Paare durchschnittlich im Alltag gerade zehn Minuten am Tag miteinander reden. Und da geht es meist um die Erfordernisse der täglichen Routine, während jetzt im Urlaub die ganze Breite der Persönlichkeit des anderen auf einen einwirkt. Hier hilft es, im Vorhinein täglich bewusst Freiräume für jeden einzuplanen, das gemeinsame Programm sorgfältig auszuwählen und auf die Bedürfnisse aller abzustimmen. Weniger ist zumeist mehr, gerade wenn Kinder mit von der Partie sind.

Am vernünftigsten ist es, im Urlaub bei allem ein gesundes Mittelmaß zu finden. Jeder sollte auf seinen Körper hören und seine Wünsche nach Muße, Geselligkeit und Bewegung wahrnehmen. Aber nicht nur überhöhte Erwartungen können Frust erzeugen, auch dieses Losgelöstsein von den festen Regeln und der fixen Struktur des Alltags ist eine Herausforderung. Im Urlaub allerdings ist ständig aus einer breiten Vielfalt an Handlungsmöglichkeiten eine Auswahl zu finden, neue Entscheidungen sind zu treffen – gehen wir erst bummeln oder an den Strand oder ...

Männer sind anders – Frauen auch

Männer und Frauen haben unterschiedliche Strukturen in ihren Nervenbahnen. Während Männer eher handlungsorientiert sind, suchen Frauen Lösungen über das Gespräch. Das kann zu Konflikten führen. Sind sie schon mal da, dann hilft es, den eigenen Standpunkt mit einem Augenzwinkern zu betrachten. Denn auch im schönsten Urlaub darf es mal Unstimmigkeiten geben. Ein schlichtes „Verzeih mir" und ein bezauberndes Lächeln bringen die Welt wieder in Ordnung!

Wer sich im Urlaub gut erholen will, sollte einen vernünftigen Mix aus Bewegung und Ruhepausen, aus Anspannung und Entspannung suchen, sich ausgewogen ernähren und reichlich Wasser trinken.

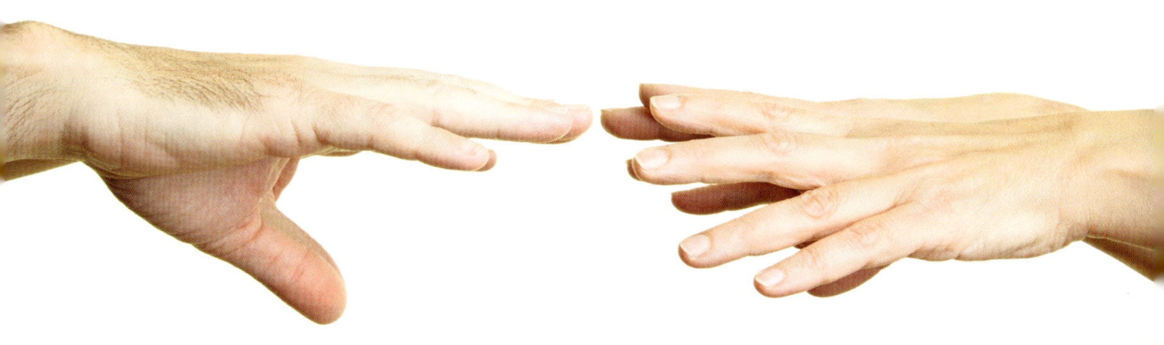

Wagen Sie den Sprung ins kalte Wasser!

Gerade bei hochsommerlichen Temperaturen hat man kaum Lust und auch am Abend nicht mehr die Motivation, etwas für seine Fitness zu tun und noch mehr ins Schwitzen zu geraten.

Daher mein Vorschlag: Machen Sie Bewegung im Wasser – die effektive Alternative zum Training an Land! Unsere Seen sind ideal für ausgiebiges Schwimmen, Sie können aber auch den Pool im eigenen Garten für Aquafitness nutzen. Selbst in einem kleinen Becken kann man durch gezielte Kräftigungsübungen oder Aquajogging viel für Ausdauer, Kraft, Beweglichkeit und Wohlbefinden tun.

Laufen am Stand, Hocksprünge, Radfahren am Beckenrand oder Wasserschaufeln mit gestreckten Armen sind mögliche Übungen.

Nutzen Sie die besonderen physikalischen Eigenschaften des Wassers! Der Auftrieb bewirkt eine Gewichtsreduktion des Körpers um bis zu 90 Prozent bei Eintauchen bis zum Kinn, bei brusthohem Wasser von 75 Prozent. Nützt man diesen Auftrieb, können große Muskelgruppen wie Bein-, Hüft-, Gesäß- und Rumpfmuskulatur problemlos trainiert werden, ohne dass Gelenke, Bänder und Sehnen belastet werden. Also auch die ideale Bewegungsform für Übergewichtige.

Der hydrostatische Druck hat durch seine Kompressionswirkung günstigen Einfluss auf die Blutgefäße, da die Venen passiv verengt werden und dadurch der Blutrückfluss erleichtert ist. Und das ist wiederum gut gegen Krampfadern.

Der Widerstand, der jeder Bewegung im Wasser entgegengesetzt wird, kräftigt die Muskulatur, und die Belastung kann individuell dosiert werden. Der Reibungswiderstand wirkt außerdem wie eine Massage und führt zu einer besseren Durchblutung der Haut und des Bindegewebes. Es wird straffer.

Die optimale Wassertemperatur liegt zwischen 24 und 26 °C, dabei kommt es aufgrund der größeren Wärmeabgabe zu einer Steigerung der Wärmeproduktion und somit zu einem erhöhten Energieverbrauch und einer effektiveren Fettverbrennung. Die Trainingszeit kann daher wesentlich kürzer sein als an Land.

Aquatraining ist eine ideale Bewegungsform für Einsteiger und Fortgeschrittene, bei Bindegewebs- und Haltungsschwäche, bei Übergewicht, aber auch zur Rehabilitation nach Verletzungen und Operationen.

Nicht geeignet oder nur in Absprache mit dem Arzt ist Aquafitness für Personen mit Herz-Kreislauf-Erkrankungen, da im Wasser verstärkt Blut Richtung Herz gepumpt wird. Das kann eine Überdehnung des Herzmuskels auslösen. Bewegung im Wasser hat aber auch positive Effekte auf die Psyche und steigert das Wohlbefinden.

Vergessen Sie dabei auch nicht, genügend Wasser zu trinken – und die optimale Einheit von Ernährung, Mentalem und Bewegung ist gegeben.

Andrea Hütthaler

Urlaub – TÜV für die Kommunikation?!

Endlich Urlaub, der Flug ist gebucht, die Schule vorbei, den Krisen im Betrieb einfach davonfliegen ...
Was habe ich mir für diesen Sommer nur alles vorgenommen:

- Das Buch wollte ich schon lange lesen
- Über die Berufsentscheidung der Kinder sollten wir endlich reden
- Den Umbau des Hauses können wir jetzt in Ruhe besprechen
- Zeit zum Spielen mit den Kindern ...

Die Erwartungen an die Tage des Urlaubs und der Ferien sind oft sehr hoch. Gerade die Beziehungen Mann–Frau, Eltern–Kinder werden in diesen Tagen mitunter vor große Probleme gestellt. Denn man will endlich die Zeit, die man das Jahr über nicht hat, „nachholen", die Gespräche, die man im anstrengenden Alltag nicht führt, jetzt führen. Und so wird die oftmals nicht praktizierte Kommunikation dann im Urlaub, wo man „nicht mehr aus kann", zum neuen Stressfaktor und zur zusätzlichen Belastung für die Beziehung.
Statistiker und Beobachter in den Beratungsstellen sagen uns, dass Krisen und Scheidungen den letzten Anstoß im Urlaub bekommen. Muss das sein?
Hier ein paar Anregungen dazu:

- soweit wie möglich aussprechen, was man wirklich meint
- per „ich" und nicht per „wir" oder per „man" sprechen (also nicht: „Es ist einfach ärgerlich, wenn du so spät kommst ...", sondern „Es ärgert mich, wenn du so spät kommst")
- persönliche Gefühle „zwischen den Zeilen" hören lernen
- auch über die Art des Miteinanderredens sprechen lernen
- davon ausgehen, dass man nicht unbedingt das verstanden hat, was der andere meint
- sich vergewissern, dass man richtig verstanden hat
- Person und Sache trennen: also Respekt und Achtung auch dann zum Ausdruck bringen, wenn z. B. ärgerliche Gefühle aufkommen
- klare Erwartungen formulieren, denn keiner kann Gedanken lesen. Trotzdem erwarten wir oft, dass andere eigentlich wissen müssten, was wir uns von ihnen erwarten.

Also: Urlaubszeit – warum nicht auch Schritte zum Kommunikations-TÜV?

Franz Landerl

Eisgekühlter Genuss

Ein Sommer ohne Eis? Kaum vorstellbar! Doch wie viele Kalorien bringt der kalte Genuss mit sich?

Das Lieblingseis der Österreicher ist laut einer Umfrage des Fessel-GFK-Institutes die Sorte Stracciatella, knapp gefolgt vom Klassiker Vanille. Generell werden die verschiedenen Eissorten wie Milchspeiseeis, Oberseis, Eiscreme, Fruchtspeiseeis und Sorbet nach Inhaltsstoffen und Zusammensetzung im Österreichischen Lebensmittelkodex geregelt. Beispielsweise muss Oberseis mindestens 15 Prozent und Eiscreme mindestens 10 Prozent Milchfett enthalten. Milchspeiseeis besteht aus ca. 70 Prozent Milch und ist damit ein Kalziumlieferant für starke Knochen! Oberseis ist aufgrund seiner 60 Prozent Obers sehr kalorienreich. Fruchteis besteht aus Zucker, Wasser, frischem Obst und Fruchtmark, Sorbet z. B. enthält ca. 25 Prozent Fruchtanteil.

Die besten Tipps für Ihren Eisgenuss

- Wer auf seine Linie achten will, sollte auf Oberseis verzichten, speziell die Sorten Schoko oder Nuss sind Kalorienbomben! Eine super Alternative sind Joghurteis, Fruchtsorbets und Wassereis. Ein Eislutscher Wassereis wie „Jolly" enthält ca. 80 Kalorien – ein „Cornetto" je nach Sorte 230 bis 360 Kalorien! Wenn Sie offenes Eis genießen wollen, fragen Sie den Eisverkäufer, um welchen Typ Eis es sich handelt!
- Für Kinder können Sie Fruchtsaft in Eisformen füllen und tieffrieren!
- Wussten Sie, dass der Zuckeranteil bei kalten Speisen immer höher als bei normal temperierten Speisen ist? Kaltes wird bei gleichem Zuckergehalt als weniger süß empfunden – daher schmeckt auch eine warme Limo unangenehm süß, obwohl wir sie eiskalt als erfrischend erleben!
- Sie können Eis selbst herstellen – auch ohne Eismaschine! 125 g Vanillejoghurt, 8 TL Zucker und 50 g pürierte frische Früchte vermischen, in einen tiefkühlgeeigneten Behälter abfüllen und ab in den Tiefkühler! Damit das Eis cremig wird, sollten Sie die Masse alle 30 Minuten kurz aus dem Tiefkühler nehmen und gut durchrühren – dieser Vorgang dauert allerdings ca. vier Stunden und ist nichts für Ungeduldige.

Auch Diabetiker können Eis genießen, denn Diabetikereis enthält statt Haushaltszucker Süßungsmittel. Beachten Sie aber, dass Diabetikereis deshalb nicht unbedingt kalorienärmer ist! Zudem gilt bei jedem Eisgenuss: Auch ein kalorienarmes Eis wird durch Zusätze wie Schlagobers, Eiswaffeln, Krokant und Schokosauce schnell zur Kalorienbombe! Garnieren Sie Ihren Eisbecher doch lieber mit vielen frischen Früchten! Hin und wieder ein Eis als Dessert hat auch in einer gesunden Ernährung Platz. Wie so oft, ist auch hier die Menge und Häufigkeit dieses Genusses ausschlaggebend!

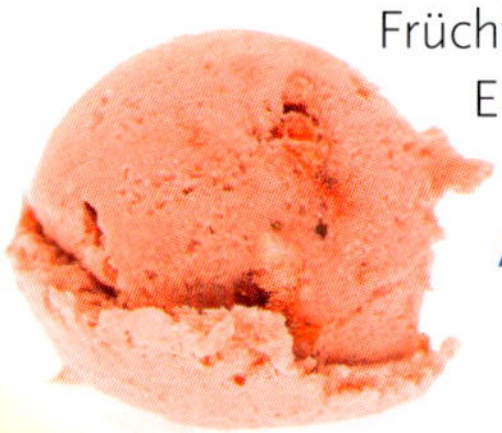

Alexandra Haupt

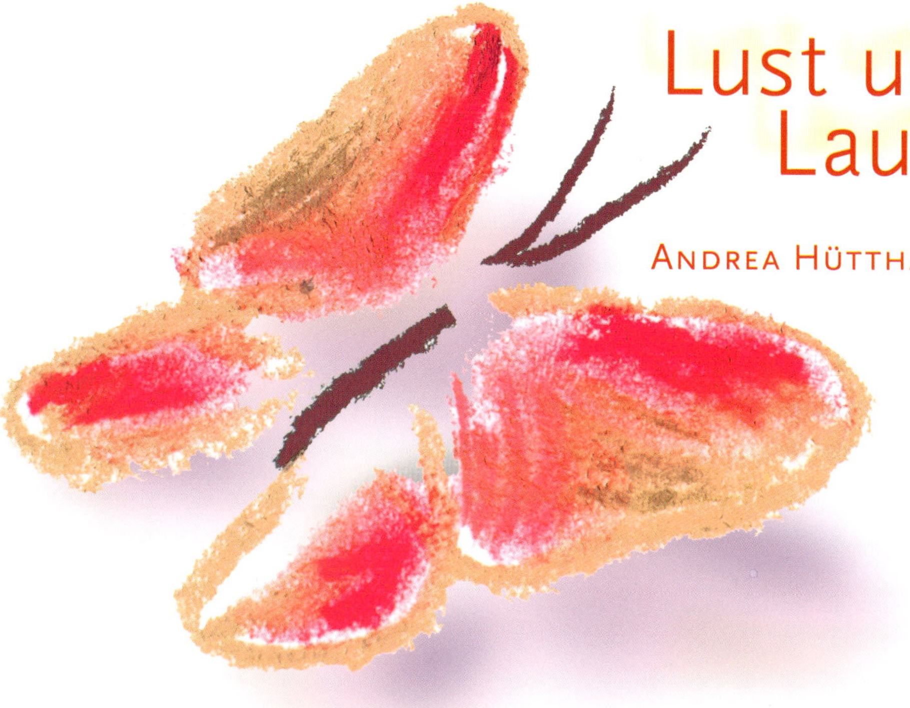

Lust und Laune

Andrea Hütthaler

Ein schwüler Sommernachmittag. Marlene und Pauli langweilen sich schrecklich und lungern in ihren Zimmern herum. Claudia ist auch nicht gut drauf: Das Abendessen will zubereitet werden, doch ihr ist der Appetit vergangen, ihre beste Freundin will sich scheiden lassen. Untreue ist im Spiel …

Wir wissen heute, dass der richtig dosierte Aufenthalt in der Sonne die Stimmung hebt. Man fühlt sich wohler in seiner Haut, ist aktiv und gut gelaunt.

Licht im Allgemeinen belebt den gesamten Energiestoffwechsel. Denn durch die Strahlen der Sonne werden in kleinsten Mengen Endorphine – die sogenannten Glückshormone – von der Haut produziert.

Hohe Dosen dieses Hormons sind ursprünglich für lebensbedrohliche Situationen vorgesehen, in Extremfällen werden sie vom Körper selbst produziert. Die Natur hat uns mit diesem Stoff ausgestattet, damit wir Schmerzen nicht hilflos ausgeliefert sind. So ist beispielsweise bei der Geburt eines Kindes der Endorphinspiegel der Mutter extrem erhöht.

Im „Rausch“ der Gefühle

Nicht zufällig ist der Name des Glückshormons mit dem Wort Morphin eng verbunden. Chemisch sind die beiden Stoffe verwandt und führen zu ähnlichen Gefühlsregungen. Unser körpereigenes Rauschgift agiert als Botenstoff für Euphorie.

Die Sonne lässt somit in äußerst geringen Dosen Endorphine produzieren, Notsituationen veranlassen das Gehirn, extreme Mengen davon auszuschütten. Auch Läufer kennen dieses Glücksgefühl – bezeichnet als „Runner's high“ –, wenn sich der Endorphinspiegel im Blut erhöht. Es versetzt den Körper in einen Ausnahmezustand, ähnlich dem Gefühl, das man hat, wenn man verliebt ist. Und wer das einmal erlebt hat, möchte es immer wieder spüren.

Man muss auch nicht unbedingt einen Marathon laufen. Bei kürzeren Ausdauereinheiten gibt man sich halt mit einer kleineren Portion an Glückshormonen zufrieden. Herrschen hochsommerliche Temperaturen, empfehle ich auch gerne Aquajogging. Der Wasserauftrieb bewirkt eine Gewichtsreduktion und schont daher die Gelenke, der Widerstand kräftigt die Muskulatur, wirkt wie eine Massage und verbessert das Bindegewebe. Auch wird die Anstrengung geringer empfunden, da im Wasser bei gleicher Belastung der Puls um 10 bis 20 Schläge niedriger ist. Insgesamt kann die Trainingszeit kürzer sein als an Land, wenn ein ähnlicher Effekt erzielt werden soll.

Hormone lassen sich steuern

Werden Muskeln stärker trainiert, produzieren sie auch das Powerhormon Testosteron, das für inneren Antrieb sorgt, oder das schlankmachende Wachstumshormon. Auch der Glücksbotenstoff Serotonin kann täglich selbst erzeugt werden. Er vertreibt depressive Verstimmungen und sorgt für gute Laune im Gehirn.

Im Übrigen haben Untersuchungen gezeigt, dass mehr Endorphine ausgeschüttet werden, wenn nicht alleine „gesportelt“ wird. Suchen Sie sich also Gleichgesinnte oder trainieren Sie mit einem Personal Trainer!

Appetit auf Geschmack

Wer seinen Geschmackssinn schult, kann die Vielfalt unseres Essens viel besser genießen. Unser Körper kann seine Nahrungsaufnahme nach Bedarf steuern. Das bedeutet, dass wir im Idealfall auf all jene Lebensmittel Appetit haben, die unser Körper gerade benötigt.

Die Österreicher konsumieren zunehmend Junkfood, Fast Food, Convenience-Food und Softdrinks. Das alles ist nicht nur zu fett und zu süß, sondern zusätzlich übermäßig mit Geschmackstoffen angereichert. Fertigprodukte schränken die Geschmacksvielfalt jedoch drastisch ein. Die Zahl der weltweit angebotenen industriellen Nahrungsmittel steigt stetig an. Sie schmecken sowohl in der EU und den USA als auch in Afrika und Asien gleich – und das ist genau das Ziel, das die Industrie erreichen möchte.

Viele der bekannten Produkte sind speziell auf Kinder zugeschnitten und werden auch dementsprechend beworben. Die Folge davon: Kinder verlieren zusehends den Geschmackssinn. Drei Viertel aller österreichischen Kinder zwischen 10 und 13 Jahren können die Geschmacksrichtungen süß, sauer, salzig und bitter offenbar nicht mehr voneinander unterscheiden.

Schuld daran sind zu süße Getränke und Speisen, Weißbrot, zu wenig Obst und Gemüse. Die Industrie suggeriert uns den wertvollen Beitrag von sogenannten Kinderprodukten für die gesunde Ernährung. Dabei kann von natürlichem Geschmack keine Rede sein. Die Folge: Kinder können verschiedene Obst- und Gemüsearten nicht mehr differenziert wahrnehmen.

Dennoch gibt es auch hier Unterschiede: Mädchen können sowohl süße als auch saure Geschmacksnuancen besser erkennen als gleichaltrige Buben. Landkinder haben einen besseren Geschmackssinn als Stadtkinder, Gymnasiasten einen besseren als Hauptschüler, Vollkorngenießer wieder nehmen Geschmacksnoten intensiver wahr als Weißbrotesser. Liebhaber stark gesüßter Säfte jedoch verlieren verstärkt die Fähigkeit zu differenziertem Schmecken.

Vorsicht: Die Sensitivität für süß und salzig nimmt bei Hunger zu. Mit leerem Magen nimmt man Zucker und Salz in viel geringeren Konzentrationen wahr als nach dem Essen. Gehen Sie „mit einem Loch im Bauch“ daher besser nicht einkaufen!

Also: Schulen Sie wieder Ihr natürliches Geschmacksempfinden und genießen Sie bewusst und langsam eine Speise!

Eva Fauma

Spannungsfeld Dreiecksbeziehung

Manche Menschen werden schon als Kind zwischen den Eltern hin- und hergerissen und so für spätere Beziehungen nachhaltig geprägt.

Für Frauen war es früher bedeutend, einen Mann zum Schutz ihrer Kinder auszuwählen, für den Mann, seine Gene möglichst vielfältig auf fruchtbare Frauen zu verteilen. Von unserer westlichen Kultur geprägt, suchen wir heute aber zunehmend nach einer geistig/seelisch ergänzenden Beziehung. Oftmals zusätzlich zu einer bestehenden Partnerschaft.

Das Internet erleichtert heute diese Suche. Und wer vergibt freiwillig eine Chance, indem er offen bekennt, dass er gebunden ist? So verliebt sich mancher in einen angeblichen Single und findet sich ganz rasch in einer Dreiecksbeziehung wieder.

Wird der Ehepartner mit der außerehelichen Beziehung konfrontiert, sucht er in erster Linie die „Schuld" beim Dritten. Es gelingt ab diesem Moment nur sehr schwer, sich in die Empfindungswelt der anderen in diesem Dreieck zu versetzen, um den ganzen Prozess zu verstehen. Häusliche Konflikte eskalieren, was die Fluchttür zum Frischverliebten erst recht öffnet. Nur, das wahre Glück ist auch dort nicht zu finden, weil einerseits Schuldgefühle auftauchen und andererseits der Wunsch des neuen Partners nach mehr Nähe kaum erfüllt werden kann. Aus diesem Dilemma heraus geht es allen seelisch und in der Folge auch körperlich schlecht.

Lösungsmöglichkeiten?

- Stabiles Dreieck: Erfordert die Zustimmung aller, sehr viel Toleranz, klare Spielregeln und die Erkenntnis, dass jeder durch den anderen profitiert, d. h. das Geben und Nehmen zwischen allen ist ausgewogen. (Dies gelingt sehr selten!)
- Trennung: Eine Beziehung klar, endgültig und in gegenseitiger Achtung trennen. Wichtig sind Würdigung und Wertschätzung dessen, was war, und die Konzentration auf die fortgesetzte Beziehung. (Das wird leider vielfach „schlampig" praktiziert, das nächste Dilemma ist vorprogrammiert.)
- Flucht: von der Anspannung in die nächste „Liebe". Diese klappt, wenn sie die ersten Wochen übersteht, einige Zeit recht gut, bis die offenen Grundthemen wieder auftauchen.
- Ent-Wicklung: Alle im Dreieck analysieren die eigenen Beziehungsmuster, Bedürfnisse und Werte und bauen echten Selbstwert auf. Erst dann können alte oder neue Beziehungen erfüllend gelebt werden.

Basis ist eine ehrliche und wertschätzende Gesprächskultur. Egal, in welcher Position des Dreiecks, muss jeder sein eigenes Beziehungsverhalten analysieren. Professionelle Beratung, die Arbeit mit Familiensystemen und Genogrammen bieten dabei Unterstützung.

Elfriede Zörner

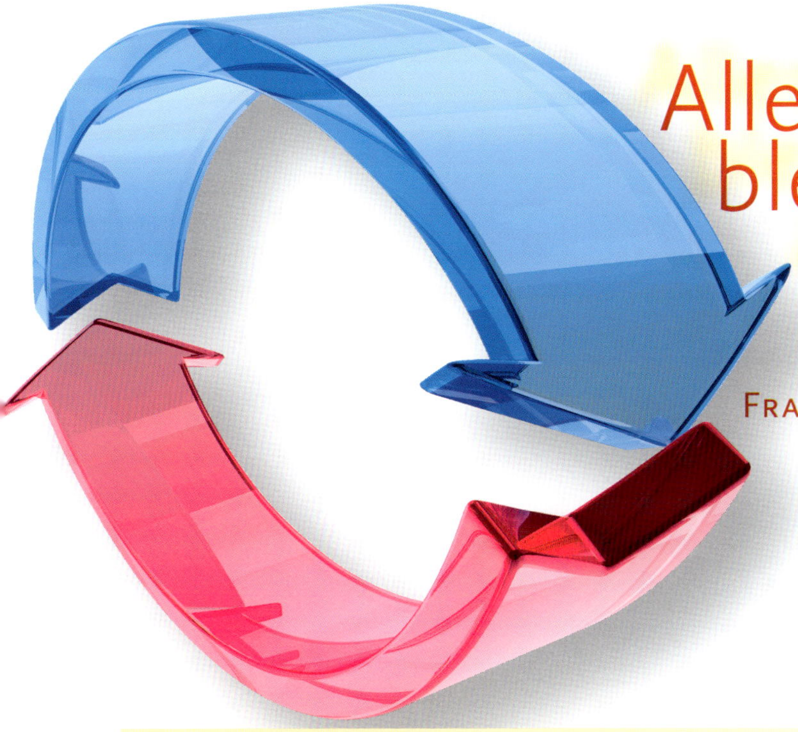

Alles bleibt anders

Franz Landerl

Für die Kinder hat die Schule wieder begonnen – und auch sonst fühlen sich alle wieder im Alltagstrott. „Ach, wenn sich doch die gute Urlaubstimmung in stressigen Zeiten beibehalten ließe“, denkt Claudia mit einem Seufzen.

Veränderungen bedeuten immer Chance und Risiko. Wir haben in jedem Moment die Wahl, Opfer oder Gestalter unserer Verhältnisse zu sein.

Die Zeit der Ferien, des Urlaubs, des Nichtstuns, des Vor-sich-hin-Träumens, der lauen Sommernächte ... sie liegt für viele von uns schon wieder weit zurück. Der Beginn von Arbeit und Schule, von Kindergarten und Lehre, der Start in einen neuen Job hat uns wieder voll im Griff.

Wir begeben uns in die Niederungen des Alltags, des Verkehrsstaus, des frühen Aufstehens, der geregelten Arbeits- und/oder Schulzeit; vielfältige Veränderungen, Neuerungen, Unbekanntes kommen auf uns zu.

Wir gehen aber sehr unterschiedlich mit den Herausforderungen des Alltags um. Manche brauchen die ständige Veränderung, den dauernden Kick, die stetig neue Herausforderung. Sie lieben es, in dieser Abwechslung ihr Leben zu entfalten und kommen gut damit zurecht. Manchen geht es zu schnell, sie fühlen sich überfordert, der Druck scheint zu stark, die neue Situation eine Latte zu hoch. Das Gefühl darf sein und muss sein. Denn wir sind keine Übermenschen, die alles so locker aus dem Ärmel schütteln.

Ich bin ich

Wichtig ist vielmehr, in diesen Situationen der gefühlten Überforderung wirklich dazu zu stehen. Ich bin ich, ich muss niemand anderer sein und es nicht so perfekt schaffen wie Herr Huber, Frau Mayer oder Herr Schmidt. Denn ich habe mein eigenes Tempo, meine eigenen Ideen. Und ich darf auch äußern, wenn es mir zuviel wird, ich darf es mir eingestehen.

Ein Tipp an junge Eltern, deren Kinder vielleicht gerade begonnen haben, die Herausforderung Schule zu meistern: Ihr Kind ist so, wie es ist, nicht vergleichbar mit allen anderen in der Klasse, es geht auf seine Weise mit dem Leben um. Stülpen Sie ihm nicht Ihre eigenen Meinungen oder Erfahrungen über und vergleichen Sie es nicht ständig mit Mitschülerinnen oder Mitschülern! Fragen Sie sich, wo es Ihre Hand braucht und gerne nimmt und wo es gut und gern alleine gehen kann.

Einfach mehr Energie

Ein kurzer Verdauungsspaziergang zwischen Mittagessen und Kaffeetrinken reicht meist nicht aus, um neue Energie zu gewinnen. Denn in stressigen Zeiten ist ein körperlich aktiver Lebensstil nötig – auch zur Vermeidung gesundheitlicher Risiken. Wussten Sie, dass in der westlichen Welt jährlich mehr Frauen an den Folgen von Osteoporose sterben als an Brustkrebs? Und dass nicht Krebs, sondern die koronare Herzkrankheit mit Abstand an erster Stelle der Todesursachen steht? Regelmäßige Bewegung ist dagegen eine wunderbare „Medizin". Und sie hält unseren Körper leistungsfähig und fit.

Ohne entsprechende Gegenmaßnahmen verlieren wir 1 Prozent unserer Muskelmasse pro Jahr. Vor allem die Rumpfmuskulatur, die stützt, die unsere Wirbelsäule hält und eine aufrechte Haltung ermöglicht, neigt zu Abschwächung. Entstehende Probleme in der Statik und funktionelle Beschwerden lassen sich durch Massagen allein nicht wirksam behandeln. Ein intelligentes Bauch- und Rückentraining kann aber entgegenwirken. Auch die Beckenbodenmuskeln gehören zur Rumpfmuskulatur. Sind sie stark und aktiv, verbessert das automatisch die Haltung und schützt den Rücken.

Zur Erhaltung unserer körperlichen Leistungsfähigkeit sind ständige Reize notwendig. Dann lassen sich auch bestehende Verluste an Muskelmasse wieder rückgängig machen. Finden Sie doch einmal statt der Ausreden Gründe, warum Sie Ihren Körper in Bewegung versetzen sollten! Beispiele gefällig? Um eine bessere Figur zu bekommen, beweglicher zu werden, gesundheitliche Risiken zu vermeiden, Rückenschmerzen loszuwerden, mehr Energie zu haben ...

Vielleicht brauchen Sie Gleichgesinnte oder einen Trainingspartner zur Motivation? Verzichten Sie nicht auf den Spaß an der Bewegung und die Gewissheit, etwas Gutes für sich selber getan zu haben!

ANDREA HÜTTHALER

Vom gesündesten aller Tees

Abgesehen von Wasser ist Tee weltweit das am meisten konsumierte Getränk.

Bereits vor 5 000 Jahren betrat der Grüne Tee die Bühne der Geschichte der Teekultur. Vor 15 Jahren in Europa noch als Modeerscheinung betrachtet, hat er sich mittlerweile – nicht nur bei Kennern – fest etabliert. Genauer betrachtet war er schon im 17. Jahrhundert in Europa eine gefragte Handelsware. Grüner, weißer und schwarzer Tee werden übrigens aus denselben Pflanzen gewonnen. Der Grüne Tee erfährt als einziger keine Fermentation. Seine Blätter werden erst nach dem Welken gedämpft.

Der grüne Tausendsassa

Gemäß jahrhundertealten chinesischen Quellen gehen vom Grünen Tee zahlreiche vorbeugende, heilende und kräftigende Wirkungen aus. Täglicher Genuss soll die Blutzirkulation anregen, den Geist beleben und die Widerstandskräfte des Körpers unterstützen. Heute erhält das traditionelle Wissen der alten Chinesen eine Bestätigung durch die moderne Wissenschaft. Primär wird dafür vor allem der enthaltene Gerbstoff Epigallocatechingallat (EGCG) verantwortlich gemacht, der den Blutdruck senkt und eine blutverdünnende Wirkung hat. In zahlreichen Tierexperimenten konnte nachgewiesen werden, dass Grüner Tee das Herz schützt, indem er die Gefahr verringert, einen Infarkt oder Schlaganfall zu erleiden. Weltweite Studien belegen auch immer öfter die tumorhemmende Wirkung bei der Entstehung von Brust- und Prostatakrebs.

„Wundermittel" EGCG

Die Substanz EGCG soll auch die Bildung der für Parkinson und Alzheimer typischen Eiweißablagerungen im Gehirn verhindern helfen. Bei Erkrankungen des Knorpelgewebes blockiert der „Grüne Tausendsassa" entzündliche Enzyme und beugt somit dem Arthritis-Risiko vor. Sein Fluoridgehalt hilft darüber hinaus, Knochen und Zähne zu stärken und vermindert das Risiko von Osteoporose und Karies. Grünteetrinker verfügen offenbar über ein stabileres Immunsystem, denn die darin enthaltenen Polyphenole und Flavonoide erhöhen die Abwehrfähigkeit gegen Infektionen.

Chinesen trinken gerne nach dem Essen eine Tasse Grüntee. Nicht ohne Grund, denn der Genuss senkt gleichzeitig die Aufnahme von Cholesterin und Fetten im Körper. Folglich hat der Tee einen günstigen Einfluss auf unser Körpergewicht. Der Grüne Tee ist wahrscheinlich das derzeit gesündeste Getränk auf Erden.

Vom richtigen Umgang

Gießen Sie die Blätter nicht mit kochendem, sondern mit ca. 80 Grad heißem Wasser auf und lassen Sie sie etwa 3–4 Minuten ziehen. Man kann gute Tees mehrmals aufbrühen und kalt genießen. Damit Ihr Tee seine Qualität hält, achten Sie darauf, ihn in einem gut schließenden Gefäß an einem dunklen und kühlen Ort aufzubewahren!

EVA FAUMA

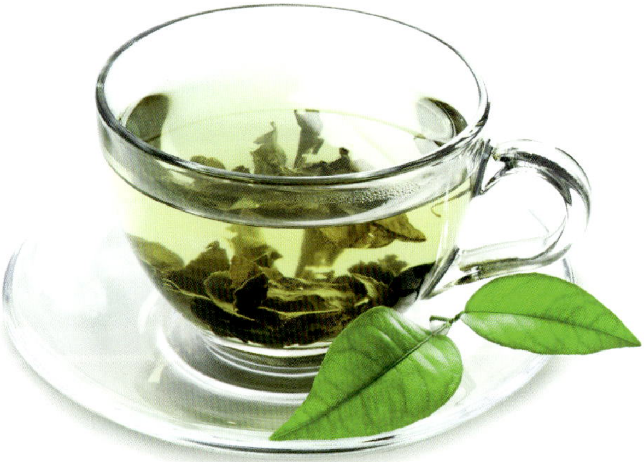

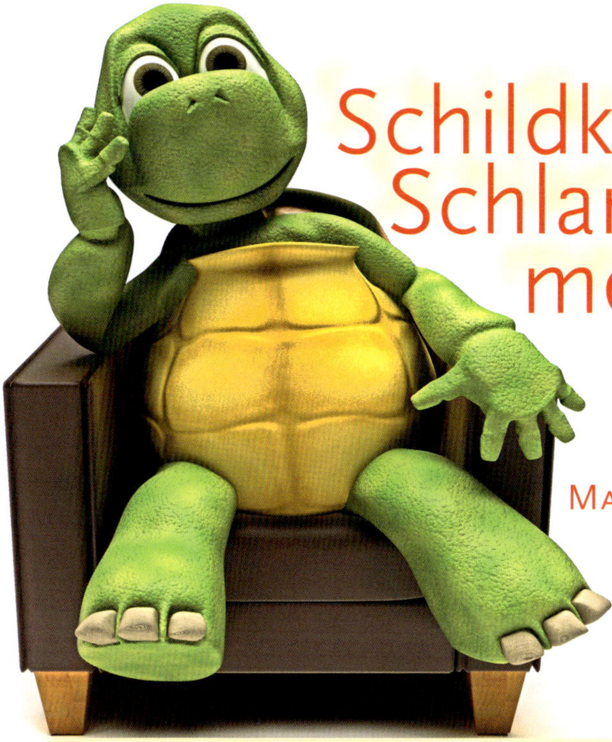

Schildkröte versus Schlangenmensch

Manfred Simonitsch

Gabi Oma geht täglich eine kleine Runde mit ihrem Rauhaardackel Gassi. „Das ist für mich Bewegung genug!" Dass sie sich hinterher gerne im Supermarkt-Café einen Kuchen gönnt, ist doch ihr gutes Recht, schließlich hat sie in ihrem Leben schon viel und schwer gearbeitet, auch so manche bittere Erfahrung gemacht …

Wer sich nicht bewegt, wird unbeweglich.
Wer jedoch seine Beweglichkeit bis ins hohe Alter fördert, tut Gutes für sich und seine Gesundheit.

Haben Sie schon einmal eine Schildkröte bei ihrer (Fort-)Bewegung genau betrachtet? Abgesehen vom bekannt gemächlichen Tempo und davon, dass sich hier dennoch vier Beine bewegen, bewegt sich der Kopf nur minimal: ein wenig nach rechts, ein wenig nach links, ein wenig rauf und ein wenig runter.

Wir Menschen jedoch haben Gelenke, die ein größeres Bewegungsausmaß zulassen, oder besser: zulassen würden. Denn immer mehr Mitmenschen geben sich mit einem äußerst eingeschränkten Maß an Bewegung zufrieden. „Wozu soll ich denn meine Gelenke bewegen? Sich zu bewegen ist ja außer anstrengend nur anstrengend…“ Also, Bewegung wozu?

- Beweglichkeit ist die Fähigkeit, Bewegungen in einem oder mehreren Gelenken mit großer Schwingungsbreite ausführen zu können.
- Beweglichkeit ist die Voraussetzung für qualitativ und quantitativ gute Bewegungsausführungen.
- Übungen und Bewegungsausführungen können durch eine größere Bewegungsamplitude (Weite) kräftiger, schneller, leichter und fließender ausgeführt werden.

Von welchen Faktoren hängt Beweglichkeit ab?

- von der Tageszeit
- von der Außen- und Innentemperatur
- vom Ermüdungsgrad
- von Alter und Geschlecht, denn durch Wasserverlust nimmt die Dehnfähigkeit und damit auch die Beweglichkeit ab.

Sobald wir aufhören, Bewegung zu machen, werden wir unbeweglicher. Wozu sollte auch ein Gelenk Bewegungen noch ausführen können, wenn es gelernt hat, dass diese sowieso nicht mehr gemacht werden? Unser Organismus ist perfekt in der Anpassung: Alles was er nicht mehr braucht, wird abgelegt, alles was nicht mehr gemacht wird, wird nach und nach verlernt oder zumindest qualitativ deutlich schlechter. Daher: Hören Sie nie auf, wie ein Kind zu spielen oder mit Kindern zu spielen! Fangen Sie lieber heute als morgen an, Bewegung wieder zu lernen und beweglich zu sein bzw. zu werden! Und je neugieriger Sie in Bezug auf Bewegungen sind, desto beweglicher bleiben Sie!

Beweglichkeit ist Voraussetzung für sportliche Leistung. Beweglichkeit ist die beste Vorbeugung für Verletzungen wie Zerrungen etc. Beweglichkeit unterstützt die Regeneration nach Belastungen bzw. nach Verletzungen. Professionelle Sportwissenschafter wissen, wie es richtig geht und stehen gerne mit Rat und Tat zur Seite. Denn zwischen der Beweglichkeit einer Schildkröte und jener eines „Schlangenmenschen“ gibt es genügend Abstufungen, die mehr als erstrebenswert sind …

Frisch gekocht ist halb gewonnen

Alles muss heutzutage schnell gehen. Familie, Beruf und Freizeit müssen unter einen Hut. Und dann soll man auch noch überlegt einkaufen, frisch kochen, Fertiggerichte meiden und das Auswärtsessen einschränken. Wie lässt sich das alles vereinbaren?

Beliebte Starköche wie Jamie Oliver oder Sarah Wiener gehen auf diesen Trend ein und zeigen sehr anschaulich die Vorzüge der schnellen, einfachen, aber auch schmackhaften Küche.

Ernährung als Spiegel der Gesellschaft

Ernährungstrends gehen stets mit der gesellschaftlichen Entwicklung einher. Waren nach dem Krieg sättigende Speisen gefragt, so ist es heutzutage die schnelle Zubereitung. Die klassische Mahlzeitenabfolge (Frühstück – Mittag – Abend) wird immer mehr durch „Snacking" (Zwischendurchessen) ersetzt. Traditionelle Speisen werden zwar noch im Restaurant gewählt, aber die Fähigkeit, sie zuhause selbst zuzubereiten, geht immer mehr verloren. So fehlt auch vielen Kindern heute der Bezug zu unserer Nahrung.

Achtung bei Fertiggerichten

Der Trend geht in Richtung Fast Food und Fertigprodukte. Diese sind häufig sehr fett-, salz- und kalorienreich. Denn nur, wenn man selbst kocht, weiß man genau, was drinnen ist. Sind Sie trotzdem ein Liebhaber dieser neuen Esskultur, dann greifen Sie zumindest zu Produkten mit niedrigerem Kalorien- und Fettgehalt und mit hoher Qualität. Achten Sie zudem auf Ihren Obst- und Gemüsekonsum: Fünf Portionen pro Tag sollten es sein. Ein Apfel ist auch in stressigen Zeiten ein schneller Nährstoffbringer. Karotten, Gurken und Paprika, aufgeschnitten und mit Kräuterdip serviert, erfreuen sich auch bei Kindern hoher Beliebtheit.

Gesunde Ernährung hält gesund

Untersuchungen zeigen, dass Menschen, die sich traditionellerweise von frisch zubereiteten Gerichten ernähren, gesünder sind. Ein Augenmerk ist dabei auch auf die Essweise zu richten: Essen Sie langsam, mit Genuss und in kleineren Portionen. Leider wird das bewusste Essen im Kreis der Familie immer seltener. Durch ständiges Zwischendurchessen – kombiniert mit Bewegungsmangel – steigt die Zahl der Übergewichtigen, oft auch mit psychischen Folgen.

ARIANE HITTHALLER

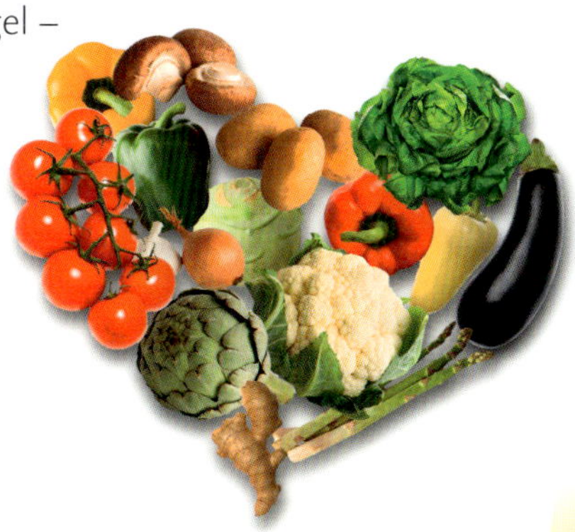

„… und der, der sich erinnert, das bin ich!“
Eine praktische Übung für Ihre Gesundheit

Was haben wir nicht schon alles erlebt: eine anstrengende Kindheit, verständnislose Eltern, undankbare Kinder, ungerechte Lehrer, fiese Kollegen, unfähige Vorgesetzte, egoistische Partner …

Diese Negativliste ließe sich endlos fortsetzen, denn in jedem Leben gibt es Erlebnisse und Erfahrungen mit anderen Menschen, die auch belastet haben. Das ist ein Teil unseres Lebens. Und dann gibt es auch noch den anderen Teil: Momente, in denen wir uns verstanden, geliebt, wertgeschätzt, gefördert, glücklich gefühlt haben. Diese Summe an Erfahrungen verbunden mit unseren Anlagen und Fähigkeiten macht unsere Individualität aus, nur dadurch sind wir genau der Mensch, der wir jetzt im Augenblick sind.

Im Hier und Jetzt leben wir, gestalten unsere Zukunft. Was hinter uns liegt, unsere Vergangenheit, können wir nicht mehr verändern. Und nicht alles, was noch auf uns zukommt, können wir voraussehen. Die einzige Zeit, in der wir leben, ist das Heute, der Augenblick! Es liegt also an uns, worauf wir unsere Aufmerksamkeit richten. Es ist unsere Entscheidung, woran wir uns erinnern, ob an schwierige oder angenehme Situationen. Es ist unsere Entscheidung, ob wir uns die Zukunft angstvoll oder freudvoll ausmalen. Wir sind es, die ein Erlebnis, einen Klang, einen Duft aus der Erinnerung hervorholen, wir sind es, die sich Vorstellungen vom Morgen machen. Wir sind es, die das tun! WIR sind damit die „Täter“!

Vergleichen Sie folgende Aussagen:
„Du hast mich so gemein behandelt!“ – „Im Hier und Jetzt erinnere ich mich, dass ich mich von Dir gemein behandelt gefühlt habe. Der, der sich erinnert, das bin ich!“

Machen Sie dies als Übung: Formulieren Sie das, was Sie gerade beschäftigt, in der Aktiv-Form (ohne Hilfszeitwörter wie können, sollen, müssen …) als Ihre eigene Wahrnehmung, und leiten Sie den Satz mit „Im Hier und Jetzt … (Zeitwort einsetzen)“ ein. Beenden Sie Ihre Aussage mit dem Schlusssatz „Der, der das tut, das bin ich!“

Zum Beispiel statt „Ich wurde nicht beachtet“: „Im Hier und Jetzt spüre ich, dass ich mich nicht beachtet fühle. Die, die das spürt, das bin ich!“ Damit lege ich den Fokus auf meine Gefühle. Oder: „Im Hier und Jetzt spüre ich, dass ich mir mehr Beachtung wünsche. Der, der spürt, dass er sich mehr Beachtung wünscht, das bin ich!“ (Fokus auf meine Wünsche).
Vielleicht fallen Ihnen diese Sätze anfangs etwas schwer. Wenn Sie sie jedoch einige Male anwenden, gelingt es Ihnen zunehmend leichter, sich über Ihr gegenwärtiges Verhalten und Ihre aktive Lebensgestaltung bewusst zu werden.

Elfriede Zörner

Zeitmanagement und Büroorganisation

Gottfried Huemer

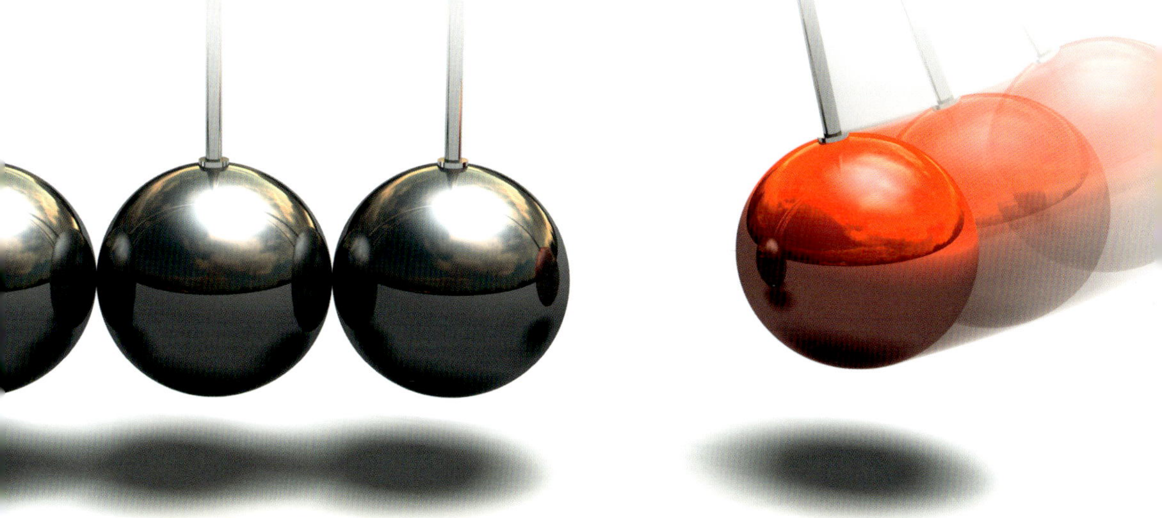

Thomas stöhnt, die Hektik nimmt in diesem Herbst noch mehr zu. Von Jahr zu Jahr soll alles noch schneller gehen. Bleibt ein E-Mail eine Stunde unbeantwortet, wird sofort telefonisch urgiert. Oft arbeitet er ohne Pause durch bis zum Abend, obwohl Magen und Rücken bereits Alarmsignale senden.

In den letzten fünf Jahren hat sich die Geschwindigkeit im Geschäftsleben verdoppelt. Immer rascher muss auf Veränderungen am Markt reagiert werden. Führungskräfte sind besonders stark davon betroffen.

Die Kunst des Lebens zwischen Muss und Muße

Unzählige Projekte wollen auf einmal erledigt oder bearbeitet werden. Jeder Termin scheint gleich wichtig, und die Menge der Arbeit, die auf dem Schreibtisch landet, ist am Abend nicht weniger geworden. Wir sind den ganzen Tag einer Unzahl an

Reizen ausgesetzt. Für Muße bleibt kaum Zeit. Wenn jedoch einmal ein Zeitfenster sichtbar ist, dann wird dieses hektisch mit Aktivität aufgefüllt, um nur keine wertvollen Ressourcen zu vergeuden.

Wer neben all der Arbeit vergisst, auf sein Wohlbefinden zu achten, dessen Körper wird mit Unwohlsein, Ärger und Überlastungssymptomen reagieren. A la longue wird er keine Kraft mehr haben, nicht für sich selbst und auch nicht für das Unternehmen oder das Wohlergehen seiner Mitarbeiter.

Konsequente Planung

Nur wer es schafft, seine Aufgaben und Projekte gut zu sortieren, wer lernt, Wichtiges von „Dringendem" zu unterscheiden, wer sich bewusst Zeiten der Ruhe und Ausgeglichenheit gönnt, der wird langfristig gesund und erfolgreich bleiben.

Lassen Sie sich durch die Arbeitsfülle nicht unter Druck setzen. Nicht die Arbeit übt Druck aus, sondern Sie selbst. Vermeiden Sie die Sorge um Unerledigtes, sondern freuen Sie sich über Erreichtes. Versuchen Sie auch unangenehmen Tätigkeiten etwas Positives abzugewinnen. Die Arbeit geht dann leichter von der Hand.

Zeitplanbücher oder Zeitmanagementseminare helfen oft nur wenig, angelernte Verhaltensweisen langfristig zu verändern. Viel hilfreicher ist die Begleitung über längere Zeit durch einen erfahrenen Coach. Anstatt eines „Ab morgen mache ich alles anders!" unterstützen diese über einen Zeitraum von etwa zwölf Monaten. So erlernt der Betroffene, sein persönliches Zeitmanagement an die eigenen Bedürfnisse anzupassen und zu festigen. Und nur so können eingefahrene Gewohnheiten auch wirklich verändert werden.

Gesund essen – auch im Job

Mittagessen außer Haus ist für viele alltäglich. Der Trend geht immer stärker zu einem vermehrten Angebot an fett- und kalorienarmen Gerichten sowie einem abwechslungsreichen Salatbuffet. Trotzdem ist das Wiener Schnitzel immer noch der Renner. Neben einem guten Angebot an gesundem Essen spielt eben auch der Wunsch nach einer ausgewogenen Ernährung eine Rolle.

Das gute Lunchpaket

Nicht in allen Betrieben gibt es eigene Betriebsküchen. Und für ein warmes Essen in der Mittagspause bleibt oftmals wenig Zeit. Die klassische Alternative dazu ist das Wurstsemmerl oder der Schnellimbiss am Eck. Doch es gibt gesunde Alternativen, die schnell zubereitet sind und auch gut schmecken! Wichtig dabei ist: Wer in aller Früh noch nichts essen will, sollte zumindest etwas Warmes trinken und am frühen

Vormittag ein Vollkornbrot mit fettarmem Belag, Obst oder ein Milchprodukt zu sich nehmen. Geschnittenes Gemüse wie Karotten, Kohlrabi oder Gurken werten die Jause mit Vitaminen auf und können gut am Vorabend zubereitet werden. Essen im Schnellimbiss ist oft einseitig, sehr fett und salzreich, liegt meist schwer im Magen und reduziert damit die Leistungsfähigkeit.

Multi-Tasking: nicht beim Essen!

Der Alltag in unseren Büros sieht häufig so aus: eine halbe Stunde Mittagspause, gegessen wird nebenbei, in der einen Hand die Computermaus, in der anderen das Mittagessen. Nehmen Sie sich für Ihr Essen Zeit! Denn in Ruhe genießen sorgt für Wohlgefühl und erhält die Leistungsfähigkeit! Außerdem verliert man nicht den Überblick, wie viel und was gegessen wurde.

Verschobener Essrhythmus: Schichtarbeit

Schwierig ist eine gesunde Ernährung oft für Schichtarbeiter. Um Magen und Darm nicht zu belasten, sollte das Essen leicht und bekömmlich sein. Lassen Sie auf keinen Fall Mahlzeiten während des Schichtdienstes aus! Der Körper braucht Energie, um auch in den Nachtarbeitsstunden leistungsfähig zu bleiben. Achten Sie auf genügend Flüssigkeit! Zucker- und koffeinhaltige Getränke liefern jedoch nur kurzfristig Energie. Optimal sind daher Wasser, Kräuter- oder Früchtetee und stark verdünnter Fruchtsaft. Gegen Ende der Schichtarbeit sollte nicht mehr allzu viel gegessen werden, um den Verdauungstrakt während des Schlafes nicht zu überlasten.

Alexandra Haupt

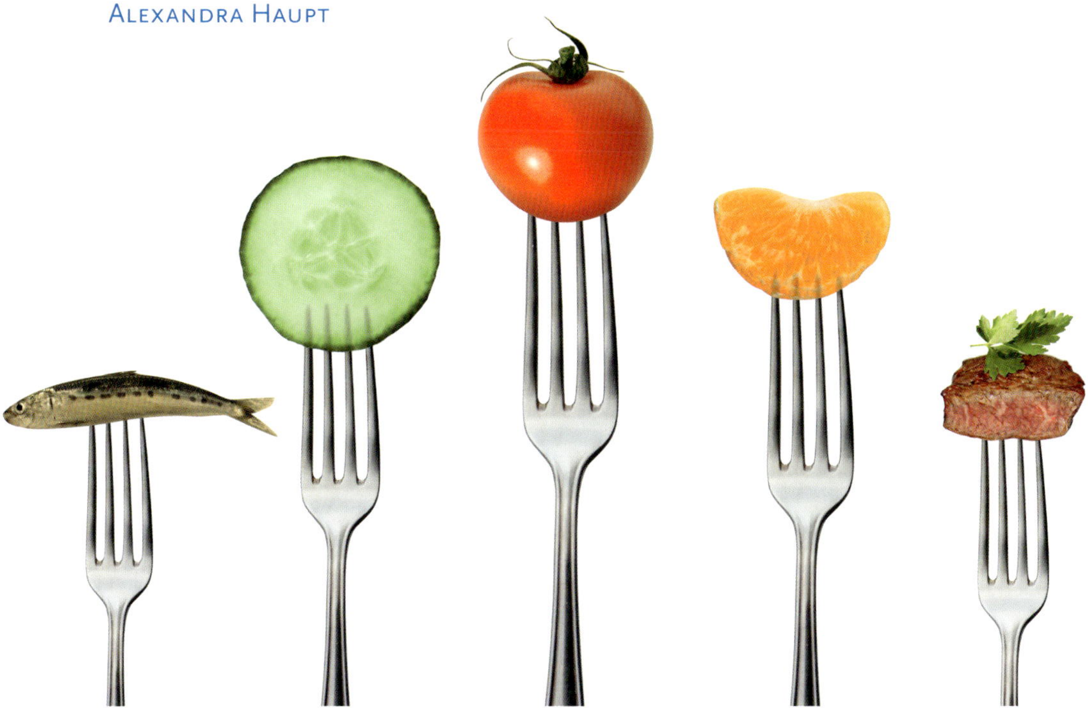

Sport ist Mord?
Ein Mangel an Bewegung allemal!

Bewegung wird heute von vielen Ärzten als die effektivste Pille propagiert!

Zahlreiche körperliche Beschwerden der Wirbelsäule, an Knie und Hüften, Osteoporose und Übergewicht sind oftmals auf einen Mangel an Bewegung, an frischer, vitamin- und spurenelementreicher Nahrung und auf Stress zurückzuführen. Aber auch Emotionen und Gedanken haben enormen Einfluss auf unsere Gesundheit, genauer gesagt auf jede Zelle in unserem Körper.

Durch gezieltes Bewegungs- und Muskeltraining können wir diese Beschwerden hervorragend beeinflussen, Spannungszustände reduzieren und auflösen. Wichtig ist das rechte Maß in Umfang und Inhalt. Untrainierte beginnen mit ca. 2 Stunden pro Woche. Die Bewegung sollte den „Normalpuls" übersteigen. Bewegung am Morgen ist in vielen Fällen günstiger, da durch die körperliche Aktivität vermehrt Hormone gebildet werden. Und die können die Nachtruhe beeinträchtigen.

Muskeln schützen die Gelenke

In einem biologischen System gilt folgende Regel: „use it or lose it". Damit ist eine Abschwächung bis hin zur Funktionsunfähigkeit von Organen und Muskeln gemeint, wenn diese zu geringen physiologischen Reizen ausgesetzt sind. Dies zeigt sich, wenn ein Gelenk „stillgelegt" wird. Bereits nach weniger als einer Woche kommt es zur Muskelrückbildung! Wenn Muskeln die Schutzfunktion der Gelenke nicht mehr erfüllen, entstehen Beschwerden, aus denen sich Bewegungsmuster entwickeln, die Knorpel, Sehnen und Bänder falsch oder einseitig belasten. Abgeschwächte Muskeln neigen zu hohen Spannungszuständen. Der An- und Abtransport der Stoffwechselzwischenprodukte wird dadurch gestört. Schmerzen und verzögerte Regeneration sind die Folge – ein gefährlicher Kreislauf.

Eine gesunde Reduktion des Körpergewichts erzielen wir weder durch Wundermittel noch durch Crashdiäten, sondern nur durch eine negative Energiebilanz: Die Energieaufnahme muss geringer sein als der Energieverbrauch. Um also dauerhaft und gesund abzunehmen, sind drei Säulen bedeutsam, die aufeinander abgestimmt sein müssen: Ernährung, Bewegung und psychologische Faktoren. Ziel ist eine nachhaltige Lebensstiländerung durch Reflexionen, Analyse und entsprechende Lösungsalternativen. Das ist eine sehr individuelle Aufgabe, da wir alle einzigartig sind, geprägt durch unser Familiensystem, durch Umwelt, Freunde, Aktivität und Genetik.

Robert Kobler

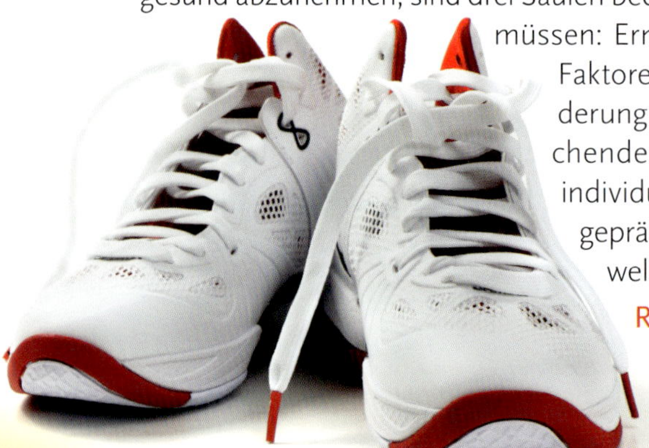

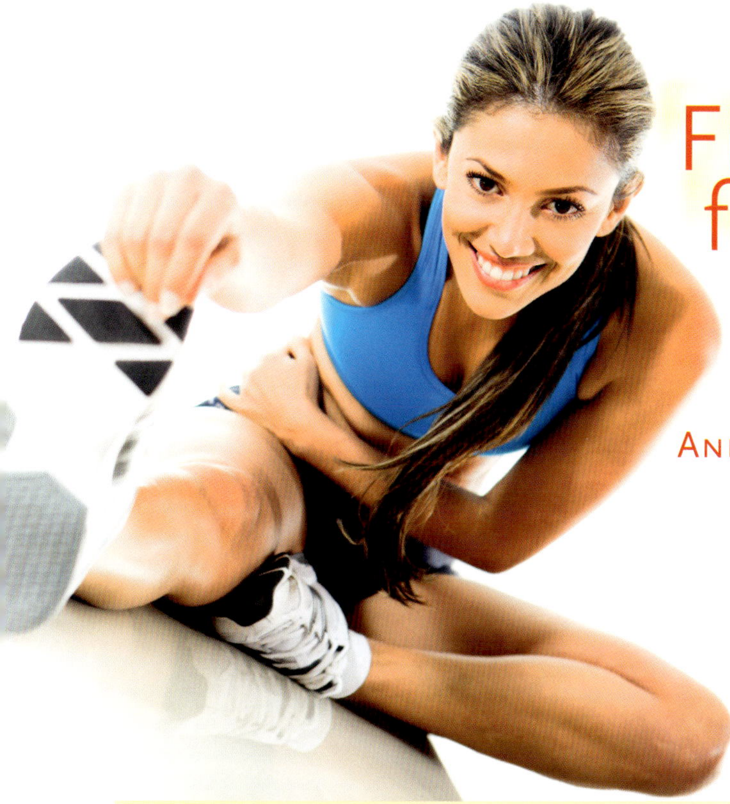

Fitness für einen Tag?

Andrea Hütthaler

Der Oktober hat Schönes zu bieten: Marlene und Pauli dürfen mit den Großeltern zum Erntedankfest, und am Nationalfeiertag freut sich die ganze Familie aufs Wandern – natürlich mit einem zünftigen Einkehrschwung.

Der österreichische Nationalfeiertag steht ganz unter dem Motto Fitness. Am 26. Oktober wird die Bevölkerung aufgerufen zum „Gemeinsam gesund bewegen"-Tag. Ein Anstoß – oder mehr?!

Unter Fitness im Allgemeinen versteht man körperliches und geistiges Wohlbefinden. Fit zu sein bedeutet leistungsfähig zu sein und die Belastungen im Alltag besser zu verkraften. Was sind Belastungen des Alltags? Das sind Anforderungen, denen wir nicht ohne Weiteres gewachsen sind, denen wir uns aber aus den unterschiedlichsten Gründen stellen müssen.

Osteoporose ist eine Kinderkrankheit

Statistisch gesehen leben Menschen, die fit sind, länger. Das Risiko, an Herzinfarkt, Bluthochdruck, Diabetes oder Osteoporose zu erkranken, ist wesentlich geringer, wenn man fit ist. In der Jugend denken wir nicht daran. Aber gerade Osteoporose ist eine „Kinderkrankheit". Denn Knochenwachstum findet hauptsächlich in jungen Jahren statt. Hier legt der Mensch sein größtmögliches „Knochenkonto" an. Von da an geht's bergab, wenn man zuwenig dagegen unternimmt.

Wie erreicht man nun eine hohe Knochendichte, die uns davor bewahrt, dass die Knochen im Alter brüchig und spröde werden?
Durch eine ausgewogene Ernährung und – wissenschaftlich erwiesen – durch Bewegung: speziell durch Zug- und Druckbelastungen wie beim Krafttraining, aber auch durch Hüpfen, Springen und Laufen. Daher kann man schon früh etwas für seine Altersvorsorge tun. Knochendichte kann aber auch im fortgeschrittenen Alter erhalten und sogar noch aufgebaut werden. Ein fitter Mensch kann also Belastungen besser standhalten und damit Krankheiten vorbeugen und vermeiden!

Fitness sorgt für Wohlbefinden

Wer kennt das Gefühl, dass er sich nach ausgiebiger Bewegung und der Dusche danach so richtig gut fühlt, weil er angenehm müde ist und weiß, dass er Gutes für sich und seinen Körper getan hat? Und auch während der Bewegung spüren wir unseren Körper – wir lernen ihn besser kennen und entwickeln ein gutes Körpergefühl.

Regelmäßige Bewegung baut unsere Muskeln auf, der Grundumsatz wird erhöht, der Stoffwechsel aktiver, die Fettverbrennung angekurbelt. Und es stellt sich ein gesundes Hunger- und Sättigungsgefühl ein.

Ziel ist es nicht, dem Magerwahn zu verfallen. Denn Trendforscher prognostizieren ein neues Schönheitsideal: Natürlichkeit, wohlproportionierte Formen und ein fitter Körper mit schön definierten Muskeln für Männer und einer straffen Silhouette bei Frauen. Berühmtheiten und Stars machen es vor. Sie leisten sich einen Personal Trainer, laufen, machen Yoga und frequentieren Fitnessstudios. Der Nationalfeiertag sollte in unserem Fall vielleicht nur der Beginn einer wunderbaren Fitnessreise sein!

Dankesrituale – das Salz in der Suppe des Lebens!

„Und – wie sagt man, wenn man etwas bekommt?!“ Diesen Satz haben wir als Kind Hunderte Male von unseren Eltern gehört. Die Antwort kam sehr häufig widerwillig und gemurmelt. Auf alle Fälle wurde das Bedanken fleißig geübt, war es doch meist Bedingung, um unsere kindlichen Wünsche erfüllt zu bekommen.

Als Erwachsene können wir uns viele Wünsche selbst erfüllen. Und doch wissen wir längst, dass das feine Wörtchen „Danke“ das Miteinander erleichtert, weil es Anerkennung und Respekt dem gegenüber ausdrückt, der uns Gutes getan hat. Indem wir uns bedanken, würdigen wir die Leistung des anderen. Wir signalisieren ihm, dass sein Tun nicht selbstverständlich ist. Dank erzeugt ein Gleichgewicht zwischen Geben und Nehmen. Damit erfreut unser Dank nicht nur den, an den wir ihn richten, sondern erfüllt ebenso uns selbst mit Zufriedenheit. Die Balance wird wiederhergestellt.

Wem haben Sie heute schon gedankt?

Vorausgesetzt wir äußern nicht nur ein geläufiges Wort, eine Floskel, sondern empfinden auch das Gefühl der Dankbarkeit. Wenn wir uns darauf einlassen, durchflutet es uns wie ein Urquell der Kraft und Lebensfreude. Ein Lächeln zaubert sich auf unsere Lippen, leuchtet aus unseren Augen, bringt unser Innerstes zum Klingen und fließt auf unser Gegenüber. Die ganze Aufmerksamkeit richtet sich auf den positiven Moment, auf das Hier und Jetzt, auf das Sein. Probleme, Sorgen, Defizite haben Pause. In diesem Augenblick existieren nur das Du und das Ich verbunden durch ein Danke.

Sollten wir uns nicht gerade im Wohlstand darüber bewusst werden, wie gut es den meisten von uns hier geht? Ein Dach über dem Kopf zu haben, einer Arbeit nachzugehen, passende Kleidung, genügend zu essen zu haben, von Umweltkatastrophen oder Kriegsgeschehen verschont geblieben zu sein. Halten wir eine kleine Weile inne von unserem Streben nach mehr und besser, nehmen wir etwas Abstand vom ständig Vorwärtsgetriebensein. Sagen wir froh Danke für die Fülle, die wir Tag für Tag erhalten und erfreuen wir uns daran ... Vielleicht gibt es auch jemanden, der vom Glück nicht so verwöhnt ist wie wir, dem wir etwas abgeben können.

Viele von uns besuchen zu Allerheiligen mit Familie die Friedhöfe, zünden auf Gräbern Kerzen an und pflegen das Gedenken an Verstorbene. Haben Sie schon einmal über Ihre persönlichen AllerHEILigen nachgedacht? Welche Menschen bringen in Ihr Leben Heil? Wem verDANKen Sie, dass eine schwierige Situation für Sie heil ausgegangen ist? Wer unterstützt Sie in Ihrem körperlichen Heilsein, wer fördert ihr emotionales, geistiges Heil? Haben Sie Ihren Dank dafür gezeigt?

Für etwas dankbar zu sein, bringt auch uns selbst das Gefühl der Zufriedenheit und der Verbundenheit mit anderen: Einssein – in der Mitte sein. Vorausgesetzt, unsere Dankesworte kommen wirklich von Herzen. Dieses gute Gefühl innerer Dankbarkeit stärkt unsere Gesundheit, wirkt salutogen. Selbst wenn wir gerade eine Phase erleben, in der uns etwas schmerzt, sobald wir uns in Erinnerung rufen, wofür wir auch in dieser Situation dankbar sein können, aktivieren wir unsere Genesungsfähigkeit.

Dies gilt auch in Unternehmen und Institutionen. Im Beruf sind wir stets zur Verbesserung angehalten. Die Kraft dafür schöpfen wir daraus, dass wir uns auch hier dankbar vor Augen halten, was alles gut und gesund läuft. Übrigens: Dank stärkt nicht nur den einzelnen oder das Team, auch die Führungsebene benötigt ihn. Und es gibt sicherlich mehr Anlässe als nur Jubiläen, Weihnachtsfeiern und das Erreichen geplanter Umsatzzahlen. – Danke.

Elfriede Zörner

Bewegung macht hungrig

Weil Bewegung hungrig macht, braucht man ausreichend Verpflegung mit auf den Weg. Schließlich sollen die Kräfte während der Tour nicht nachlassen. Und wer will sich schon mit einem schweren Rucksack den Berg hinauf schleppen?

Doch was ist der richtige Proviant für eine ausgiebige Wandertour? Und welches Almhütten-Mahl lässt Sie den Rückweg spielend schaffen? Eines steht fest: Es muss genug zu Trinken im Rucksack sein, denn bereits ein geringer Wassermangel macht Ihrem Körper schwer zu schaffen. Als Faustregel gilt: Wer länger als 1 Stunde unterwegs ist, sollte pro Wanderstunde ca. ½ Liter trinken. Warten Sie nicht bis der Durst sich meldet, denn das ist bereits ein Alarmzeichen Ihres Körpers. Nichts löscht den Durst besser als Wasser. Stark verdünnte Fruchtsäfte oder Iso-Getränke sorgen für Abwechslung.

Kabanossi oder Müsliriegel?

Wer eine Bergtour unternimmt, braucht Nahrung, die nicht schwer im Magen liegt und trotzdem ausdauernd Energie spendet. Dauerwürste mögen zwar praktisch verpackt sein, sind als Wanderjause jedoch nicht gut geeignet. Ihr extrem hoher Fettgehalt belastet die Verdauung, Müdigkeit und Verdauungsbeschwerden sind die Folge. Ein paar Scheiben Schwarzbrot mit Schinken, Mehrkornweckerl mit Aufstrich, Bananen oder auch einfach ein Käsebrot mit einem Apfel – das passt in jeden Wanderrucksack und belastet die Verdauung nicht. Als süße Kleinigkeit nehmen Sie am besten Müsliriegel mit Schokoüberzug, Fruchtschnitten oder Studentenfutter mit auf Ihren Wanderausflug.

Wandern – ein „Fettpolsterfresser“?

Nach einer ausgiebigen Tour freut man sich besonders auf die Hüttenjause oder ein deftiges Essen beim Wirt. Man hat zu Recht das Gefühl, ausgiebig Sport gemacht zu haben und nun ein kräftiges Essen zu verdienen. Doch lassen Sie sich nicht täuschen! Die frische Luft hat Sie hungriger gemacht als Sie tatsächlich Energie verbraucht haben! Wer bei der nächsten Wandertour seinen „Rucksack“ nicht vorne mittragen will, sollte bewusst von der Speisekarte wählen. Das bedeutet: Hände weg von Paniertem und Frittiertem. Greifen Sie bei der Brettljause zum mageren Fleisch, Topfenaufstrich, Erdäpfel- und Kochkäse. Im Gasthaus kommt es auf die Wahl der Beilagen an: Kartoffeln füllen Ihre geleerten Energiespeicher optimal, Pommes Frites oder Rösti belasten nur Ihren Stoffwechsel. Vor allem Alkohol ist tückisch: Ein halber Liter Bier liefert ungefähr so viele Kalorien, wie wir bei einer halben Stunde Wandern mit Rucksack verbrauchen. Packen Sie Ihren Proviant bewusst, dann können Sie Ihre Wanderausflüge in diesem Herbst bestimmt noch mehr genießen!

Erika Mittergeber

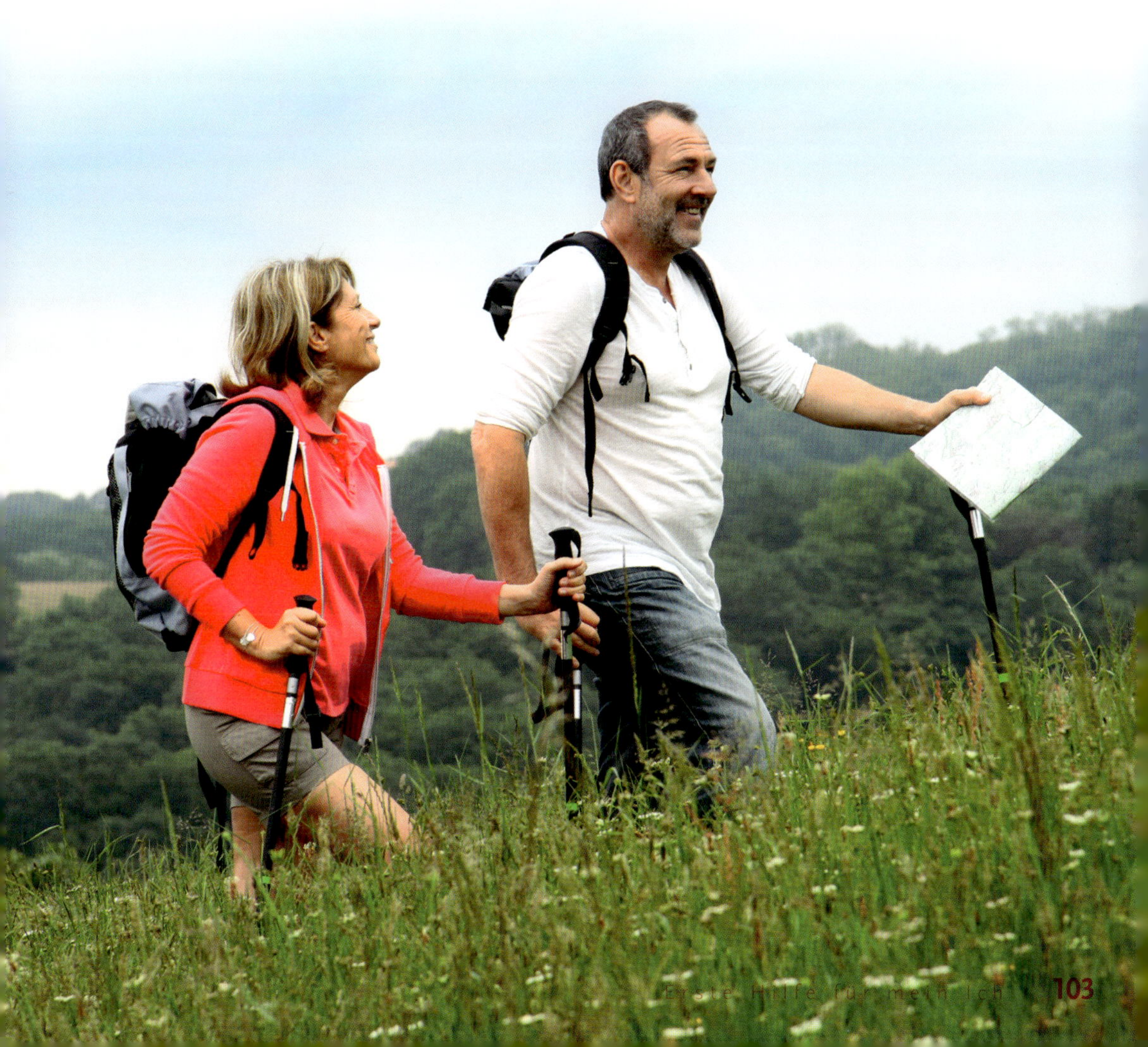

Führungs-Kraft

Gottfried Huemer

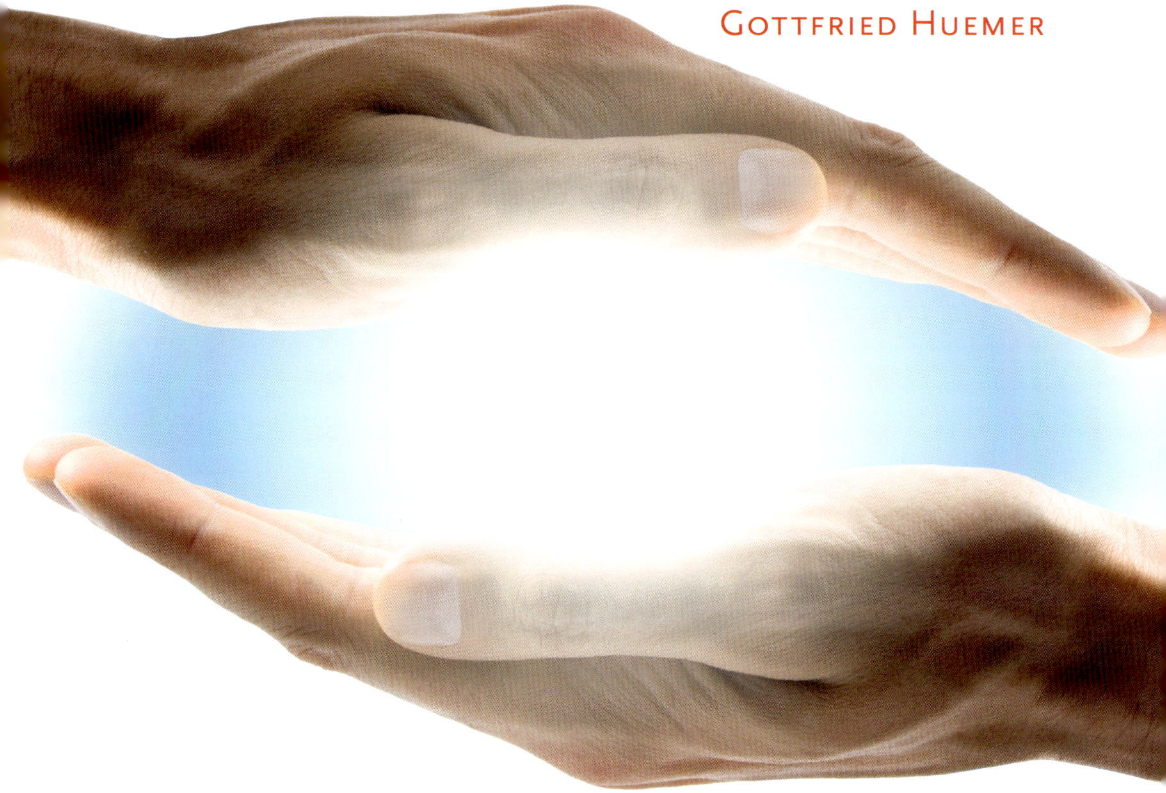

Seit einigen Wochen ist betriebliche Gesundheitsförderung in Claudias Firma ein Thema; es wird sogar allen Führungskräften ein Persönlichkeitsseminar in einem Kloster angeboten. Claudia ist neugierig und gespannt. Und im Gesundheitszirkel hat sie das Thema Müllvermeidung als Schwerpunkt gewählt.

Spiritualität wird als Privatangelegenheit betrachtet. Und dennoch gewinnt sie auch im Geschäftsleben zunehmend an Bedeutung.

Mitbewerb und Leistungsgesellschaft verlangen von Führungskräften heute ein sehr hohes Maß an persönlicher Standhaftigkeit, damit sie notwendige Entscheidungen mit Mut und Zuversicht treffen können. Deshalb wird die Arbeit mit Werten und persönlichen Einstellungen als immer wichtiger und geschäftskonformer erlebt. Viele Führungskräfte arbeiten daher intensiv an ihrer persönlichen Reifung und sind auf der Suche nach einem orientierenden Rahmen für ihr Handeln.

Neuer Geist in Führungsetagen

Spiritualität kommt vom lateinischen „spiritus" – der Geist – und meint im weitesten Sinne „sich seines Geistes bewusst sein". Eine intensive Beschäftigung mit Spiritualität führt zu einem authentischen Leben zurück und gibt dem eigenen Tun Sinn. Wer stimmig mit sich und den Mitarbeitern umgehen kann, berücksichtigt neben dem Geschäftlichen auch den ganzen Menschen. Er wirkt dadurch menschlich und glaubwürdig. Das schafft Vertrauen und verwandelt das Unternehmen in einen Ort voller Energie und Wertschätzung.

Spirituelle Fragen im Aufwind

Auch bei meiner Coachingbegleitung von Führungskräften zum Thema Zeit- und Stressmanagement bemerke ich immer öfter den Wunsch nach mehr Tiefe. Erst kürzlich bekam ich von einem erfolgreichen, aber sehr gestressten Unternehmer folgenden Auftrag: „Sagen Sie mir mehr zum Thema Vertrauen, Loslassen, Mitgefühl, innere Ruhe, weil es genau das ist, was mir eigentlich fehlt". Vielen Menschen fehlt nämlich trotz äußerlichen Erfolgs eine gewisse innere Gelassenheit. Die Aussage einer sehr bekannten Geschäftsleiterin bringt es auf den Punkt: „Alle beneiden mich und glauben, dass ich der glücklichste Mensch bin, aber keiner hat eine Ahnung, wie es mir wirklich geht."
Oft gelingt es schon nach kurzer Zeit, neue Handlungsmöglichkeiten für Ausgeglichenheit und innere Ruhe zu erarbeiten. Und genau das ist der „wirkliche" Grundstein für nachhaltigen Erfolg.

Auszeit im Kloster

Neben individuellen Coachings gibt es weitere gute Möglichkeiten, diese Fertigkeiten zu trainieren. Sehr hilfreich kann eine mehrtägige Auszeit in einem Kloster als Selbstmanagementschulung sein. Hier kehrt neben der Kraft der alten Mauern eine gewisse innere Ruhe wesentlich schneller ein als an öffentlichen Plätzen. Man kann in dieser Zeit sehr gut das Bewusstsein für werteorientiertes Führungsverhalten in schwierigen Zeiten stärken.

Wie gesund ist Ihr Betrieb?

Die Sportwissenschaft kann einen wesentlichen Beitrag leisten, durch vorbeugende Maßnahmen das persönliche Wohlbefinden und damit auch die Arbeitsfreude in den Unternehmen zu steigern.

Als Sportwissenschafter sind wir Profis mit Qualifikation, mit einer Ausbildung nach dem neuesten wissenschaftlichen Standard und mit universitärem Abschluss. Aus Überzeugung und eigener Freude an der Bewegung verstehen wir uns als Motivationsförderer hin zu Bewegung.

Wir bringen Vitalität in den Betrieb. Tests für Ausdauer, Muskelfunktion, Kraft und Koordination erfassen den Ist-Zustand der Belegschaft, individuelle Trainings- und Bewegungspläne werden auf die Person abgestimmt.

In Folge verbessert sich die körperliche Fitness durch gesundheitsorientiertes Bewegen, indem auch auf Problembereiche wie Bluthochdruck, Diabetes, starkes Über- oder Untergewicht, Osteoporose, Rückenprobleme und vieles mehr eingegangen wird. Durch ein gezieltes Training können zum Beispiel auch figurbezogene Schwachstellen verändert werden. Dabei geht es darum, altersunabhängig ein neues Bewegungsverhalten in den Alltag zu integrieren.

Profis mit Qualifikation

Wir sind aber auch Partner von Medizin, Forschung und Industrie. Durch wissenschaftliche Zusammenarbeit werden hier neueste Erkenntnisse zur Entwicklung fortschrittlicher Produkte, Geräte und Dienstleistungen umgesetzt.

Wir haben das Expertenwissen für die praktische Umsetzung im Unternehmen und erarbeiten gemeinsam mit den Mitarbeitern ihre Zielvorstellungen. Durch unser kompetentes Eingehen auf persönliche Wünsche und Bedürfnisse sowie durch optimale Unterstützung der individuellen Motivation werden die Leistungsfähigkeit, das Wohlbefinden und dadurch die Lebensqualität gesteigert.

Vorbeugung im Betrieb

Das Projekt „Salutovision® – gesunde Menschen im Unternehmen" basiert auf dem Konzept der Salutogenese und proklamiert einen Paradigmenwechsel weg von der Krankheitsbekämpfung hin zur Frage: „Was ist Gesundheit und was braucht der Mensch, um seine Gesundheit zu erhalten?"

Sportwissenschafter leisten hier einen wichtigen Beitrag zur betrieblichen Gesundheitsförderung. Sie planen und organisieren maßgeschneiderte Projekte, überprüfen gesundheitsbeeinflussende Faktoren im Unternehmen, veranstalten Teamworkshops, Führungskräftetrainings und vieles mehr zum Thema Gesundheit.

ANDREA HÜTTHALER

Essen ohne Gewissensbisse

Unser Essverhalten beurteilen wir meist nach gesundheitlichen Kriterien. Was wir essen bzw. nicht essen, ist aber auch ein Umweltthema.

Bis zu 9 Prozent des Restmülls besteht in Österreich aus originalverpackten Lebensmitteln. Einen großen Anteil an dieser Verschwendung tragen wir Konsumenten. Oftmals werden Einkäufe nicht geplant, Produkte noch vor Ablauf des Mindesthaltbarkeitsdatums weggeworfen oder Lebensmittel nicht richtig gelagert und deshalb entsorgt. Viele Lebensmittel werden allerdings auch vor dem Griff ins Einkaufsregal „entsorgt“: Wenn Obst und Gemüse beispielsweise nicht den Normen entspricht, zu klein ist oder unschöne Formen aufweist.

Einfache Tipps reduzieren den Müllberg und schonen die Geldtasche:

- Schreiben Sie eine Einkaufsliste! Geplante Einkäufe bewahren vor unnötigen Zusatzeinkäufen, die dann vielleicht im Müll landen.
- Achten Sie auf die Verpackungsgröße! Ist die „3+1 gratis“-Aktion wirklich günstig, wenn vielleicht ein Teil entsorgt werden muss?
- Frisch eingefrorenes Brot ist 1 bis 3 Monate haltbar! Vor dem Einfrieren in Scheiben geschnitten, können Sie es portionsweise zum Beispiel im Toaster auftauen.
- Achten Sie beim Einkauf auf das Mindesthaltbarkeitsdatum (MHD)! Üblicherweise ist ein Lebensmittel länger haltbar als das MHD anzeigt. Wenn Farbe, Aussehen und Geruch keine Auffälligkeiten aufweisen, können Sie das Produkt noch essen.
- Ist auf dem Lebensmittel der Hinweis „zu verbrauchen bis“ angegeben, handelt es sich um ein sehr leicht verderbliches Produkt. Ist dieses Verbrauchsdatum überschritten, sollten Sie das Produkt auf keinen Fall mehr essen und im Biomüll entsorgen.
- 5 x täglich Obst und Gemüse unterstützen Ihre Gesundheit! Informieren Sie sich, wann und welche Produkte in Österreich geerntet werden. Saisonale und regionale Produkte schonen Umweltressourcen.

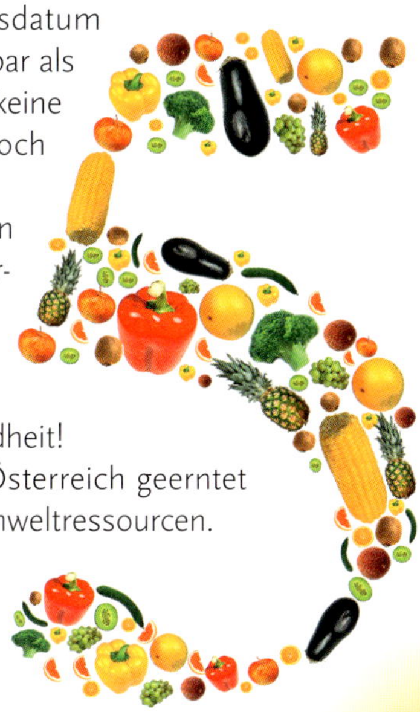

- Der Energieverbrauch für die Erzeugung von tierischen Produkten wird ca. 2,5 bis 5 Mal höher geschätzt als für pflanzliche Lebensmittel. Essen Sie daher pro Woche maximal 300 bis 600 Gramm Fleisch und Wurst. 300 Gramm pro Woche entsprechen beispielsweise einem Steak mit ca. 250 Gramm und einer Portion Schinken mit ca. 50 Gramm. Diese Menge entspricht den Empfehlungen für eine gesunde Ernährung.
- 1 bis 2 Fischportionen pro Woche sind gesund! Greenpeace und WWF informieren über nachhaltigen und verantwortungsbewussten Fischfang.

Nehmen Sie Ihr eigenes Verhalten beim Einkaufen und Wegwerfen einmal genauer unter die Lupe – kleine Änderungen können eine große Wirkung zeigen, wenn jeder Einzelne seinen Beitrag leistet!

Alexandra Haupt

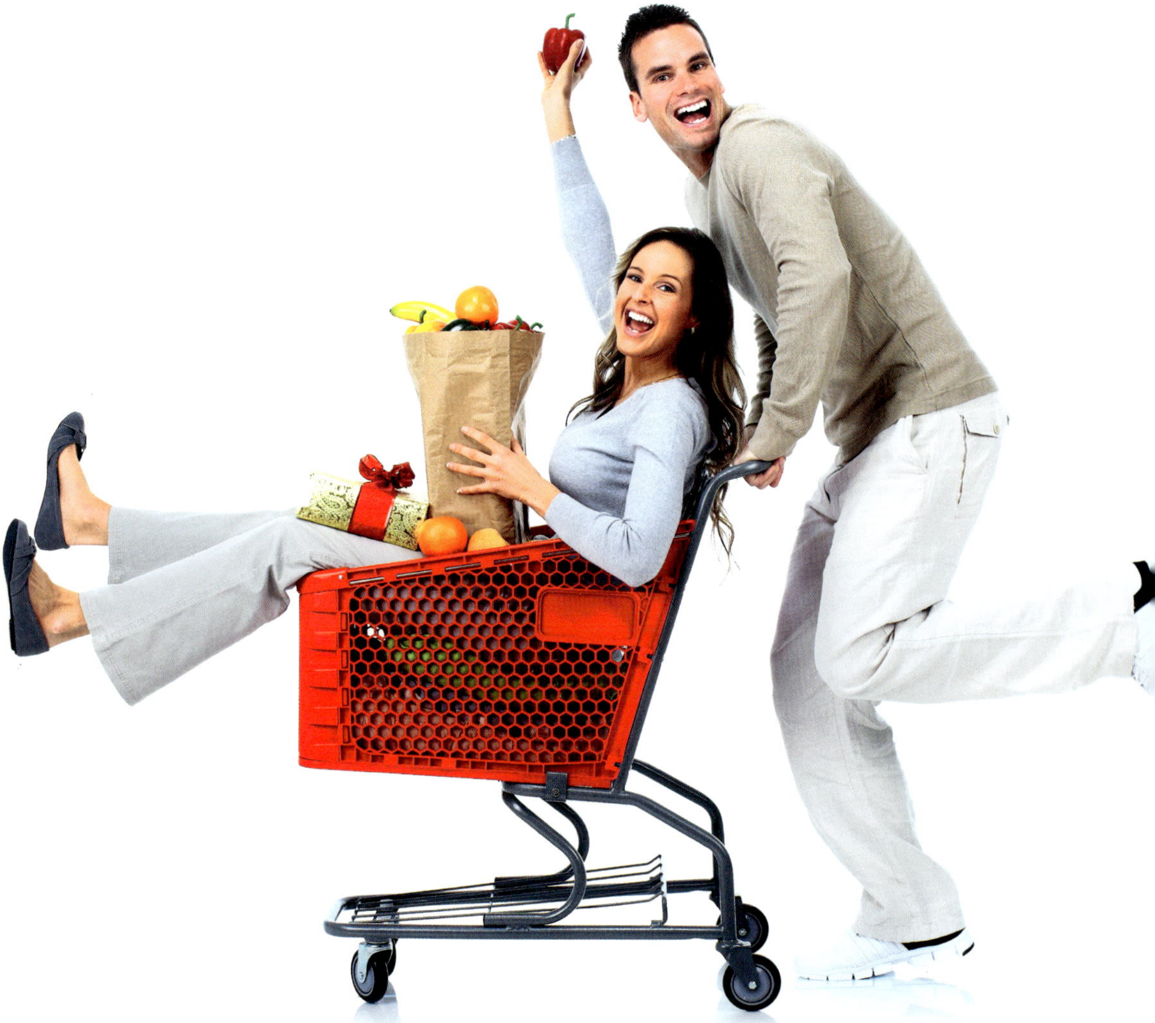

Kreativität als Seelennahrung

Gerlinde Stropek

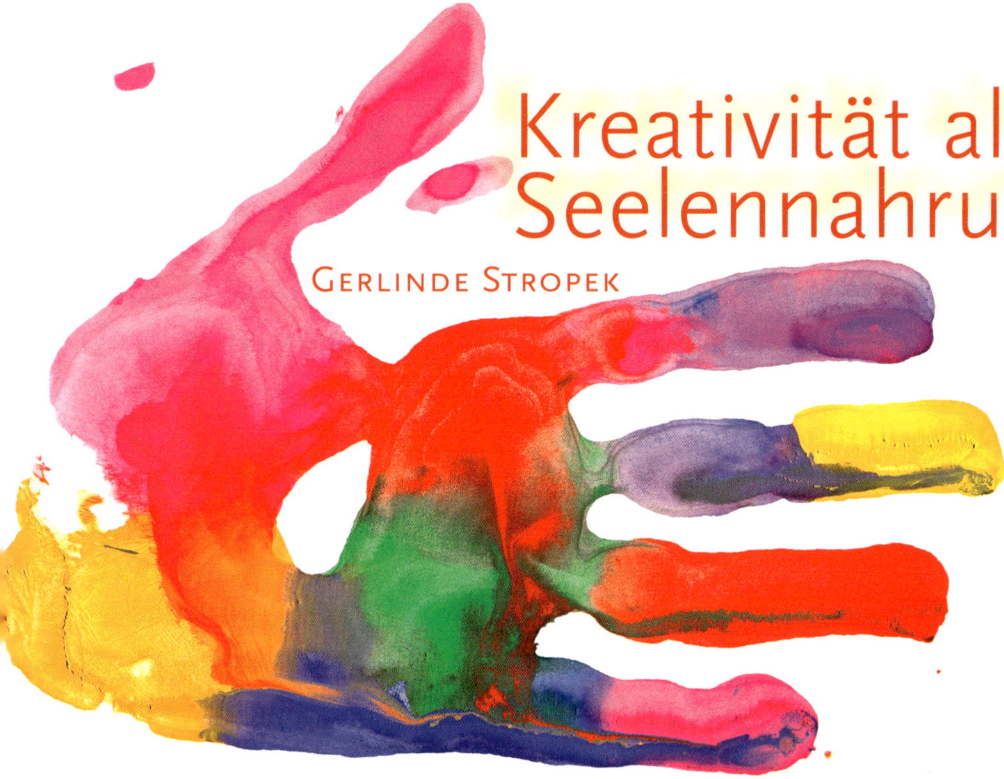

Die berufliche Anspannung ist bei Thomas weiterhin so hoch, dass er sich auch am Wochenende nicht mehr richtig entspannen kann. Auf den natürlichen Lärmpegel von Pauli und Marlene reagiert er zunehmend gereizt; Appetit bekommt er erst abends vor dem Fernseher. Und nachts kann Thomas lange nicht einschlafen.

Sie fühlen sich abgeschlagen, haben Durchschlafstörungen, leiden an Lustlosigkeit, können nicht mehr abschalten – vor allem am Wochenende? Wenn mehrere dieser Symptome auf Sie zutreffen, dann befinden Sie sich auf dem besten Weg in ein Burnout.

Präventive Maßnahmen bei Stress und Burnout

Wir fassen immer wieder gerne neue Vorsätze, um unser Leben umzukrempeln und positiv zu verändern. Mein Tipp: Das Tempo verlangsamen, um Blockaden zu lösen und neue Energien frei werden zu lassen. Ein Mittel für Veränderung heißt

Kreativität. Das Wort hat seinen Ursprung im lat. creare und bedeutet etwas Neues erschaffen. Wir können mithilfe der Kreativität, die in jedem von uns steckt, unsere Lebensqualität mit Kommunikation, Humor und Spiel, die im Austausch mit anderen Menschen entstehen, wieder zurückholen. Kreativität ist daher viel mehr: Sie ist eine Lebenseinstellung, ein Lebensstil, ein Überlebensstil.

Welcher Art von Kreativität ich mich dabei bediene, ist schon ein Teil der Kreativität: das Herausfinden, was mir und meiner Seele guttut. Vielleicht gibt es kreative Träume, die Sie sich schon lange erfüllen möchten, wie Tanzen, Malen, Schreiben, Theaterspielen, Musizieren u. ä. Sie haben diese Träume immer wieder verworfen, da Sie Angst hatten, nicht begabt genug dafür zu sein. Ziel soll sein, dass Sie sich nicht dem eigenen Leistungsdruck aussetzen, perfekt sein zu müssen, sondern es soll Ihnen Freude machen, dass Sie es für sich tun.

In einem „offenen Atelier" besteht die Möglichkeit, für ein paar Stunden Abstand vom Alltag zu nehmen und Ihre Kreativität in Farben und Formen zum Ausdruck zu bringen. Dabei spielt die künstlerische Begabung keine Rolle – auch nicht bestimmte Regeln, Techniken, richtig oder falsch – es geht einfach um das „TUN", Ausprobieren, Experimentieren mit den verschiedenen Farben und Materialien.

Aber auch in Kombination mit Entspannungsübungen und Meditation haben Sie die Möglichkeit, zur Ruhe zu kommen, loszulassen und das Erfahrene dann im Bild auszudrücken, im gemeinsamen Gespräch zu verarbeiten und in den Alltag zu integrieren.
Die Rückmeldungen meiner Klienten bestätigen, dass diese Art von Kreativität wie „Balsam für die Seele" wirkt und damit Beruhigungspillen durchaus ersetzen kann.

Vom guten und vom schlechten Stress

Wer nicht in Eile ist oder von einem Termin zum nächsten hetzt, wer keinen Stress vorweisen kann, der scheint in unserer Gesellschaft nicht viel wert zu sein!

Haben wir Stress, sind wir also mit besonderen Herausforderungen konfrontiert, werden unsere körperlichen und geistigen Ressourcen aktiviert. Der Körper kommt blitzschnell in Hochform, um sein Überleben zu sichern. Alle Systeme werden gleichzeitig hochgefahren: Der Blutdruck sackt kurzfristig ab, Adrenalin und Noradrenalin werden ausgeschüttet, das Herz schlägt schneller und die Atemfrequenz steigt. Der Muskeltonus erhöht sich, Fett- und Zuckerreserven werden angezapft, Verdauung und Immunabwehr gleichzeitig gehemmt, um Kraft zu sparen.

Zeigt der Körper diese Reaktionen, hat das keine schlechten Auswirkungen, meist ganz im Gegenteil. Positiver Stress, also Eustress, wirkt leistungsfördernd, aktivierend und anregend. Er beeinflusst den Organismus positiv. Positiver Stress tritt dann auf, wenn ein Mensch zu bestimmten Leistungen motiviert ist. Er erhöht die Aufmerksamkeit und fördert die Leistungsfähigkeit des Körpers, ohne ihm zu schaden. Auch bei häufigem Auftreten wirkt sich Eustress positiv auf die psychische und physische Gesundheit aus.

Doch jegliches negative Zuviel, das als unangenehm und überfordernd wahrgenommen wird – also lang andauernder, schädlicher Stress – wird als Distress bezeichnet. Er belastet unseren Körper, behindert das Denken, beeinflusst unsere Stimmung und macht krank. Stress wird meist dann erst negativ bewertet, wenn er häufig auftritt, keine Möglichkeit zur Bewältigung besteht, kein körperlicher Ausgleich erfolgt und der Körper stark angespannt ist.

Anspannung und Entspannung

Gesund wäre es, könnte man zwischen Anspannung und Entspannung pendeln. Aus dieser Problematik heraus sind verschiedene Entspannungstechniken entstanden und wichtig geworden. Sie bieten eine wertvolle Möglichkeit zur Bewältigung von Stresssituationen. Autogenes Training ist z. B. eine gute Methode zur Selbstentspannung: Durch bewusste Konzentration wird ein Umschalten von Anspannung auf Entspannung herbeigeführt. Auch durch progressive Muskelrelaxation lernt man einzelne Muskeln und Muskelgruppen willentlich zu entspannen.

Neben einigen anderen Methoden können Sie sich auch nach dem Sport von unseren Expertinnen mit Worten in einen leichten Trancezustand versetzen lassen. Mittels einer geführten Körperreise wird einfach und schnell Entspannung erreicht, ohne dass in die persönliche Wahrnehmung eingegriffen wird.

Entspannungsverfahren bieten eine wertvolle Möglichkeit, negative Stresssituationen leichter bewältigen zu können und damit Entspannung und Regeneration zu erfahren.

ANDREA HÜTTHALER

Welcher Esstyp sind Sie?

Essen Sie bevorzugt unter Stress oder aus Langeweile, wenn Sie glücklich oder traurig sind, oder wenn sie Hunger haben?

Der Abendesser

Jeder kennt solche Tage: Der Wecker klingelt und Sie würden am liebsten noch weiterschlafen, zum Frühstücken bleibt kaum Zeit, weil der Nachwuchs zur Schule gebracht werden muss. In der Arbeit stapeln sich die Aufträge, zuhause türmt sich die Wäsche. Zwischen Job, Kindern und Haushalt bleibt eine ordentliche Mahlzeit auf der Strecke. Abends, wenn endlich Ruhe einkehrt, überfällt Sie regelmäßig der Heißhunger, und hinterher plagt Sie das schlechte Gewissen.

Wenn Ihnen solche Tage bekannt vorkommen, dann zählen Sie wahrscheinlich zu den „Abendessern". Abendesser nehmen sich tagsüber kaum Zeit zum Essen, haben das Gefühl, den ganzen Tag nichts gegessen zu haben und räumen am Abend sprichwörtlich den Kühlschrank leer.

Der Trostesser

Dem einen schnürt es vor Kummer den Magen zu, der andere reagiert mit gesteigertem Appetit. Essen dient häufig als Trostspender. Bei belastenden Situationen, Frust, Ärger oder negativen Ereignissen fungiert Essen, meist Süßes und Schokolade, als Bewältigungshilfe. Doch sind Frustschutzbärchen und Trostschoko wirklich eine passende Strategie, um Probleme oder Unangenehmes zu „verdauen"?

Beiden Esstypen gemeinsam ist, dass Betroffene mehr essen als sie wirklich benötigen. Übergewicht ist hier häufig vorprogrammiert. Viele, die ein paar Kilo zuviel mit sich herumtragen, versuchen durch strenge Richtlinien ihr Gewicht zu regulieren. „Ab morgen nasche ich nicht mehr", sind Vorhaben, die von vornherein zum Scheitern verurteilt sind. Sie erzeugen Frust, und die Schokolade muss wiederum als Trostspender herhalten.

Den Teufelskreis durchbrechen

Solche Essgewohnheiten sind tief verwurzelt. Sie wurden jahrelang praktiziert und können nicht auf einen Schlag beendet werden. Für eine positive Veränderung braucht es zuerst die Erkenntnis, wie das eigene Ernährungsmuster aussieht. Fragen Sie sich jedoch nicht nur, wo Ihre Ernährungsschwachstellen liegen, sondern auch, in welchen Situationen Sie zum Essen greifen, ohne wirklich hungrig zu sein. Habe ich Lust auf Essen, wenn ich deprimiert bin? Möchte ich etwas essen, wenn ich angespannt oder besorgt bin? Belohne ich mich mit Essen für einen anstrengenden Tag? Im zweiten Schritt gilt es, eine Alternative zu finden. Für Trostesser heißt dies, unangenehme Emotionen angemessen zu bewältigen und zu überlegen, was einem persönlich guttut. Dem Abendesser hilft vielleicht ein besseres Zeitmanagement, das Pausen für Mahlzeiten erlaubt. Und hat man das Gefühl, auf verlorenem Posten zu stehen: Niemand muss alleine kämpfen, mit kompetenter Hilfe von außen mag sich so manches Ernährungsproblem einfacher verändern lassen als angenommen.

Erika Mittergeber

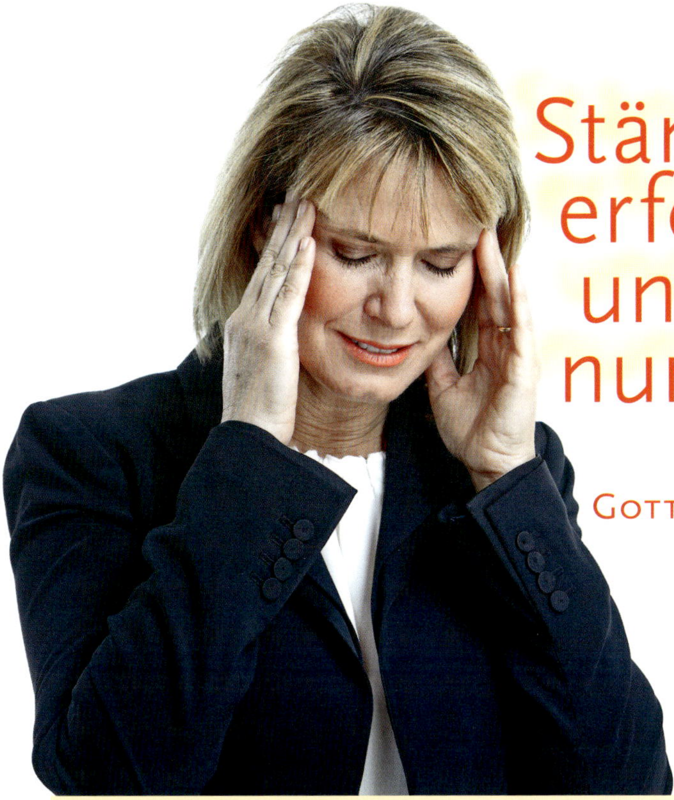

Ständig erfolgreich – und was nun?

Gottfried Huemer

Manchmal denkt Claudia, ihre Chefleute können ihre erfolgreiche Firma gar nicht so richtig genießen. Ständig sind sie in Eile und unter Druck, meist auch am Wochenende in der Firma. Und wenn mal Freizeit wäre, dann geht es erst wieder hauptsächlich ums Geschäft … das kann doch auf Dauer nicht gesund sein?!

Viele Führungskräfte sind unzufrieden, obwohl sie nach außen hin beneidenswert erscheinen. Die Ignoranz jahrelanger Überforderung erschöpft und verursacht ganz konkrete körperliche Beschwerden.

Die Geschäfte laufen gut, der finanzielle Polster reicht längst für eine sorgenfreie Zukunft. Aber keiner weiß, wie es den Verantwortlichen wirklich geht. Weil niemand die Kehrseite kennt: Körperliche Symptome werden immer hartnäckiger, undefinierbare Ängste treten auf. Und es wird immer mühsamer, den Erfolgsmenschen nach außen hin „echt“ wirken zu lassen.

Chronische Beschwerden – warum?

Häufig entstehen durch jahrelange Überbelastungen chronische Beschwerden, die trotz vieler Arztbesuche nicht mehr zum Verschwinden gebracht werden. Der Körper ist ständig bemüht, alles zu tun, dass es ihm gut geht und der Mensch sich wohlfühlt. Treibt man aber über längere Zeit Raubbau an seinen Ressourcen, versucht er uns mit verschiedenen Symptomen darauf aufmerksam zu machen. Und diese werden als sehr belastend erlebt. Aber genauso, wie es unangenehm ist, auf einer Kreuzung bei Rot warten zu müssen, stellt sich bei solchen Symptomen die Frage: „Was muss ich jetzt stoppen, was verändern?" Ansonsten erlebt unser Körper das so, als ob man bei Rot über die Kreuzung fährt. Zur eigenen Sicherheit muss er sich bei immer wiederkehrenden falschen Verhaltensweisen stärker melden, um unsere Aufmerksamkeit zu erlangen und vor einem Totalschaden zu warnen.

Viele Menschen haben gelernt, sich keine Schwächen zuzugestehen. So können sie mehr leisten, der Weg auf der Erfolgsleiter ist vorprogrammiert. Aber wo ist die letzte Stufe? Die Suche nach noch mehr Erfolg geht ins Unendliche. Viele setzen sich dann eine Maske auf und verstecken dahinter die immer öfter spürbare Erschöpfung. Das muss nicht sein: Menschen, die Schwächen zugeben, sind echt, denn sie haben die Fähigkeit, Gefühle zu äußern und dadurch auch wahrzunehmen.

Kürzlich empfahl ich einer sehr belasteten Führungskraft die Flucht nach vorne: „Sagen Sie Ihrer Sekretärin, dass es Ihnen nicht gut geht!" Beim nächsten Treffen erzählte er mir die Reaktion: „Stellen Sie sich vor, ich habe es gesagt. Und Sie glauben nicht, wieviel Mitgefühl ich von ihr und der ganzen Mannschaft erhalten habe!" Genau das ist der Punkt: Auf Menschen ohne Maske geht man offener zu und ohne Angst, dass sich dahinter „ein Ungeheuer" versteckt.

Die Leber wächst mit ihren Aufgaben

Was haben unser Bauchumfang und die Leber gemeinsam? Beide warnen uns vor erhöhten Blutfetten und Zuckerkrankheit.

Wenn sich die Fettpölsterchen am liebsten um den Bauch herum ansetzen, dann ist das nicht nur unschön, sondern auch gesundheitlich bedenklich. Unsere Leber leidet dabei mit. Sie setzt bei Überernährung eine dicke Speckschicht an und entwickelt sich zur Fettleber. Bislang galt so eine Fettleber als Folge von Diabetes oder erhöhten Blutfetten. Neue Erkenntnisse zeigen jetzt, dass es eher umgekehrt sein dürfte: Zuviel Leberfett erzeugt Stoffwechselstörungen.

Wie kommt das Fett in die Leber?

Es sind unsere Ess- und Trinkgewohnheiten, die der Leber zusetzen. Zuviel Zucker, Weißmehl, Naschereien und Alkohol lassen die Fettpolster in diesem empfindlichen Organ wachsen. Die Folgen sind Wohlstandskrankheiten wie Diabetes und Fettstoffwechselstörungen. Somit halten wir unsere Gesundheit selbst in der Hand. Denn verbessern wir unsere Essgewohnheiten, kann die Leber wieder aufatmen und der Schwimmreifen um den Bauch verschwinden.

Die 5 besten Tipps gegen Bauch- und Leberfett

- Wir tun unserer Leber nur Gutes, wenn wir für vier alkoholfreie Tage pro Woche sorgen. So kann sich unser wichtigstes Stoffwechselorgan erholen und seine Aufgabe optimal erfüllen.
- Die besten Durstlöscher sind zuckerfrei. Das macht Leitungswasser, Mineralwasser und Tee zu idealen Getränken, von denen wir täglich 1,5 bis 2 Liter trinken sollten.
- Salat, Gemüse und Obst sind gegen das Bauchfett ein Muss. Ob roh oder gekocht ist dabei nicht so wichtig. Hauptsache es sind 2 Portionen Gemüse, 2 Portionen Obst und 1 Portion Salat täglich.
- Wer mehrmals täglich Naschereien und Süßigkeiten futtert, sollte schnell die Notbremse ziehen. In diesem Fall ist weniger mehr.
- Zwei bis drei fleischlose Tage pro Woche entlasten unseren Stoffwechsel und fördern die Gesundheit. Mittels Wochenplan lassen sich die Fleisch- und Fischtage mit den fleischlosen Tagen optimal kombinieren. Das schafft zusätzlich auch mehr Abwechslung im Essalltag.

Ein erhöhter Bauchumfang und Fettleber treten meist gemeinsam auf. Ob Sie um die Körpermitte zu füllig sind, können Sie ganz einfach nachmessen: Bei Männern soll der Bauchumfang max. 102 cm, bei Frauen max. 88 cm betragen. Normalisieren Sie Ihren Bauchumfang, bessert sich auch der Zustand Ihrer Leber.

Erika Mittergeber

Auf in eine bewegte Zukunft

Wir haben in Österreich viele schöne Landschaften. Wandern, Klettern, Walken, Biken etc. erfreuen sich ungebrochener Beliebtheit bei Jung und Alt. Natürlich gibt es für Kinder und Jugendliche noch ein paar coolere Trendsportarten, aber alles in allem geht es doch einfach um Bewegung, oder?

Mut zum Tun

Und darum fordere ich immer wieder auf: TUN wir doch einfach, in dieser herrlichen Umgebung, in der wir leben dürfen. Denn das körperliche TUN in Form von Bewegung ist genau das, was unser Organismus so dringend braucht. Natürlich geht es auch um die Qualität der Bewegung bzw. des Bewegungsprogrammes. Aber Sie können einfach nichts falsch machen. Sie brauchen nur mutig zu sein und kraftvoll das angehen, was Ihnen individuell besonders zusagt.

Meine Empfehlung: Nehmen Sie sich einen Bewegungsexperten für Ihr spezielles Bewegungsanliegen und gestalten Sie mit diesem Ihre bewegte Zukunft. Dann haben Sie den Erfolg garantiert, und Spaß und Freude sind gesichert. Achten Sie bitte auf eine fundierte Basisausbildung Ihres persönlichen Trainers. Suchen Sie sich am besten einen Fachmann aus dem Bereich Sportwissenschaften und/oder Sportpädagogik. Nur diese haben ihr Fach studiert und verfügen über ein entsprechend professionelles Basiswissen.

Zuviel Schonung schadet

Grundsätzlich geht es darum, dass Sie möglichst viele Ihrer Strukturen, die Ihnen Bewegung ermöglichen, auch wirklich nutzen. Nur so ist gewährleistet, dass der gesamte Bewegungsapparat auch möglichst lange gesund und leistungsfähig bleibt.

Untersuchungen haben gezeigt, dass wir nur noch ca. 15 Prozent unserer Bewegungsmöglichkeiten nutzen. Viele unserer technischen Neuerungen schonen den menschlichen Bewegungsapparat. Doch Schonung ist genau das, was für den Bewegungsapparat meist nachteilig ist. Bei der heutigen Ausstattung unserer Autos brauchen Sie zukünftig Ihren Hals nicht mehr verdrehen, bei der modernen Küchenausstattung brauchen Sie sich nicht mehr zu bücken ... Aber wie um alles in der Welt wollen Sie sich noch bücken können, wenn Sie es nicht mehr tun?

Der Organismus will bewegt werden, damit er sich auch morgen noch bewegen kann. Drehen Sie Ihren Hals also noch regelmäßig herum, wer weiß, was Ihnen sonst alles entgeht?!

MANFRED SIMONITSCH

Muss erst was passieren, bis wir handeln?

Erschüttert lese ich die Nachricht: „Erfolgreiche Verkaufsleiterin (42) am Tennisplatz tot zusammengebrochen“. Ich kannte diese Frau: allseits beliebt, ständig auf Hochtouren, ihr entging kein Auftrag, bis Mitternacht am Handy erreichbar, blitzschnell im Verhandeln, alles im Eiltempo. Tagsüber lebte sie von Kaffee und Zigaretten, als Freizeitvergnügen gönnte sie sich gern ein flottes Tennismatch.

Am Nachmittag kommt eine Klientin (36) mit drohendem Burnout in meine Praxis. Wir analysieren ihre Lebenssituation: Im Beruf fühlt sie sich durch viele Neuerungen sehr gefordert, ungezählte Überstunden trotz Teilzeit, die Anerkennung fehlt, mit der Kollegin gibt es Spannungen, nach der Arbeit sammelt sie die beiden Kinder (9 und 13) von Hort und Freizeitkursen ein, dann einkaufen, kochen, Hausaufgaben kontrollieren. Der Große ist derzeit sehr schwierig, will nicht lernen, es gibt viele Diskussionen, die Kleine häufig krank. Die Ehe? Nicht schlecht, wie es halt so ist nach 13 Jahren. Sie selbst fühlt sich ständig erschöpft, hat kaum Zeit für sich selbst, am Abend fällt sie wie tot ins Bett, aber ab 3 Uhr ist sie munter, steht um 6 Uhr erschlagen auf. Ernährung? Untertags nicht viel, kaum Zeit, vielleicht ein süßer Snack zwischendurch und eine Flasche Cola zum Fithalten. Bewegung in der Natur? Ja, spazieren ginge sie ganz gerne, aber selten. Die Kinder wollen nicht mehr mit, der Mann ist mit einem Kumpel auf dem Bike unterwegs und alleine kann sie sich kaum aufraffen. Im Moment ist alles zu viel ...

Was haben diese beiden Fälle gemeinsam? Sie ließen sich verhindern, wenn rechtzeitig darauf geachtet würde, was jeder einzelne für seine Gesunderhaltung braucht. Wir benötigen beides: Gefordertsein und Erholung! Aber: Das Pendel muss gleichmäßig schwingen, die Länge des Pendels gibt den Takt vor. Es gibt Menschen, die benötigen einen kurzen Wechsel zwischen Anspannen und Ausspannen, bei anderen sind diese Phasen länger. Ausgewogenheit und Gleichmäßigkeit sind wichtig so wie die individuell passende Ernährung und Bewegung.

Elfriede Zörner

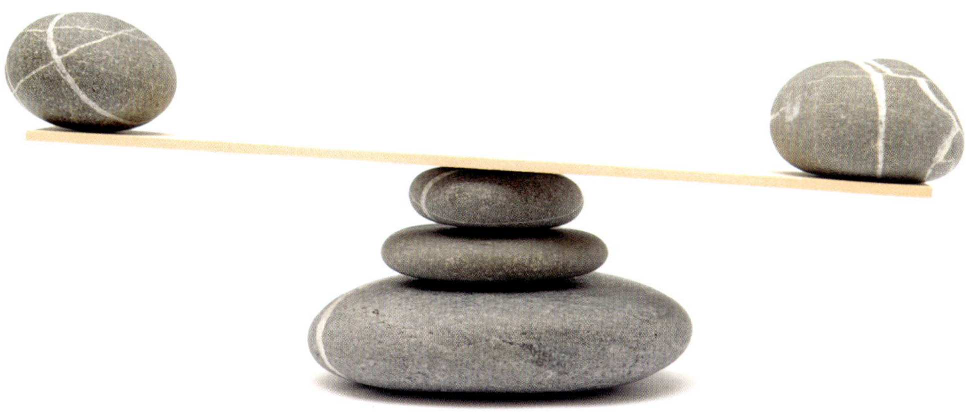

Novemberblues – Im Nebel wandern

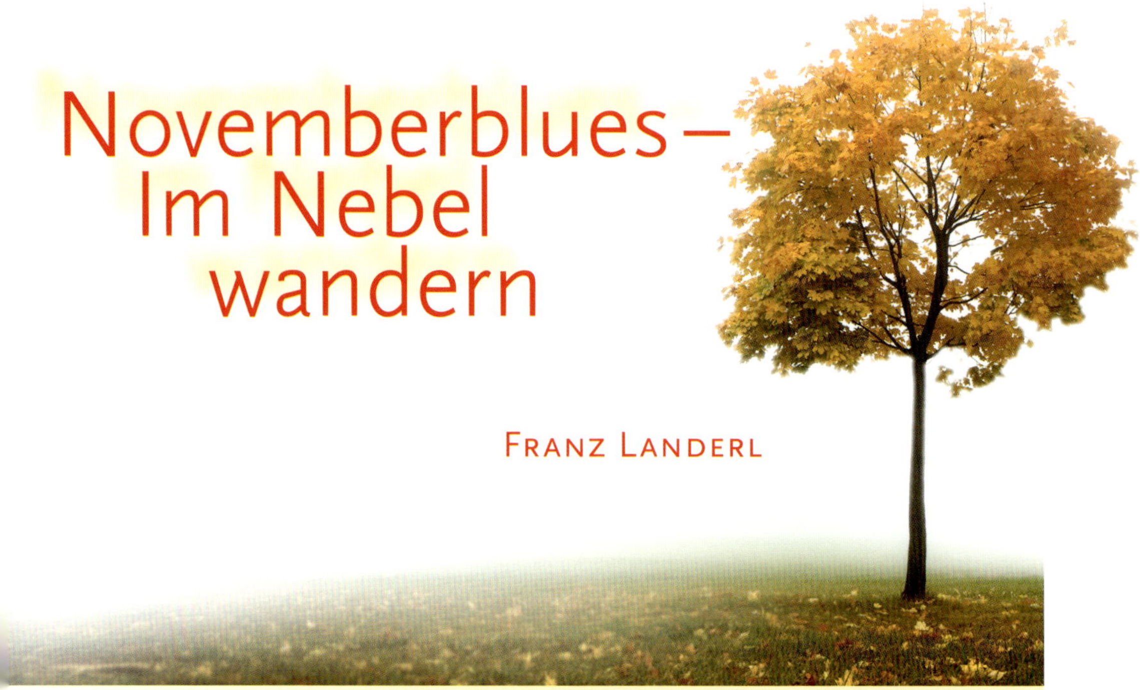

FRANZ LANDERL

„Ach“, seufzt Hanni Oma am Telefon, diese Nebeltage legen sich bei ihr schwer aufs Gemüt. Der morgendliche Blick auf die Waage drückt die Stimmung zusätzlich. Eine Einladung zu den verschnupften Enkelkindern kann sie gar nicht aufheitern, denn schließlich will sie solchen Infektionen lieber aus dem Wege gehen ...

Mit den richtigen Impulsen gehen Sie gestärkt aus der Herbstdepression.

Sie kommen jedes Jahr, die nasskalten, nebeligen, trüben Herbst- und Wintertage, die langen Nächte. Es ist die Zeit, sich mit Tee und Schokolade zurückzuziehen oder dem wachsenden Schlafbedürfnis nachzugeben. Oft fällt es nun schwer, morgens aus dem Bett zu kommen. Viele Menschen fühlen sich im Herbst und Winter schlapp, energie- und antriebslos. Düstere Gedanken und gedrückte Stimmung machen sich breit, vergehen aber meist auch wieder von selbst. Bei manchen Menschen halten sich solche Stimmungstiefs jedoch bis ins Frühjahr. Gerade in den persönlichen Gesprächen merke ich, dass viele Zeitgenossen eben unter diesem Phänomen leiden. Bei manchen weitet es sich bis zu einer Winterdepression oder einer saisonal-affektiven Störung (SAD) aus.

Muss das so sein? Gibt es ein probates Mittel dagegen? Reicht das Motto: „Es wird schon wieder ... die Tage werden ja wieder länger!"?

Wahrscheinlich genauso wenig, wie es ein „Allheilmittel" in allen Fällen gibt, gibt es ein Patentrezept für alle Probleme – und auch hier keine einfachen und allgemein gültigen Lösungen. Jeder lebt sein Leben und reagiert individuell auf die äußeren Erfahrungen, auf Rhythmusänderungen. Trotzdem gibt es vorbeugende und vorausschauende Möglichkeiten, gut durch diese Tage zu kommen.

Dazu kann jeder eigenverantwortlich beitragen, gerade in diesen Wochen, durch einen ausgewogenen Mix aus Bewegung in freier Natur oder in einem Fitnessstudio, reichlich Flüssigkeit trinken, aber auch durch Sich-Zeit-Nehmen für wohltuende Aktivitäten (ins Solarium gehen, ein gutes Buch lesen, einen Kino-Abend, Gespräche am „Kamin", bewusstes Genießen der Jahreszeit ...).

In Situationen, wo die Eigenaktivität nicht (mehr) gegeben ist, wo Hilfe von anderen erwartet wird, kommt der Lebensberatung besondere Bedeutung zu. In Zusammenarbeit mit unseren Berufskollegen aus der Ernährungs- und Sportwissenschaft liefern wir wertvolle Impulse für Vitalität, Agilität und umfassende Lebenszufriedenheit, aber auch für das Aushalten von gewissen Spannungszuständen. Unsere Tätigkeit verstehen wir als „Anstoß und Unterstützung von außen", als einen möglichen Schritt zur Erhöhung der Selbstkompetenz. Der erste Schritt in eine solche Beratung kann oftmals schon den „Nebel" lichten.
Schon mal im Nebel gewandert?!

Iss Dir den Schnupfen weg

Wenn rundherum gehustet und geschneuzt wird, ist der Angriff der Bazillen auf die eigene Gesundheit meist nicht mehr weit. Mit richtigem Essen und Trinken stärken Sie Ihre Abwehrkräfte so, dass Sie den Schnupfenviren die kalte Schulter zeigen können.

Der Mensch besitzt ein ausgeklügeltes System, um eindringende Krankheitskeime im Körper unschädlich zu machen. Zuständig dafür ist das Immunsystem: Es spürt Bakterien und Viren auf und zerstört sie.

Viele Faktoren können das Immunsystem schwächen. Einerseits sind es Lebensstilfaktoren wie Rauchen, Alkohol, Bewegungsmangel und Stress, die unsere Abwehrkräfte schwächen. Strenge Diäten und einseitige Ernährungsgewohnheiten machen es dem Immunsystem zusätzlich schwer, seiner Aufgabe wirkungsvoll nachzukommen.

Grippeschutz zum Frühstück

Power fürs Immunsystem gibt ein Frühstück bestehend aus Müsli mit Joghurt und Obst oder Vollkornbrot mit Käse und Radieschen. Das liefert bereits beim Start in den Tag Brennstoff für die Abwehrzellen. Wer es auf seinem Mittagsteller mit den Farben des Regenbogens hält und für tägliche Gemüse- und Salatportionen sorgt, gibt seinem Körper Vitamine, Mineralstoffe und sekundäre Pflanzenstoffe. Speziell reif geerntetes regionales Obst und Gemüse – je nach Jahreszeit ausgewählt – ist reich an diesen lebenswichtigen Wirkstoffen.

Im Winter ist die Luft in den beheizten Räumen besonders trocken. Das stört die Schleimhautbarriere in Hals und Rachen. Schleimhäute brauchen Flüssigkeit, damit keine Krankheitskeime eindringen können. 1,5 bis 2 Liter Wasser oder Tee über den Tag verteilt getrunken hält die Schleimhäute feucht und schützt vor Viren und Bakterien, die sich im Hals festsetzen. Wenn es einen doch erwischt, helfen Hausmittel wie heiße Hühnersuppe gegen verstopfte Nase und warme Milch mit Honig gegen Halsschmerzen. Auch probiotische Joghurts regen das Immunsystem an und können so die Genesung unterstützen.

Crashdiäten schwächen

Weil der Lebensstil nicht nur im Winter die Abwehrkräfte beeinflusst, ist eine ausgewogene Ernährung das ganze Jahr über wichtig. So besteht zum Beispiel ein Zusammenhang zwischen Übergewicht und einer erhöhten Rate an Infektionskrankheiten. Crashdiäten sind keine Lösung, denn auch sie schwächen die Immunabwehr. Erfolgreiches Abnehmen ohne geschwächtes Immunsystem lässt sich mit ausgewogener Ernährung und dem richtigen Maß an Bewegung erreichen. Sehr oft ist es hilfreich, eine professionelle Betreuung auf dem Weg zum Wunschgewicht in Anspruch zu nehmen. Daneben helfen regelmäßige Bewegung und der richtige Umgang mit Stress und Belastungen, damit Ihr Immunsystem wirksam Krankheiten vermeiden und bekämpfen kann.

Erika Mittergeber

KRAFT – die Power zur Gewichtsreduktion!

Lebendigkeit, unser Leben bewusst zu genießen, hat damit zu tun, wie viel Kraft wir in unseren Muskeln haben.

Kraft heißt Lebensqualität, Kraft heißt aber auch anpacken können, und Kraft erhöht den Grundumsatz, also jene Energie, die wir im Ruhezustand körperintern verbrauchen. Je kräftiger Sie sind, je mehr Muskelzellen Sie anstatt von Fettzellen haben, desto mehr Energie verbrauchen Sie auch im Ruhezustand. Der Turbo zu jeder Abmagerungskur ist die Veränderung des Muskel-/Fettgehaltes im Organismus.

Und so ganz nebenbei bietet Ihnen qualitativ gut umgesetztes Krafttraining noch viele weitere Vorteile:

- Kraftsteigerung und Kraftzuwachs in jedem Alter: Kraftsteigerungen von 50 Prozent und mehr sind bei Anfängern und Senioren innerhalb von wenigen Monaten mit regelmäßigem Training drei Mal pro Woche problemlos erreichbar.
- Steigerung der Schnelligkeit: Sie können gewohnte Bewegungen einfach exakter und schneller ausführen (z. B. Stiegen steigen ...).
- Sie beugen Verletzungen perfekt vor und schützen Ihre Gelenke bestmöglich.
- Sie erhöhen Ihre Beweglichkeit in den Gelenken, weil Sie wieder Bewegungen durchführen, die für Gelenke „lebensnotwendig" sind!
- Sie erhöhen ganz natürlich Ihre Knochendichte und beugen so Osteoporose vor bzw. verhindern auf die natürlichste und beste Art die Reduktion der Knochendichte.

Für das Training der Muskulatur ist es auch nötig, diese Muskulatur tatsächlich zu belasten und zu fordern. Wir müssen „Reize" setzen, wenn wir Veränderung wollen. Fordern Sie Ihre Muskeln: Sie können mehr, als Sie vielleicht glauben – und: SIE WOLLEN MEHR, als Sie glauben zu können. Sprengen Sie Ihre eigenen Grenzen und entdecken Sie neue Horizonte.

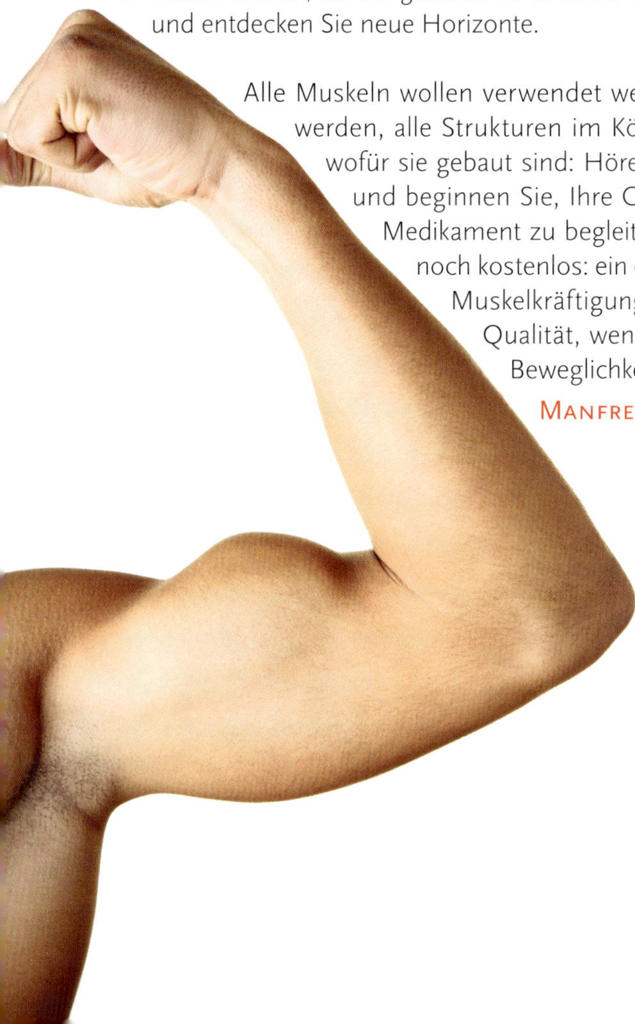

Alle Muskeln wollen verwendet werden, alle Gelenke wollen bewegt werden, alle Strukturen im Körper wollen auch das tun dürfen, wofür sie gebaut sind: Hören Sie nie auf, Neues zu beginnen, und beginnen Sie, Ihre Gewichtsabnahme mit dem besten Medikament zu begleiten, das es am Markt gibt, und das noch kostenlos: ein qualitativ hochwertiges Training zur Muskelkräftigung! Ihr Leben bekommt noch mehr Qualität, wenn Sie für entsprechende Kraft und Beweglichkeit sorgen.

MANFRED SIMONITSCH

Vom äußeren zum inneren Wohlstand

Der äußere Wohlstand hat uns viele Erleichterungen im Leben gebracht, für die wir dankbar sind. Irgendetwas läuft aber offensichtlich schief in unserer „Wohlstandsgesellschaft". Denn die Zahl derer, die körperlich und/oder seelisch in eine Krise geraten, ist deutlich im Steigen.

Woran leidet der Mensch, der eigentlich „im Wohl stehen" sollte?
Er leidet an einem Zuviel an krankmachender, denaturierter Nahrung, an einem Zuwenig an Bewegung in freier Natur. Und er leidet – wie Viktor Frankl, Begründer der Existenzanalyse, bereits im frühen 20. Jahrhundert betonte – am sinnlosen Leben und an lähmender Leere.

Wir lassen uns zahllose Bedürfnisse suggerieren und meinen, glücklich zu sein, wenn wir dieses und jenes besitzen, wenn wir dem Mode- und Schönheitsideal entsprechen und uns so viel Genuss und Spaß wie nur möglich gönnen. So kreisen Denken und Fühlen vieler Menschen fast nur noch um die Befriedigung der eigenen Bedürfnisse. Wirtschaftliches Denken kreist um Wachstum und Profit. Der Blick auf den arbeitenden Menschen ist längst verloren. Die Folgen sind bekannt: Das Kreisen um sich selbst, um den Profit engt ein. Enge macht Angst. Die Enge unserer Konsum- und Leistungsgesellschaft hat uns in eine menschliche Krise manövriert. Viele leben in der ständigen Angst, „wegrationalisiert" zu werden oder dem Arbeitsdruck nicht mehr gewachsen zu sein. Auch die Angst, nicht schön und perfekt genug zu sein, sitzt vielfach tief in uns. Die enorme Beschleunigung gesellschaftlichen Geschehens tut ihr Übriges. All das wirkt dem menschlichen Sehnen nach Sinn entgegen, höhlt innerlich aus und schafft eine Leere, in die Krankhaftes, wie etwa eine Sucht oder eine Depression, hineinwuchern kann.

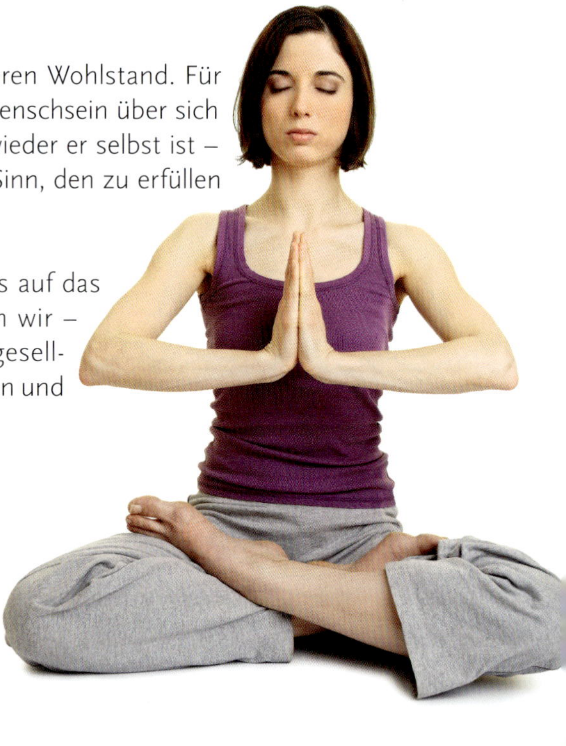

Der Mensch braucht mehr als den äußeren Wohlstand. Für Viktor Frankl ist es eine Tatsache, dass Menschsein über sich selbst hinausweist auf etwas, das nicht wieder er selbst ist – auf etwas oder auf jemanden: auf einen Sinn, den zu erfüllen es gilt ...

Die Not wird sich wenden, wenn wir uns auf das eigentlich Menschliche besinnen, wenn wir – sowohl im Kleinen als auch im gesamtgesellschaftlichen Bereich – Sinnvolles anstreben und verwirklichen.

Elisabeth Farnberger

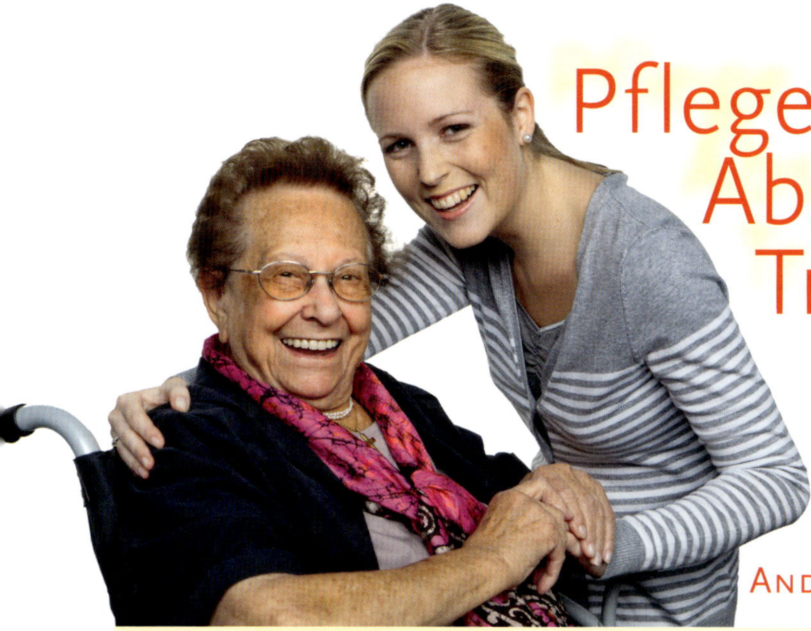

Pflege – Abschied – Trauer

Andrea Ferrari

Bis jetzt war Großtante Freda mit ihren 85 Jahren recht vital und konnte für sich selber sorgen. Doch ein Sturz hat diese Situation von einem Tag auf den anderen drastisch verändert. Die Ärzte warnen, dass in diesem Alter durch die erforderliche längere Bettlägerigkeit der psychische und physische Verfall rasch eintreten kann.

Angehörige pflegen – achten Sie auf sich! Eine gute Organisation und die Rücksicht auf eigene Bedürfnisse sind notwendig, um mittel- und langfristig Hilfe leisten zu können.

Statistisch gesehen ist in Österreich jede vierte Familie direkt vom Thema Hilfs- und Pflegebedürftigkeit betroffen. Mindestens 70 Prozent der Pflegebedürftigen werden zu Hause von ihren Angehörigen betreut. Dieses soziale Netz, das bisher den Hauptteil der Pflegeleistungen übernommen hat, ist jedoch grundlegenden Veränderungen unterworfen: durch zunehmende Erwerbstätigkeit der Frauen, Geburtenrückgang, steigende Scheidungsrate etc. Damit wird die Herausforderung, die es in der Pflege zu bewältigen gibt, immer größer.

In vielen Gesprächen kommt genau dieses Thema immer häufiger zur Sprache. Ein pflegender Angehöriger ist enormen körperlichen und psychischen Belastungen ausgesetzt. Der Beruf, die eigene Familie und ein aktives Sozialleben erschweren die Situation noch zusätzlich. Nur wer selbst körperlich und seelisch in guter Verfassung ist, kann seinem geliebten Angehörigen die Hilfe geben, die er braucht.

Achten Sie auf sich

Vernachlässigen Sie nicht Ihre Gesundheit! Sorgen Sie für ausreichende Bewegung und vernünftige Ernährung! Verwöhnen Sie sich regelmäßig – mit einem Kinobesuch, einer Massage oder einem guten Abendessen. Fühlen Sie sich nicht schuldig, wenn Sie hin und wieder auch an sich denken!

Auch wenn womöglich schon der Job vernachlässigt wird, die eigene Beziehung darunter leidet oder der Körper längst „Alarm" schreit, wird aus den verschiedensten Gründen (Zuneigung, Verpflichtung, Angst vor Gerede, Schuldgefühle, Wiedergutmachung, Abhängigkeit, Versprechen, das Bestreben, endlich akzeptiert zu werden) so lange wie möglich versucht, die Hilfe alleine zu leisten. Dabei überschreiten Sie als Pflegende oft Ihre körperlichen und psychischen Grenzen.

Seien Sie sich selber wertvoll und äußern Sie Ihre Wünsche und Bedürfnisse. Holen Sie Unterstützung, bevor Sie selber krank werden; entweder durch andere Familienmitglieder oder durch fachliche Hilfe, wie etwa die Hauskrankenpflege. Sie kümmern sich um notwendige Tätigkeiten wie Putzen, Waschen, Medikamente besorgen und nehmen Ihnen die Körperpflege ab. Dadurch können Sie sich Freiräume schaffen und Ihren Energiespeicher auffüllen. Sie können sich auf den Menschen und nicht auf die anfallende Arbeit konzentrieren und erhöhen die Qualität der gemeinsam verbrachten Zeit.

Wenn Sie das Gefühl haben, es wächst Ihnen alles über den Kopf, nehmen Sie Hilfe in Anspruch. Lassen Sie sich in der schwierigen Zeit begleiten und unterstützen, um Ihre Grenzen zu erkennen und einen Weg zu finden, wie Sie der Belastung gewachsen sind.

Die 5-Minuten-Fitness

Wir alle haben unsere schlechten Tage, an denen wir uns nicht aufraffen können, 30 bis 45 Minuten für unsere Fitness zu erübrigen. Bitte kein Stress deswegen! Nehmen Sie sich an solchen Tagen fünf Minuten Zeit. Sie können Ihre Muskeln straff und stark halten, wenn Sie fünf Minuten lang so viele Liegestütze, Kniebeugen und Sit-ups ausführen, wie Sie in dieser Zeit schaffen.

Rücken und Schultern kräftigen

Spannen Sie Ihren Körper in der Liegestützposition so an, dass Ihre Beine, Ihr Becken und Rücken eine Linie bilden. Diese Stellung sollten Sie für mindestens fünf bis zehn Sekunden halten, bevor Sie wieder absenken. Machen Sie diese Übung fünf Mal! Nun auf den Bauch legen, das rechte Bein sowie den linken Arm langsam und gleichzeitig ein paar Zentimeter anheben, Po anspannen und lösen. Machen Sie diese Übung zehn Mal!

Heimliches Muskelspiel

Praktisch sind isometrische Übungen, weil sie kaum auffallen und doch sehr wirksam sind. Schieben Sie diese Übung zwischendurch ein:
Stellen Sie einen Fuß auf die Spitze des anderen und drücken Sie mit den Zehen von unten gegen den oberen Fuß. Dabei einige Sekunden die Muskeln fest anspannen und wieder locker lassen. Wiederholen und Beine wechseln. Wenn Sie die Übung im Stehen machen, trainieren Sie Ihr Gleichgewicht gleich mit.

Andrea Hütthaler

Du sollst Vater und Mutter ehren?

Viele von uns sind mit dem vierten christlichen Gebot aufgewachsen. Ist dies nur eine religiöse Regel oder hat es doch eine wesentliche Bedeutung für unser Leben? Der Begriff „Ehre“ ist etymologisch sehr alt und geht auf das 8. Jahrhundert vor unserer Zeitrechnung zurück. Heute übersetzen wir Ehre etwa mit „Achtungswürdigkeit“ einer Person, die jemandem gegeben oder von anderen Personen zuerkannt wird.

Die Eltern ehren heißt, sie einfach so nehmen und lieben, wie sie sind!
Durch die Anerkennung der Eltern achten wir die eigenen Wurzeln und stärken das Identitätsgefühl. Wir sind Teil unserer Eltern, und wenn wir sie ablehnen, bedeutet das, dass wir auch Teile in uns selbst ablehnen bzw. nicht annehmen können.

Sind wir den Eltern noch „böse“, weil unsere Kindheit nicht so verlief, wie wir es gebraucht hätten, dann binden wir uns unbewusst an die Vergangenheit. Wir sind somit nicht frei, wirklich erwachsen zu werden und auf das eigene Leben zu schauen.

Oft suchen wir auch in unseren Lebenspartnern unsere Väter und Mütter, die dann unsere unerfüllten Sehnsüchte und Wünsche stillen sollen. Das kann zur völligen Überforderung des Partners führen. Hier ist Reflexion des eigenen Handelns ein wichtiger Aspekt zur Selbsterkenntnis.

Auch übertragen wir manchmal das Elternsystem in den beruflichen Kontext, wo die Vorgesetzten die Eltern widerspiegeln.

Ehrlich zu sich selbst

Bedeutsam ist, dass sich jeder bewusst macht, welche Gedanken und Gefühle den Eltern gegenüber da sind. Hören Sie sich selbst reden, wie Sie von den eigenen Eltern sprechen. Seien Sie ehrlich zu sich selbst und nehmen Sie wahr, was Sie sich heute noch von den Eltern wünschen oder welche negativen Emotionen da sind. Nehmen Sie diese Gefühle und Bedürfnisse ernst. Sie sind der Schlüssel zu einer guten Lösung.

Manchmal ist es auch notwendig, die Wünsche und Erwartungen an die Eltern zu verabschieden und zu betrauern. Durch das Bewusstmachen, Aussprechen und Verflüssigen (Tränen) können Blockaden gelöst werden.

Bei schwerer Gewalt und Misshandlung ist es unter Umständen gut, zu den Eltern auf Distanz zu gehen und die Verletzungen in Beratung oder Therapie aufzuarbeiten. Wunden können heilen und vernarben. Und die Orientierung zum eigenen Leben gelingt wieder. Hier achtet man die Eltern, in dem man ihr Schicksal anschaut und ihnen Danke sagt für das, was sie Gutes geben konnten.

Eltern sein ist eine große Aufgabe, die wir manchmal besser und manchmal nicht so gut meistern. Zwei Sätze sollten Sie jedoch Ihren Kindern immer wieder von Herzen sagen können: „Ich liebe dich.“ und „Ich bin stolz auf dich.“ Damit legen Sie einen wesentlichen Grundstein für das Leben Ihres Kindes.

MARIA JACHS

Zehrung – mit Rindfleisch und Semmelkren

Das klassische österreichische Mahl der Zehrung hat mehrerlei Nutzen: Zum einen kann Rindfleisch gut vorgekocht und warmgehalten werden und zum anderen hat der Kren eine reinigende Wirkung und bringt alles zum Fließen.

So ein Leichenschmaus hat über die Stärkung hinaus noch eine soziale Funktion: Er festigt den Zusammenhalt unter den Familienmitgliedern, Nachbarn und Freunden des Toten. Außerdem war er ein Zeichen dafür, dass für die Lebenden das Leben wieder weitergehen darf. Wurden zuvor beim Ableben die Uhren angehalten, weil symbolisch mit dem Tod die Zeit zu existieren aufhörte und die Spiegel verhängt, um zu zeigen, dass nun für Eitelkeit kein Platz ist, dürfen nun nach dem Begräbnis mit der Zehrung wieder die eigenen Bedürfnisse wahrgenommen werden. Man hat vom Toten Abschied genommen, der Sarg wurde ins Grab gesenkt und man selbst lebt. Die Geschichten und Anekdoten über den Verstorbenen, die nach einiger Zeit beim Totenmahl ausgetauscht werden, zeigen, dass er in den Gedanken seiner Lieben weiter existiert. Vielfach ist heute ein Begräbnis eine der wenigen Möglichkeiten, bei denen die Großfamilie zusammentrifft und damit eine Gelegenheit für die Hinterbliebenen, nochmals die Hilfsbereitschaft der Verwandten zu erfahren.

Kren als traditioneller Bestandteil des Totenmahles enthält unter anderem folgende Inhaltsstoffe: Vitamin C, die Vitamine B1, B2 und B6, Kalium, Calcium, Magnesium, Eisen und Phosphor sowie ätherische Öle, aus denen sich Senföle bilden, die unter anderem antibiotisch wirken. Kren wirkt „reinigend". sowohl auf das Blut als auch gegen jede Form von Keimen, Bakterien, Parasiten. Er putzt uns durch und schafft Luft und Raum für Neues!
Es gibt also viele Gründe zur Pflege dieser Tradition.

Eva Fauma

Zeit des Abschieds, Zeit der Trauer

Eltern stehen am Grab ihres einzigen Kindes ... Es gibt wahrscheinlich keine schrecklichere Erfahrung im Leben, als jene, die liebe Freunde von mir durchgemacht haben. Auch wenn das Bewusstsein uns sagt, dass der Tod nach dem Leid der Erkrankung eine Erlösung war, auch wenn uns unser Glaube tröstet: Wenn ein geliebter Mensch stirbt, spüren wir tiefsten Schmerz. Sich nun besonders in die Aufgaben und Verpflichtungen des Alltags zu stürzen, kann Halt geben. Und doch brauchen wir auch die Zeit für Tränen, Zeit, mit anderen über unsere Trauer zu reden und ihr Mitgefühl anzunehmen.

Die Trauerfähigkeit unserer Seele ist ein Potenzial, das uns Abschiede und Trennungen zu verarbeiten und zu verkraften hilft. Und es gibt zahlreiche Anlässe für Trauer: Wenn sich unsere Lebenssituation ändert, wenn es jemanden oder etwas loszulassen gilt, sei es eine bestimmte Aufgabe oder eine Position, seien es eigene Wünsche oder Lebensträume, die so nicht erfüllt werden können, eine zu Ende gehende Beziehung oder einfach ein Ortswechsel. Manchmal sind Veränderungen mit der Freude auf etwas Neues verbunden. Dann fällt es leichter, uns von Altem zu trennen. Dennoch zeigen diese Übergänge, dass Vertrautes loszulassen ist und das Kommende noch etwas verunsichert.

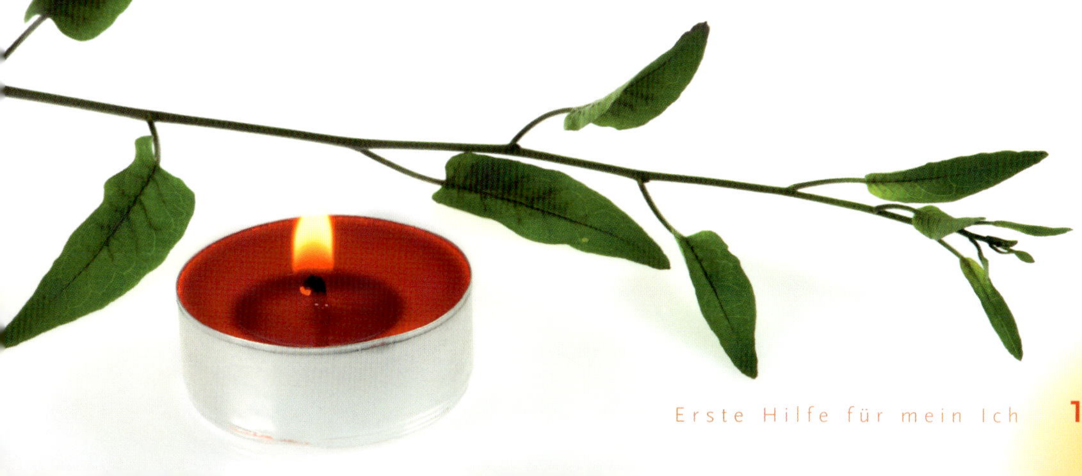

Abschiedsrituale erleichtern es, mit diesen Prozessen umzugehen. Unbewältigte, unterdrückte Trauer hingegen lässt uns nicht los, lastet weiter auf der Seele und verhindert, sich dem Fluss des Lebens anvertrauen zu können.

Das Grundprinzip des Lebens ist Veränderung, und dennoch haben wir alle Sehnsucht nach Stabilität und möchten manches festhalten. Sich Zeit zu nehmen für Veränderung und Abschied eröffnet die Chance, sich gut auf neue Gegebenheiten einzustellen. Vielleicht kennen Sie die Geschichte vom Indianer, der sich nach seiner ersten Zugfahrt auf den Boden setzt, um der Seele Zeit zum Nachreisen zu geben.

Wir können uns sehr viel von der Natur abschauen – genau genommen sind wir ja selbst Teil dieser Natur und benötigen daher auch ihre Abläufe. Gerade im Herbst sehen wir, wie sich nach der Zeit der Ernte die Bäume bunt verfärben, um dann die Blätter abzuwerfen als Vorbereitung für eine Zeit des Rückzugs und der Ruhe, auf die dann mit neuer Kraft der Aufbruch des Frühlings folgen kann.

Für Ihre persönlichen Veränderungsprozesse wünsche ich Ihnen, dass Sie sich ausreichend von dieser wertvollen Zeit des Abschieds und der Vorbereitung auf den Neubeginn nehmen mögen.

Elfriede Zörner

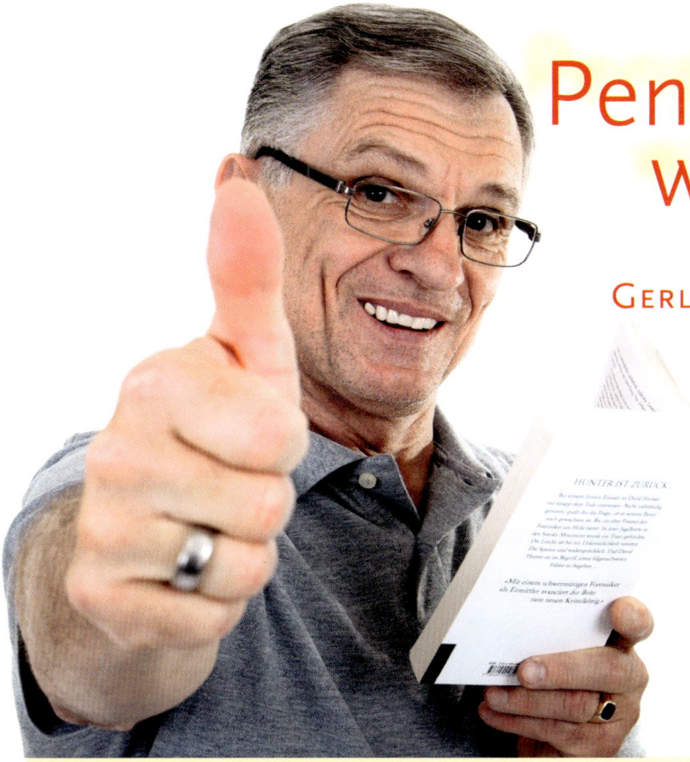

Pension – was nun?

GERLINDE STROPEK

Für Opa rückt der Pensionsantritt immer näher. Fein, denkt er, endlich mehr Zeit für Reisen und die Enkerln. Aber irgendwie taucht auch ein eigenartiges Gefühl bei dem Gedanken auf, nun ganz von den jahrelangen Aufgaben und beruflichen Kontakten weg zu sein.

Sie stehen vor dem Abschied aus dem Berufsalltag? Sie malen sich in Gedanken schon aus, was Sie endlich alles in Angriff nehmen werden? Oder blicken Sie mit Zweifel auf den neuen Lebensabschnitt, wenn Sie plötzlich nicht mehr „gebraucht" werden?

Vorsorge statt Pensionsschock

Bis zur Pensionierung ist der Alltag durch das Berufsleben vorgegeben und besteht aus Organisieren und Funktionieren, ganz besonders bei Frauen durch die Doppelrolle Beruf und Haushalt bzw. Familie. Dadurch kommt es zu einer Vernachlässigung der sozialen Ressourcen, was nicht selten zu einer Vereinsamung führt und zu einem geringeren Selbstwert.

Um dem entgegenzuwirken müssen wir lernen, in jedem Lebensabschnitt uns selber wertzuschätzen. Nur wenn ich mir selbst etwas wert bin, kann ich mich in meinem „So-Sein“ annehmen und wohlfühlen. Dann schaffe ich auch den ersten Schritt zum TUN, in dem wir lernen loszulassen. Das ist leichter gesagt als getan.

Um den Einstieg in den neuen Lebensabschnitt zu erleichtern, sollten wir bereits vor der Lebensmitte damit starten. Finanzielle Pensionsvorsorge ist fast schon selbstverständlich. Die psychische, die mentale und körperliche „Vorsorge“ ist jedoch genauso wichtig.

Dazu ein paar Anregungen:

- Schaffen Sie sich rechtzeitig ein soziales Umfeld: Bauen Sie sich auch außerhalb Ihres Arbeitsplatzes einen Freundes- und Bekanntenkreis auf!
- Überlegen Sie, wie Sie Ihren neu gewonnenen Alltag unter Einbeziehung Ihres Partners organisieren und sich dabei gegenseitig auch Freiräume schaffen!
- Entdecken Sie Ihre kreativen Seiten und machen Sie sie zu Ihrem Hobby: Musizieren, Malen, Kochen, Fotografieren ...
- Erleben Sie bewusst Ihre Enkelkinder – vielleicht führen Sie einen Enkelkindertag ein?!
- Beginnen Sie rechtzeitig mit körperlicher Fitness: Nordic Walking, Radfahren, Wandern, Yoga, Tanzen ...
- Trainieren Sie auch die „geistige“ Fitness: Lesen, Besuch von Vorträgen, Diskussionsrunden ...
- Achten Sie auch auf eine ausgewogene Ernährung: Wie wäre es mit einem Kochkurs der anderen Art (z. B. mediterrane Küche)?

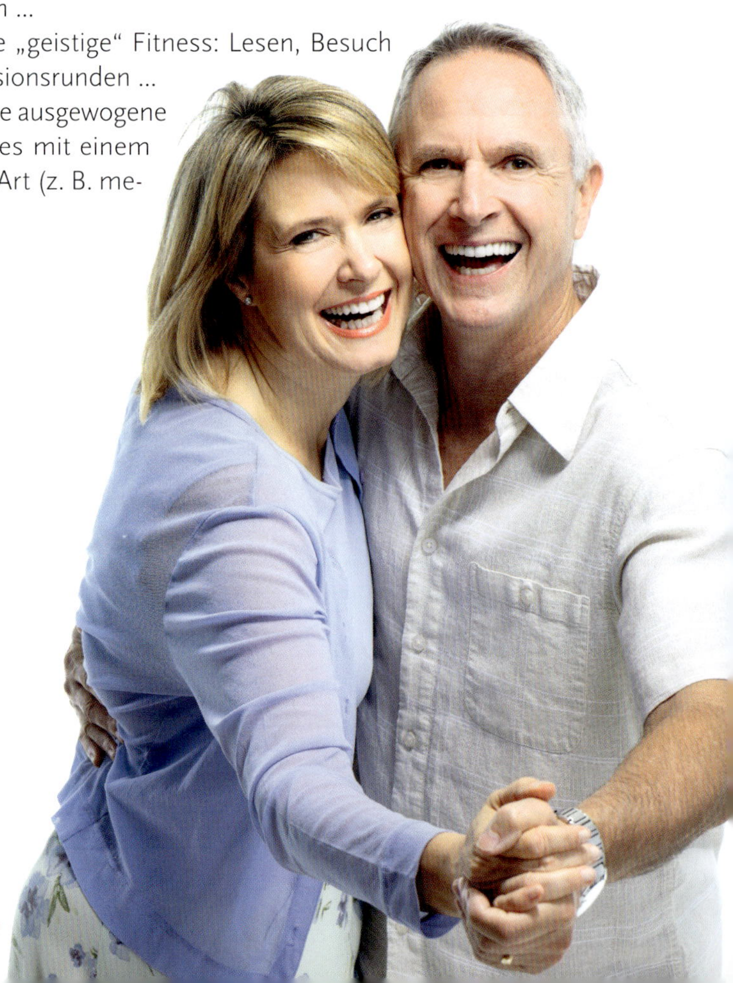

Veränderung im Organismus

Nach der Lebensmitte ist es wichtig, die Ernährung etwas umzustellen. Denn es gibt zahlreiche Veränderungen im Organismus:

Die Sauerstoffversorgung der Zellen wird verringert, der Bauchspeicheldrüse fällt die Regulation des Blutzuckers schwerer, Leber- und Nierenfunktionen lassen mit den Jahren nach. Die Knochendichte und die Skelettmuskulatur verändern sich, dies kann zu Osteoporose führen. Nährstoffe wie Vitamine und Spurenelemente werden nicht mehr so gut resorbiert. Und da auch der Energiebedarf abnimmt, kann die Waage schnell einige Kilos mehr anzeigen. Auch lässt sich eine Tendenz zur Erhöhung der Fett-, Cholesterin- und Harnsäurewerte im Blut feststellen.

Diese Faktoren sollen uns noch bewusster auf die Ernährung und ausreichende Bewegung achten lassen:

- Bevorzugen Sie pflanzliche Fette und Öle!
- Essen Sie ausreichend Vollkornprodukte, z. B. Reis, Teigwaren, Hirse und Brotwaren!
- Gönnen Sie sich neben den täglichen Portionen Obst, Gemüse und Salat je zweimal Seefisch und Fleisch in der Woche, die restlichen Tage empfiehlt sich vegetarische Kost.
- Und natürlich sollten Sie ausreichend trinken.

Ariane Hitthaller

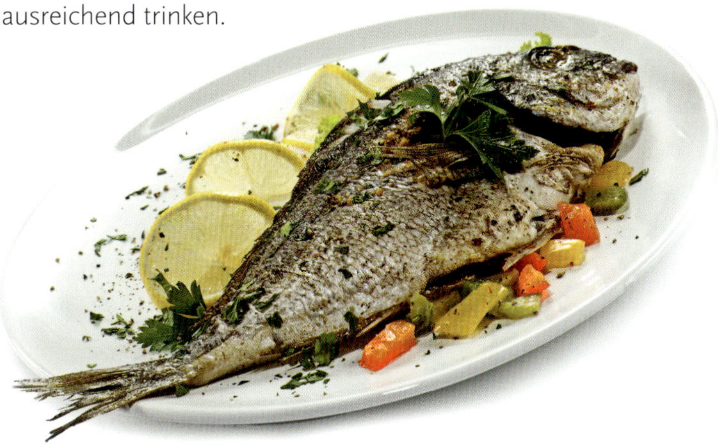

Haltung bewahren – leicht gesagt

Sobald Kinder sitzen oder stehen können, nehmen sie automatisch eine aufrechte Haltung ein. Mit langgezogener Wirbelsäule können sie problemlos längere Zeit spielend sitzen – eine Haltung, die für Erwachsene oft viel zu anstrengend wäre.

Im Lauf unseres Lebens beeinflussen unzählige Faktoren die aufrechte Haltung: Gefühle und Emotionen, Schmerzen, Müdigkeit und Erschöpfung, Erbfaktoren, Alter, der Zustand der Muskulatur, Gewohnheiten, langes Sitzen und Bewegungsmangel. Für viele sind Fehlhaltungen, Verspannungen, Schmerzen und Probleme vor allem im Bereich der Wirbelsäule die Folge.

Kann man Haltung ändern und komfortable Gewohnheiten, Haltungs- und Bewegungsmuster wieder loswerden? Ja, aber dazu braucht es eine bewusste Auseinandersetzung mit dem eigenen Körperbild. Wenn ein Mensch zu wenig auf seinen Körper achtet, langsam Gewicht zulegt, sich der Schwerkraft und anderen Kräften beugt, verändert sich sein Körper kontinuierlich. Plötzlich passt das äußere nicht mehr zum inneren Bild. Eigenmotivation, Eigenleistung und richtige Instruktionen sind erforderlich, damit die Körperhaltung dann nachhaltig verändert werden kann.

Verantwortlich für Haltung und Bewegung zeigen sich unterschiedliche Muskelsysteme: ein die Gelenke stabilisierendes System, ein bewegungskontrollierendes und ein bewegungsausführendes Muskelsystem.
Jeder Bewegung und Belastung geht die Aktivität der stabilisierenden Muskulatur voraus. Sie bremst die Bewegung im Gelenk und stabilisiert es. Neuere Untersuchungen haben ergeben, dass diese Muskulatur willentlich angesteuert und somit trainiert werden kann.

Arbeiten diese Muskelgruppen nicht in ihrer normalen Funktion, übernehmen zum Beispiel Muskeln, die für Bewegung zuständig sind, Haltearbeit, entstehen Verspannungen und Schmerzen. Die Wirbelsäule und andere Gelenke sind nicht vor Fehl- und Überbelastungen geschützt.

Auch für jede sportliche Aktivität ist Haltung die Basis. Denn die Körperhaltung während des Trainings entscheidet, wie Gelenke belastet werden und welche Muskeln mehr oder weniger gefordert sind. Eine aufrechte Haltung wirkt der Schwerkraft entgegen, und die Gelenke werden in ihrer anatomisch richtigen physiologischen Form belastet.

Genau so wie ein Gefühl die Körperhaltung beeinflusst, wirkt auch die Haltung auf unser emotionales Befinden. Dies zu wissen und zu verstehen verleiht der anspruchsvollen Arbeit an der Haltung einen noch größeren Wert – abgesehen davon, dass Beschwerden weniger, Trainingsreize effizienter werden und Gelenke optimaler belastet werden.

Nachhaltige Veränderung beginnt mit einem ersten Schritt. Dann ziehen kleine Änderungen kontinuierlich weitere Verbesserungen nach sich.
ANDREA HÜTTHALER

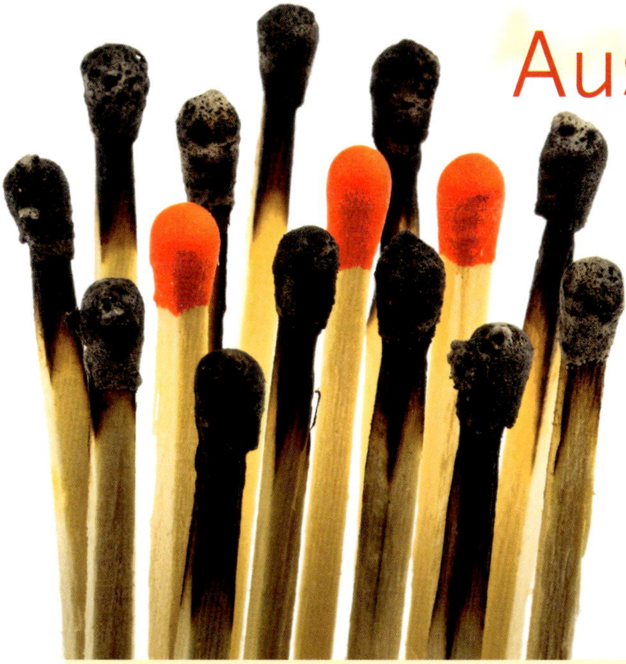

Ausgebrannt

Gottfried Huemer

In Claudias Büro gibt es einen Burnout-Fall. Der Kollege wird nun monatelang im Krankenstand sein. Für das restliche Team heißt das zusätzliche Mehrarbeit. Claudia beschäftigt die Sorge, wie sie eine derartige Belastung gut bewältigen kann.

Immer mehr Menschen erleben es als Erleichterung, wenn sie die Diagnose Burnout bekommen. Endlich „dürfen" sie offiziell Ruhe geben. Sie erleben das Burnout sozusagen als „Krankheitsgewinn".

„Ich fühle mich ausgebrannt", dieser Stoßseufzer ist immer öfter zu hören. Nicht temporäre Arbeitsüberlastung, auch nicht eine herausfordernde Stresssituation, sondern ein anhaltender Zustand drohender geistiger, physischer und psychischer Erschöpfung, begleitet von Veränderungen in Verhalten und Erscheinung. So lässt sich das „Burnout-Syndrom" definieren.

Wer einer Vielzahl von Rollenerwartungen mit hohem persönlichen Anspruch nachzukommen versucht, scheint besonders gefährdet. Grund dafür sind die dauernde Anspannung und die dadurch hervorgerufenen Stresssymptome. Wenn Stresshormone ausgeschüttet werden, wird das Großhirn blockiert, d. h. zwischen Stammhirn und Großhirn entsteht eine Blockade. Das führt dazu, dass man zunehmend nur mehr reagiert und nicht mehr agiert. In den Zustand des „Ausgebrannt-Seins" kommen, nach Untersuchungen von Tanis Helliwell, vor allem „Perfektionisten" und „Idealisten". Aber auch sonst laufen viele Menschen früher oder später Gefahr, von den steigenden Anforderungen „aufgefressen" zu werden.

Positive Stressbewältigung

Regelmäßige Ruhezeiten (ohne Zeitung zu lesen, mit ausgeschaltetem Handy, ohne äußere Ablenkung) von 5 bis maximal 20 Minuten sind einfache, aber elementare Maßnahmen zur Stressreduktion. Wer sich jeden Tag zu Mittag 15 bis 20 Minuten entspannt, hat bis zu zwei Drittel weniger Herzinfarktrisiko. Während eines Arbeitstages sind stündliche kurze Auszeiten hilfreich (vom Platz aufstehen, Apfel holen, zur Toilette gehen, kurzes Privatgespräch mit Kollegen). Wenn man jede Stunde eine kurze Entspannung hat, wird die Konzentration wieder erhöht.

Ein strukturierter Arbeitsplatz

Wer viele Dinge gleichzeitig anpackt, fördert damit Konzentrationsschwierigkeiten, Stress und Vergesslichkeit. Wer seine Aufgaben nacheinander abarbeitet, führt die Tätigkeiten genauer aus und spart dadurch Zeit. Die unangenehmste Aufgabe sollte dabei als erstes erledigt werden. Denn diese verursacht im Unterbewusstsein eine permanente Überreizung.

Lösungen erarbeiten

Hilfreich für eine Reizverminderung und anhaltende Zeit- und Arbeitsoptimierung kann der Besuch eines Zeitmanagementworkshops sein. Dort setzen sich die Teilnehmer mit ihren angelernten Verhaltensweisen auseinander und erarbeiten individuelle Lösungen.

Winterlust statt Winterfrust

15 Prozent der Bevölkerung leiden an einer Herbst-Winter-Depression. Dabei gibt es natürliche Waffen zur Wiederherstellung der guten Laune.

Wenn die Tage kürzer werden und der Himmel sich grau in grau zeigt, neigen viele Menschen, Frauen viermal häufiger als Männer, zu Depressionen. In südlichen

Ländern treten diese Stimmungsschwankungen übrigens seltener auf. Leidtragende fühlen sich antriebslos, abgeschlagen, schlecht gelaunt und neigen zu einem gesteigerten Verlangen nach Süßem. Typische Symptome der schleichenden Winterdepression sind auch Kreislaufbeschwerden, Müdigkeit und Schlaflosigkeit. Andere Betroffene wiederum kämpfen vermehrt gegen Verkühlung und grippale Infekte.

Es gibt jedoch traditionelle Naturheilmittel, die helfen können. Mit folgenden Kräutern im Haus verfügen Sie über natürliche Waffen im Kampf gegen den „Winter-Blues“:

Beifuß

Da er entspannend auf das Nervensystem wirkt, wird er bei Schwächezuständen sowie als Tonikum bei Depressionen, allgemeiner Nervenanspannung, Unruhe und Schlafstörungen angewendet, z. B. als Tee vor dem Schlafengehen.

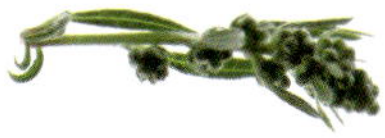

Johanniskraut

Das Johanniskraut wirkt leicht stimmungsaufhellend, ausgleichend und hat eine motivationsfördernde Wirkung. Volksmedizinisch wird es als Tee bei leichten bis mittelstarken depressiven Verstimmungen oder nervöser Unruhe empfohlen. Und selbst die Schulmedizin setzt dieses Naturheilmittel bereits erfolgreich in der Therapie hartnäckiger Depressionen ein.

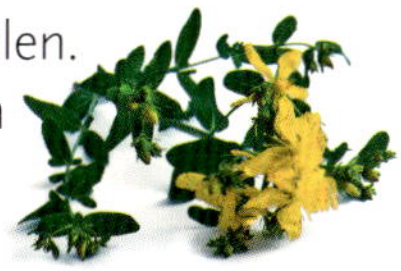

Lavendel

Das „Nervenkräutel“ wirkt gegen Kreislauf- und Nervenschwäche, bei Depressionen und Angstzuständen. In kleine Stoffkissen eingenäht, beruhigt Lavendel, sodass man besser schlafen kann.

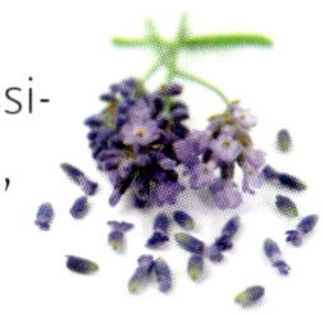

Melisse

Die Melisse wirkt krampflösend, beruhigend und antimikrobiell. Sie wird bei nervös bedingten Einschlaf-, Magen- und Darmstörungen eingesetzt. Als Heilkraut hat sie eine kompensatorische und beruhigende Wirkung, wenn man auch tagsüber von Gereiztheit oder schlechter Laune geplagt wird. Dann hilft Melissentee fast immer.

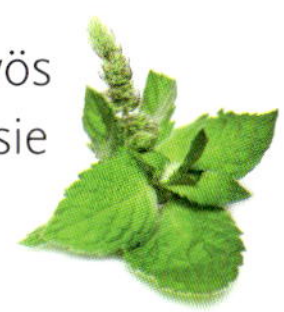

Rosmarin

Der Rosmarin ist eines der wenigen Kräuter, die einen niedrigen Blutdruck stärken können. Am Morgen zwei Gläser Rosmarintee getrunken bringt den Kreislauf in Schwung, wirkt durchblutungsfördernd und man geht frischer in den Tag.

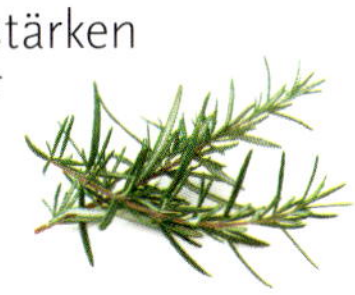

Salbei

Bei Halsschmerzen und Halsentzündungen sind Hustenzuckerl aus Salbei von jeher beliebt. Die Blätter selbst können gekaut werden. Sie bewirken rasch einen Zustand der psychischen Anregung und bekämpfen dadurch Angstzustände oder Depressionen.

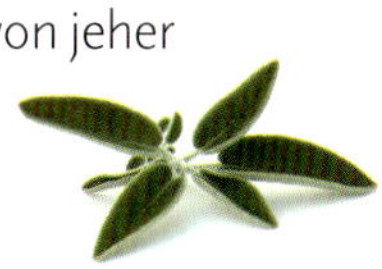

Eva Fauma

Die Dosis macht das Wohlgefühl

Wann haben Sie den letzten Purzelbaum geschlagen?

Sport, Training, Leistung – immer wieder werde ich in meiner täglichen Arbeit mit der Frage konfrontiert, wie viel von der Dosis „Bewegung“ denn nun wirklich gut sei für „jedermann“. Auch wenn ich nun die eine oder den anderen enttäuschen muss: Das lässt sich nicht so einfach pauschal beantworten. Denn abhängig von bekannten Parametern wie Alter, Gewicht, Leistungszustand gibt es u. a. noch zwei ganz wichtige Punkte, die darüber entscheiden, welche „Dosis“ gerade für Sie gut sein kann: Wie intensiv ist denn Ihr Tag heute bis jetzt für Sie verlaufen? Wie kraftvoll oder energielos fühlen Sie sich gerade? Und resultiert die Müdigkeit, die Sie vielleicht spüren, eher aus einem Sauerstoffmangel, weil Sie heute noch nicht in der frischen Luft waren? Oder ist es eine allgemeine Müdigkeit, weil Sie vielleicht gerade eine Lebensphase durchmachen, in der Sie nur schwer Ruhe finden können?

Die Dosis macht das Wohlgefühl. Beginnen Sie wieder, für sich selbst zu spüren, was Ihnen tatsächlich gut tut! Checken Sie ab, was Sie gerne hätten und legen Sie auch ohne Weiteres einmal eine Pause ein, um wieder ein bisschen Ruhe zu finden, damit Sie dann noch erfolgreicher durchstarten können.

Durchstarten in den Bereichen Kraft, Ausdauer oder Beweglichkeit – auch hier gilt: von allem ein bisschen. Womit Sie anfangen, spielt überhaupt keine Rolle – am besten mit dem, was Ihnen am meisten Freude macht. Was das ist? Überlegen Sie einfach, was Sie z. B. in Ihrer Jugend oder Kindheit am liebsten gemacht haben: Waren Sie gerne in der Natur, haben dort mit Ihren Freunden gespielt, herumgetobt oder sind mit dem Rad unterwegs gewesen? Oder waren Sie vielleicht auch in einem Turnverein und haben dort gerne Geräte geturnt oder eine Ballsportart ausgeübt?

Kraft ist die Grundlage Ihrer Lebensqualität

Denken Sie daran: Jeden Morgen brauchen Sie Kraft, um einfach nur aus dem Bett zu kommen, zum Bäcker gehen zu können, eine Treppe über mehrere Stockwerke zu Fuß zu erklimmen ...

Ausdauerleistungsfähigkeit ist die Grundqualität Ihres Organismus! Nur wenn Sie optimal Sauerstoff aufnehmen, verbrauchen und nutzen können, kann Ihr Organismus auch qualitativ gut arbeiten. Und Beweglichkeit heißt einfach nur, dass Sie auch morgen noch Ihre Schuhbänder selbst binden können und nicht auf fremde Hilfe angewiesen sind. Wir verlieren im Laufe der Jahre unsere Beweglichkeit vor allem deshalb, weil wir aufhören, verschiedene Bewegungen zu machen. Wann haben Sie z. B. zuletzt einen einfachen Purzelbaum gemacht?

Viel Glück beim Durchstarten mit der richtigen Dosis!

Manfred Simonitsch

Mobbing am Arbeitsplatz

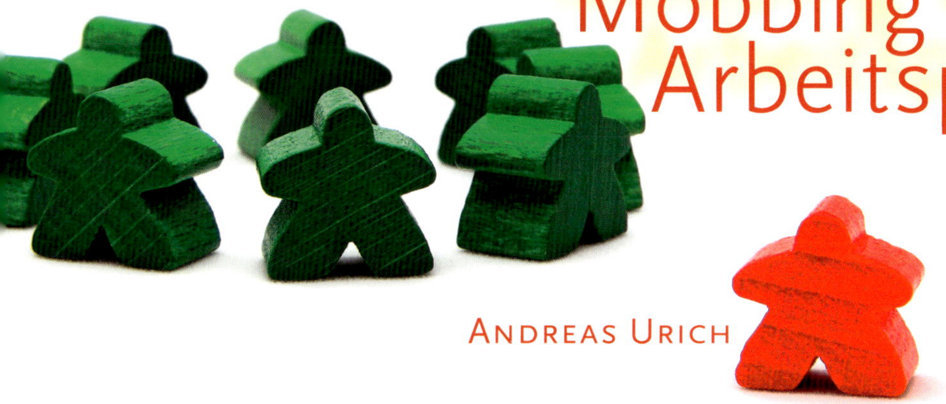

Andreas Urich

Im Supermarkt, in dem Gabi Oma als Kassierin arbeitet, sind seit Sommer drei jüngere Mitarbeiterinnen beschäftigt, die sich bestens mit den anderen verstehen. Nur Gabi grenzen sie aus. Sie fühlt sich mehr und mehr als Auslaufmodell und verliert die Lust an der Arbeit. Weil es damit häufiger zu Fehlern kommt, wird sie nun auch von den anderen kritisiert.

Mobbing! Ein Modewort? Ein inflationär verwendeter Begriff? Oder doch eine ernst zunehmende Konflikteskalation am Arbeitsplatz, die mit beachtlichen Kosten für ein Unternehmen verbunden ist?

Betrachten wir doch einmal rein die betriebswirtschaftlichen Kosten, die ein Unternehmen durch die Folgen von Mobbing zu tragen hat. Als Fallbeispiel sei ein Arbeiter mit einem Jahresgehalt von 21.800 Euro angeführt. Folgende Kosten fallen für das Unternehmen im ersten „Mobbingjahr" an:

- Produktivität des Gemobbten sinkt auf die Hälfte: .... 10.900 Euro
- Vier Personen, die mobben, nehmen 10 Prozent ihrer Arbeitszeit dafür in Anspruch (= 40 Prozent der Arbeitszeit einer Person): ..ca. 8.700 Euro
- Beanspruchung von Vorgesetzten/Personalabteilung/ Betriebsarzt (100 Stunden à 73 Euro): .... ca. 7.260 Euro
- Notwendige Aushilfen bei Krankenstand (50 Tage/Jahr à 116 Euro): ....ca. 5.800 Euro
- Missmut, niedrige Motivation, größere Fehlzeiten im Allgemeinen, Produktionsfehler etc.: ....36.340 Euro

Die Mindestsumme im ersten Jahr beträgt also ca. 69.000 Euro! Wenn man dabei bedenkt, dass sich Mobbingopfer erst nach mehrjährigen Attacken an vertrauenswürdige Stellen (Betriebsarzt, Betriebsrat, ...) wenden, können weitere Unsummen erahnt werden.

Dazu kommen oftmals noch zusätzliche Folgeerscheinungen: Verlust von Arbeitszeit, Verschlechterung des Betriebsklimas (dieses führt wiederum zu einer geringen Leistungsmotivation). Weiters behindern Kommunikationsprobleme aufgrund von Mobbing oft die Arbeitsabläufe. Eine sinkende Rentabilität ergibt sich wegen der geringeren Flexibilität der Mitarbeiter, der Kosten durch Fehlzeiten, einer höheren Personalfluktuation (deren Kosten sind ebenfalls sehr hoch anzusiedeln), einer schlechteren Produktqualität, einer geringeren Arbeitsproduktivität sowie der mangelnden Pflege der Betriebsmittel.

Mobbing hat System

Aber was ist nun Mobbing? Nicht jedes Verweigern eines „Guten Morgen"-Grußes kann als Mobbingattacke angesehen werden. Folgende Merkmale können nach Kolodej (1999) angeführt werden: Die Handlungen treten mindestens einmal wöchentlich über einen längeren Zeitraum (mind. 4 bis 6 Monate) mit einer gewissen Systematik (zielgerichtet auf eine oder mehrere Personen) auf. Weiters sind meist ungleiche Machtstrukturen gegeben.

Neben den Interventionsmöglichkeiten wie beispielsweise Moderationen und Mediationen durch externe Fachkräfte, stehen den Unternehmen zahlreiche präventive Maßnahmen zur Verfügung: Gruppendynamische Trainings dienen als Bewältigungsmaßnahmen für Konflikte, mediale Aufbereitung von Mobbinghandlungen und deren Folgen, Verbesserung der Betriebskommunikation durch Kommunikationsseminare bzw. Konfliktmanagementseminare, partizipativer Führungsstil, interne oder externe Beratungsstellen für Mobbinggefährdete, bei der Personalauswahl soll neben der Fachkompetenz vor allem auch die Sozialkompetenz beachtet werden, Maßnahmen zur Karriereförderung von Mitarbeiterinnen und Mitarbeitern, Erstellen von Betriebsvereinbarungen zum Thema Mobbing, Mobbingfragebogen sowie Supervision und Coaching für Mitarbeiter und Führungskräfte aller Ebenen.

Mobbing verletzt die Menschenwürde. Wer mobbt, setzt sich daher ins Unrecht. Abhilfe gegen Mobbing durch den Arbeitgeber ist kein Gnadenakt, sondern eine Rechtspflicht, nämlich die Fürsorgepflicht des Arbeitgebers einerseits und Interessenswahrungspflicht durch den Arbeitnehmer andererseits.

Mobbing macht krank

Mobbing ist keine einmalige Konfliktsituation, wie sie am Arbeitsplatz täglich vorkommt. Mobbing ist ein personenbezogener, systematischer und länger anhaltender Vorgang mit dem Ziel der Ausgrenzung.

Grundsätzlich kann jeder von uns zum Mobbingopfer gemacht werden. Die Betroffenen werden häufig in eine unlösbare Situation gedrängt. Durch den fortgesetzten Psychoterror sinkt das Selbstvertrauen, es zeigen sich Verhaltensauffälligkeiten wie Nervosität, Reizbarkeit und Fehler im Schaffensprozess.

Die Kollegen verhalten sich anfänglich neutral, je länger die Situation aber andauert, desto mehr wandelt sich das Verhalten in Abneigung und Geringschätzung. Zunehmend fühlen sich Betroffene körperlich unwohl und zeigen vermehrt Krankheitsanzeichen. Wird die tatsächliche Ursache nicht rechtzeitig erkannt, kann es zur schweren Beeinträchtigung der Persönlichkeit kommen. Viele leiden noch Jahre später unter physischer und psychischer Instabilität, was häufig zur Berufs- und Erwerbsunfähigkeit führt. Schlimme Fälle enden in der Psychiatrie.

Mobbing ist eine Extremform von Stress, der Körper und Psyche angreift. Es entstehen neben den enormen persönlichen Belastungen auch hohe Kosten für Betriebe und Volkswirtschaft.

Führungskräfte können vieles verhindern: zahlreiche Krankenstandstage und im schlimmsten Fall auch den Suizid. Vorgesetzte sollten bereits am Beginn die Konflikte unter den Mitarbeitern ernst nehmen und zur Lösung der Situation beitragen. In schwierigen Situationen sollte ein Mediator hinzugezogen werden, um eine gute Lösung zu finden. Führungskräfte sollten ihrem Team vorleben, dass sie ein solches Verhalten nicht dulden und es zum Thema machen: „Was ist uns wichtig im Umgang miteinander? Wie können wir unsere Zusammenarbeit verbessern?“ Das offene Gespräch hilft, die Gesundheit der Mitarbeiter zu erhalten, steigert die Motivation und Leistungsfähigkeit des Einzelnen und unterstützt auch die Erreichung der Leistungsziele. Besonders wenn Abteilungen zusammengelegt werden, prallen verschiedene „Kulturen“ aufeinander, Konflikte sind vorprogrammiert.

Maria Jachs

Bei Stress auf Ernährung achten

Achten Sie auf ein reichhaltiges Frühstück, bei dem Sie sich ausreichend Zeit gönnen. So kommen Sie bereits gestärkt und entspannt an den Arbeitsplatz. Stress schwächt die Abwehrkräfte. Darum ist jetzt viel Obst und Gemüse wichtig, da diese wertvolle Mineralien und Vitamine enthalten. Leichte Kost am Abend entspannt und lässt den Körper leichter in den Ruhezustand finden, schweres Essen hingegen belastet unnötig und beeinträchtigt zudem den Schlaf.

Verzichten Sie möglichst auf Alkohol und trinken Sie nur reduziert Kaffee, denn diese Genussmittel sind gerade in Anspannungszeiten Gift für den Organismus. Trinken Sie stattdessen ausreichend Wasser und zwischendurch oder vor dem Zubettgehen eine Tasse entspannenden Kräutertee, wie z. B. Melisse und Lavendel.

ARIANE HITTHALLER

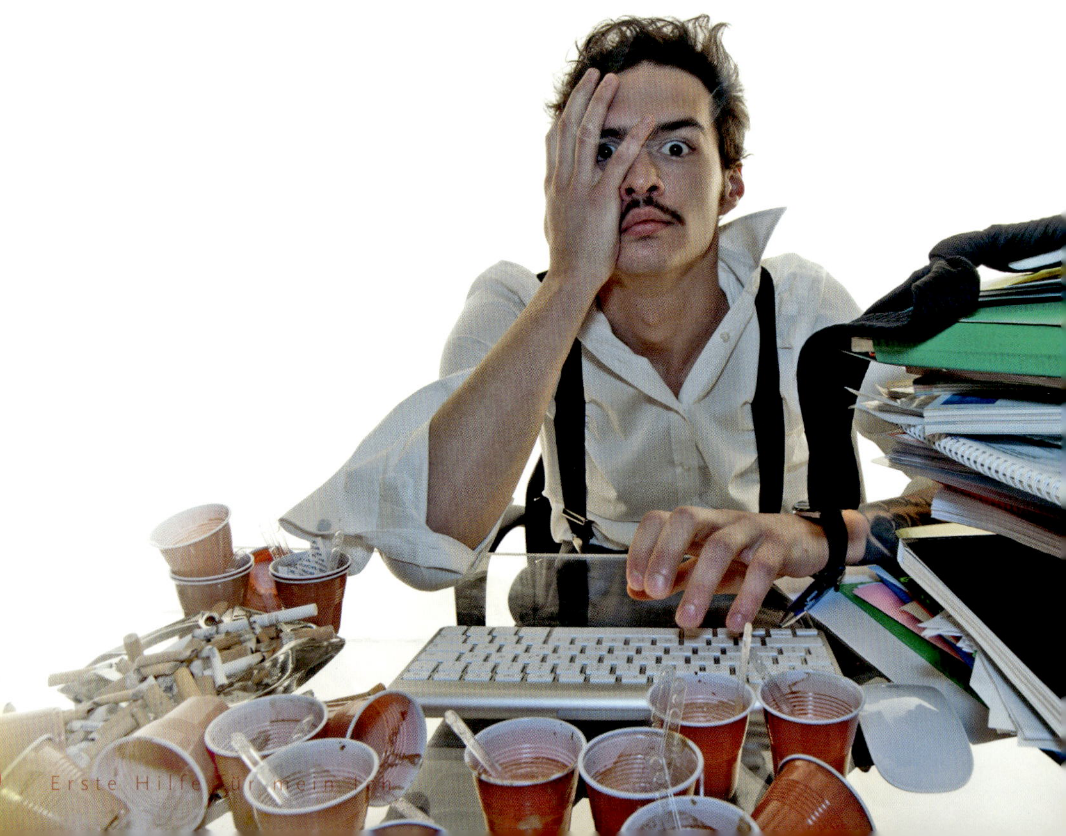

Wir rekeln und wir strecken uns

Seit einigen Jahren werden Wirkungsweise und Methodik des Dehnens kritisch hinterfragt. Praktiker schreiben der Dehnung wundersame Wirkung zu, Forscher stellen die Bedeutung infrage. Einzig der positive Einfluss auf die Erhaltung und Verbesserung der Beweglichkeit steht außer Streit. Beweglichkeit empfinden wir als positiv: Wer sich geschmeidig bewegt, wird als jung und agil wahrgenommen, „steif und starr“ zu sein wird mit „alt und gebrechlich“ gleichgesetzt.

Ist unsere Beweglichkeit eingeschränkt, wird meist sofort von Muskelverkürzung gesprochen, was nur in wenigen Fällen zutrifft. Meist handelt es sich um funktionelle Verkürzungen, die zu verstärkter Muskelspannung führen oder Gelenke, Sehnen und Bänder betreffen.

Methoden des Dehnens unterliegen immer neuen Erkenntnissen: Ende der 1980er-Jahre wurden federnde Bewegungen verbannt und gehaltene Dehnungen (Stretching) propagiert. Seit einigen Jahren darf man beruhigt wieder Dynamik in seine Dehnungen bringen, ohne Muskelreflexe auszulösen. Sind Leistungen von maximaler Beweglichkeit abhängig wie im Ballett oder bei Sportgymnastik, dann müssen Dehnungen bis ans Bewegungsende sein.

Sollen sich Körper und Geist nach dem Sport regenerieren, ist die empfohlene Intensität mittel bis sanft und die Technik bewegt-statisch. Wer regelmäßig dehnt und dabei bewusst atmet, erfährt anschließendes Wohlgefühl.

Beweglichkeit im Alltag

Gewohnheitshaltungen wie häufiges Sitzen mit gekrümmtem Rücken, Arbeiten in gebückter Haltung und kleine monotone Bewegungen führen auf Dauer zu Einschränkungen im Bewegungsradius. Dehnen alleine kann keine Haltungsänderung herbeiführen, dazu muss zuerst das Verhalten im Alltag verändert werden. Kräftigen und Dehnen können jedoch zu einer aufrechten Haltung beitragen und die Bewegungsreichweite vergrößern. Was im Sport bedeuten kann, dass ich mit dem Schläger weiter aushole, im Alltag, dass das Binden der Schuhbänder nicht schwer fällt und Kämmen kein Problem darstellt – einfach gesagt: dass ich beweglich bin!

ANDREA HÜTTHALER

Wenn wir auf Halbmast segeln …

Franz Landerl

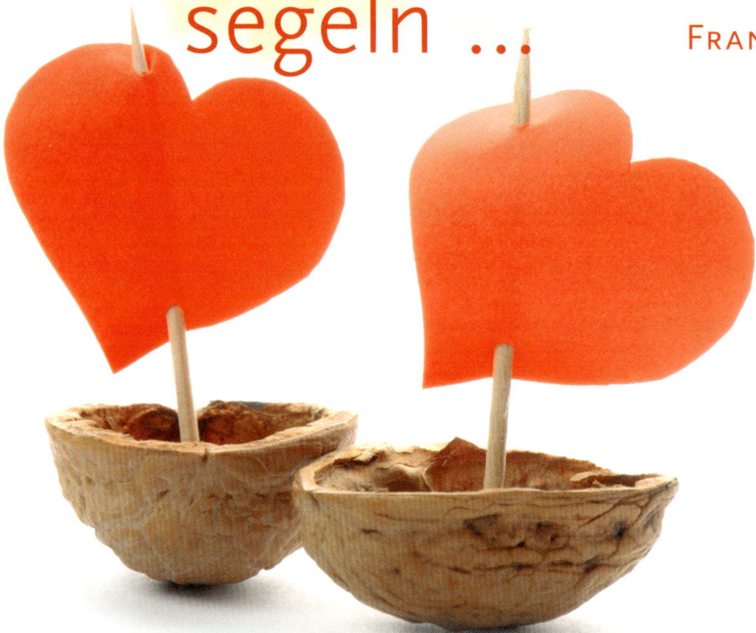

Die Sorgen um Tante Freda und Mamas depressive Stimmung belasten Claudia ziemlich, so sehr dass ihre Verdauung verrückt spielt und sie manchmal selbst einen Druck am Herzen spürt. Zum Glück gab der Arzt Entwarnung: Organisch ist alles in Ordnung. Doch so richtig wohl fühlt sie sich dennoch nicht.

Wie wir mit belastenden Lebensumständen umgehen. Und wer uns dabei helfen kann.

Ab und zu höre ich den martialischen Satz: „Was mich nicht umhaut, macht mich noch härter“. Was hier nach indianischer Weisheit oder pionierhafter Lebenserfahrung klingt, hat sicherlich in gewisser Weise seine Berechtigung und sein sprichwörtliches „Körnchen Wahrheit“.

Nicht alles im Leben läuft dauerhaft „geschmiert". Des Öfteren erleben wir Rückschläge im persönlichen, beruflichen, sozialen oder gesellschaftlichen Umfeld oder wir bewerten sie als Niederlagen. Nicht immer fühlen wir uns gerecht behandelt oder so wertgeschätzt, wie wir meinen, es verdient zu haben. Nicht immer zeigt uns das Leben die Butterseite. Vielmehr umwehen uns an so manchen Tagen gewaltige Turbulenzen und wir segeln auf Halbmast dahin. Solche Zeiten sind vergleichbar mit einer sich anbahnenden Grippe: Das Immunsystem des Körpers ist geschwächt, Viren und Bakterien finden einen guten Landeplatz.

Resilienz heißt das Zauberwort! Es kommt vom englischen „resilience", bedeutet Spannkraft, Elastizität, Strapazierfähigkeit und führt auf das lat. resilire = abprallen zurück. Gemeint ist die Fähigkeit, erfolgreich mit belastenden Lebensumständen, wie Unglück, traumatischen Erfahrungen, Misserfolgen, Risikobedingungen etc. umzugehen. Und die Fähigkeit, sich von einer schwierigen Lebenssituation nicht unterkriegen zu lassen bzw. nicht daran zu zerbrechen.

Die Forschung zeigt uns verschiedene Strategien zur Bewältigung negativer Erlebnisse (vgl. Flow, „Das Geheimnis des Glücks"):

- Es bedarf einer gewissen Widerstandsfähigkeit (Hardiness), die im Lebenssinn liegt, im Glauben, die Umwelt beeinflussen zu können und aus schweren Erfahrungen zu lernen.
- Durch Selbstaufwertung und Selbstbewusstsein kann manches Unangenehme ertragen werden.
- Bewältigung durch Verdrängung: Die Betroffenen neigen dazu, unangenehme Gedanken, Gefühle und Erinnerungen zu vermeiden.
- Auch positive Gefühle und Humor, Interesse und Aufbau von sozialen Beziehungen sind hilfreich.

Diese Ressourcen sind überlebenswichtig. Trotzdem ist es manchmal äußerst hilfreich, professionelle Hilfe von außen in Anspruch zu nehmen und wertvolle Impulse zum Entwickeln von Resilienz zu erhalten. Denn wichtig dabei ist: „Wenn mich die Stürme des Lebens umgeschmissen haben, weiß ich, wer mich beim Aufstehen unterstützt."

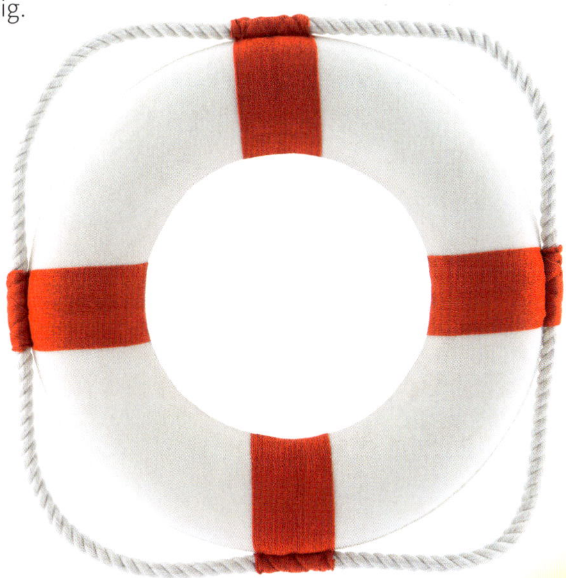

Unser Herz braucht Bewegung

Obwohl nur 300 bis 400 Gramm schwer und kaum größer als eine Faust, ist das Herz des Menschen ein Hochleistungsorgan. Der Motor unseres Lebens schlägt jeden Tag 100 000 Mal und pumpt 7 000 Liter Blut durch den Körper. Wehe, wenn dieser Motor einmal ins Stottern kommt! In Österreich passiert das leider zu oft: 45 000 Menschen sterben jährlich an den Folgen. Immer öfter sind Frauen betroffen. Sie sterben häufiger an koronaren Erkrankungen als Männer. Ursache: Die Erkrankung macht sich anders bemerkbar als bei Männern. Nur jede zweite Frau mit Herzinfarkt zeigt die typischen Symptome, wie starke Brustschmerzen, die in den linken Arm ausstrahlen. Frauen klagen öfter über diffuse Schmerzen im Oberbauch. Und das kann missverstanden werden. Sie werden daher im Schnitt eine Stunde später als Männer mit lebensrettenden Maßnahmen versorgt.

Risikofaktoren vermeiden!

Herzgesundheit ist zu einem Gutteil durch den persönlichen Lebensstil beeinflussbar. Risiko vermeiden bedeutet: gesunde Ernährung, wenig Salz, kein Nikotin, weniger Stress und mehr Bewegung.

Essen Sie wenig tierische und gesättigte Fette wie Schweineschmalz, Kokosfett und pflanzliche Margarine. Gut hingegen sind Olivenöl und Lebensmittel, die Omega-3-Fettsäuren enthalten. Vermeiden Sie Diabetes und Übergewicht.

Übergewicht belastet Herz und Gefäße, vor allem die Fettpolster an Bauch, Hüfte und Gesäß. Das Fettgewebe um die Körpermitte produziert nämlich Stoffe, die das Risiko für Gefäßerkrankung erhöhen. Auch ein dauerhaft erhöhter Blutdruck führt in jedem Lebensalter zu einer Schädigung der Innenwand der Blutgefäße, in den Einrissen kommt es zu Ablagerungen, was zur Gefäßverengung führt. Das Herz muss sich daher mehr anstrengen.

Das Herz ist lernfähig!

Kreislauftraining ist alles, was das Herz begehrt! Es lernt dabei ökonomischer zu arbeiten und pumpt mehr Blutmenge pro Herzschlag. Darum schlägt das trainierte Herz schon in Ruhe deutlich langsamer als das untrainierte.

Wenn Herz und Kreislauf nicht regelmäßig gefordert werden, verkümmern sie wie jedes andere Organ auch. Ab 30 geht's ohne Training abwärts, unmerklich, aber stetig. Regelmäßiges Kreislauftraining jedoch wirkt Wunder: Der trainierte 70-Jährige überholt den untrainierten 30-Jährigen schon nach den ersten Kilometern. Schon 3-mal 30 Minuten Bewegung im Ausdauerbereich pro Woche reichen aus!

Andrea Hütthaler

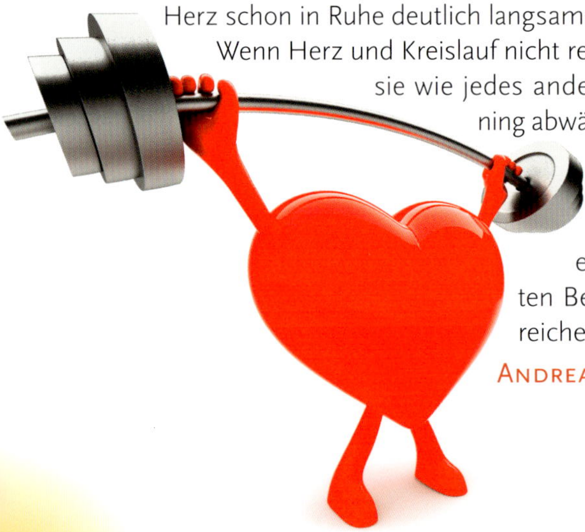

Wenn Obst krank macht

Eine junge Frau kämpft mit ihrer Verdauung, seit sie denken kann. Dabei versucht sie, alles richtig zu machen. Sie verwendet Vollkornprodukte, bewegt sich regelmäßig und isst viel Obst und Gemüse. Aber in letzter Zeit plagen sie nach dem Essen vermehrt Bauchschmerzen.

Einige Wochen später sitzt sie mir gegenüber und berichtet von ihren Beschwerden. Der Untersuchungsbefund aus dem Krankenhaus diagnostiziert eine Fructosemalabsorption. „Darf ich nun nie wieder Obst essen?", fragt sie mich verunsichert.

Eine Fruchtzuckerunverträglichkeit kann sehr unangenehme Beschwerden wie Bauchkrämpfe, Blähungen, Durchfall und sogar Depressionen hervorrufen. Von dieser Form der Lebensmittelunverträglichkeit ist in unseren Breiten ca. jeder Dritte betroffen. Die Ursache steckt im Dünndarm, wo normalerweise der Fruchtzucker aus der Nahrung ins Blut aufgenommen wird. Funktioniert dieser Transport nicht oder nicht ausreichend, wandert die Fructose in den Dickdarm, wo sie von den Darmbakterien in Gase und Fettsäuren umgewandelt wird. Fruchtzucker trägt das „Mascherl", gesünder als andere Zuckerarten zu sein. Das hat auch die Lebensmittelindustrie erkannt und verwendet statt Haushaltszucker immer öfter den vermeintlich gesünderen Fruchtzucker. Deshalb trifft diese Unverträglichkeit häufig Menschen, die sich besonders gesund und bewusst ernähren wollen.

Was können wir gegen die Beschwerden tun?
Der erste Schritt ist die richtige Diagnose. Eine ausführliche Ernährungs-Anamnese im Vorfeld spart lange Untersuchungswege. Bei meiner Klientin hat sich der Verdacht bestätigt. Schritt zwei ist nun ein passendes ernährungstherapeutisches Konzept durch eine Diätologin. Lange Verbotslisten verunsichern nur und enden schlimmstenfalls in einer einseitigen Mangelernährung. Damit die junge Frau ihre Beschwerden los wird, isst sie für kurze Zeit völlig fruchtzuckerfrei. Besonders Wellnessgetränke, Fruchtsäfte, Honig und bestimmte Obstsorten meidet sie in dieser Zeit.

Manche Früchte wie Erdbeeren, Bananen, Kiwi und Mandarinen sind für die meisten Betroffenen gut verträglich. Auch meine Klientin kann nach ihrer Ernährungsumstellung wieder einige Obstsorten essen. Bei Vollkornprodukten wählt sie besonders sorgfältig aus. Sie hat gelernt, wie sie trotz ihres „Fruchtzucker-Handicaps" ausgewogen und gesund, aber vor allem beschwerdefrei essen kann.

Erika Mittergeber

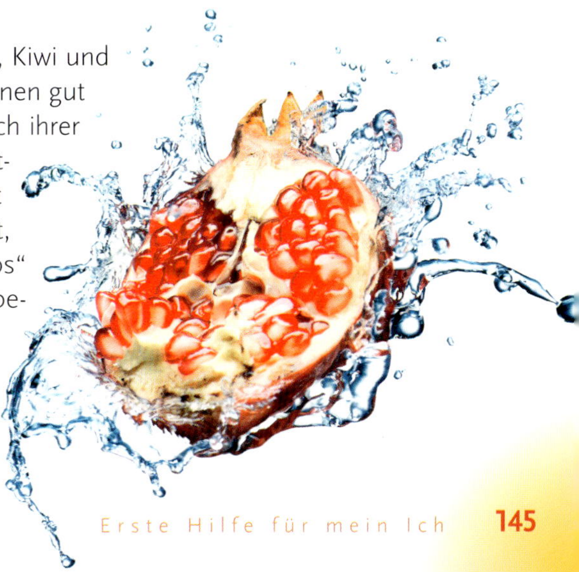

Reden ist Silber, Schweigen ist Gold?

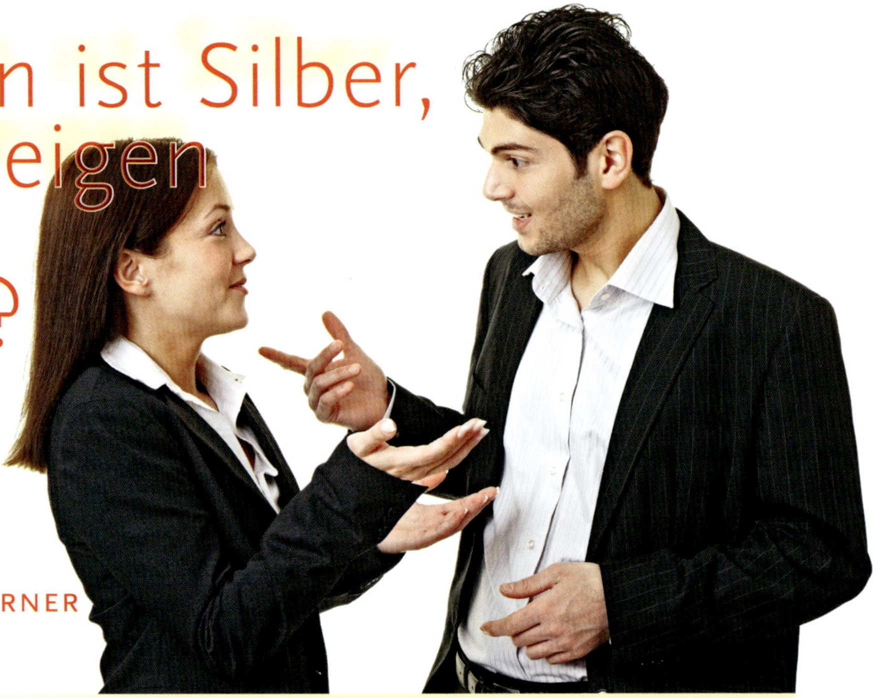

ELFRIEDE ZÖRNER

Vor drei Jahren wurde Thomas in einem Mitarbeitergespräch in Aussicht gestellt, die Position seines unmittelbaren Vorgesetzten bei dessen Pensionierung antreten zu können. Er hat sich firmenintern und auch durch Weiterbildung in seiner Freizeit gut darauf vorbereitet. Nun gibt es Gerüchte über eine komplette Umstrukturierung, bei der auch diese Funktion des Abteilungsleiters mit Jahresbeginn gestrichen werden soll. Thomas kann jedoch nichts Genaues in Erfahrung bringen.

Change Management oder Umstrukturierungen sind mitunter notwendige Prozesse im unternehmerischen Alltag, ob in Firmen, Organisationen, Vereinen oder privaten Gemeinschaften. Wesentlich dabei ist allerdings der Umgang mit den Betroffenen und Involvierten. Wie zeitnah und ehrlich werden die Vorhaben kommuniziert?

Manchmal erfahren Mitarbeiter erst aus der Zeitung, was die Geschäftsleitung beschlossen hat. Oder ein engagiertes Organisationsmitglied, dem eine Funktion versprochen wurde, erfährt erst aus dem Wahlvorschlag, dass jemand anderer die Position erhalten soll.

So offensichtlich solche Überraschungsmomente die Motivation bzw. das ehrenamtliche Engagement auch beeinträchtigen, so häufig begegnet uns diese Missachtung immer wieder im Alltag.

Dabei wäre es doch so einfach, die Entscheidungsgründe offen und transparent mitzuteilen, denn fast immer stecken reifliche Überlegungen dahinter. Mögen die Gründe sachlicher oder emotionaler Natur sein, es ist wichtig, sie darzulegen. Damit geben Sie dem anderen die Chance, Ihre Gedanken nachzuvollziehen – und Sie zeigen ihm ein Mindestmaß an Wertschätzung!

Offene Kommunikation lohnt sich

Alles was Sie dafür brauchen, ist etwas Zeit und Mut. Zeit gewinnen Sie zurück, wenn motivierte Menschen Ihre Ideen mittragen. Mut zu haben lohnt sich allemal. Was kann passieren? Dass Ihre Entscheidungen hinterfragt werden? Eine gute Gelegenheit, selbst zu überprüfen und nachhaltiger zu argumentieren. Und wenn sie abgelehnt werden, hilft Ihnen diese Information, weil Sie die Widerstände besser erkennen und hinterfragen können. Zusätzlich bringt das Ausformulieren unserer Beschlüsse auch uns selber mehr Klarheit.

Lassen Sie mich einen Vergleich zu einem körperlichen Bewegungsablauf ziehen. Nehmen Sie an, Sie wollen eine Tür öffnen. Von Ihrer Willensentscheidung „Türe öffnen" werden von der Schaltzentrale Kopf alle mitarbeitenden Körperregionen informiert: Arm ausstrecken, Hand nach der Klinke fassen, runterdrücken, der Oberkörper reagiert und beugt sich leicht vor, ja selbst die Beine bis hin zur kleinen Zehe müssen von der Aktion Bescheid wissen, um die Handlung mit der nötigen Kraft und Standfestigkeit durchführen zu können! Das ganze System zu informieren ist für unsere inneren, körperlichen Bewegungsabläufe eine Selbstverständlichkeit. Genauso selbstverständlich sollten wir auch in unserer „Außenwelt" kommunizieren. Nur wenn Veränderungsmaßnahmen vom Management über Vertrieb und Produktion bis zur Verwaltung, Telefonzentrale und zum Reinigungsteam mitgetragen werden, können sie erfolgreich umgesetzt werden. Die offene Information über nachvollziehbare Entscheidungen ist die Basis jeder Motivation und Baustein für den Erfolg. Reden ist Gold!

Erfolg ist keine Glückssache?!

Ein lapidarer Satz beschäftigt mich. Der Spitzensportler Felix Gottwald hat ihn für sein zweites Buch als Titel gewählt: Erfolg ist keine Glückssache!
Als er ihn bei einem Vortrag vorstellte, habe ich gefällig zugestimmt. Und er schien mir auch einleuchtend zu sein. In weiterer Folge kamen mir dann Zweifel.
Natürlich stimmt es aus der Sicht dieses überaus sympathischen dreifachen Olympiasiegers. Und es wird auch über weite Strecken und in vielen Bereichen so sein: Erfolg lässt sich planen, Erfolg hat mit Strategie und Konzepten zu tun, im Sport mit Trainings- und Ernährungsplänen. Erfolg ist zu einem Teil machbar, die Rahmenbedingungen müssen passen. Schon das alte Sprichwort „Ohne Fleiß kein Preis" macht uns darauf aufmerksam.

Aber wenn ich den obigen Buchtitel ins Negative übertrage, dann wird die Behauptung schon etwas gewagter, denn es würde dann heißen: „Misserfolg ist eine Glückssache". Da werden viele innerlich leise und laut aufschreien, die von persönlichen oder beruflichen Schicksalen getroffen wurden und damit leben. Sie werden sagen: Dafür kann ich nichts. Das lag außerhalb meiner Verantwortung und meines Einflussbereiches. Denn so wie der Erfolg viele Väter und Mütter hat, so hat sie auch der Misserfolg. Und so wie ein Felix Gottwald viele Bausteine zum Erfolg in seinem Buch aufzählt, so mannigfaltig sind diese Bausteine auch in unserem Leben. Es gilt sie „nur" zu finden.

Umgang mit Niederlagen

In seinem Buch geht der Spitzensportler aber auch auf Niederlagen ein, auf Situationen, die im ersten Augenblick nicht als Erfolg zu werten sind. Das gehört aber auch zur Realität unseres Lebens.

Wir können nicht nur Erfolge verbuchen, sondern unsere Biografie weist immer auch Niederlagen auf. Entscheidend ist aber nicht die Vermeidung von Niederlagen, von Misserfolg, von Krisen oder Abstürzen, sondern wie ich sie durchstehe, wie ich daraus hervorgehe.

So wie ein Felix Gottwald in seiner langen Karriere gelernt hat, unterschiedliche „Ressourcen" anzuzapfen, unter dem Motto: „Was tut mir gut und bringt mich weiter?", so ist ein erster Schritt aus dem „Misserfolg" oder ein erster Schritt zum „Erfolg" das Eingeständnis, dass man alleine nicht mehr weiter kommt: Wer kann mir dabei helfen? Wo finde ich Verbündete? Wer kann mich kurzfristig unterstützen?

Wen hole ich an meine Seite?
Ich erlebe in meiner Praxis als Lebens- und Sozialberater sehr oft das Bekenntnis: „Bin ich froh, dass ich Sie aufgesucht habe. Es war keine leichte Entscheidung, aber ich bin froh, dass ich sie getroffen habe."

Franz Landerl

Wie viel Vanille ist im Vanillepudding?

Im Lebensmittelbereich ist eine interessante Tendenz zu erkennen: Die Produktbezeichnung hat nicht zwangsläufig etwas mit den Inhaltsstoffen zu tun!

Ein neuer Test des Vereins für Konsumenteninformation (VKI) zeigt bei Produkten, wie beispielsweise Zitronenlimonade, Pesto, Schafkäse, Erdbeerjoghurt, Schokomilch oder Früchtetee, dass der Inhalt mit den Versprechungen bzw. den Erwartungen nicht zwangsläufig übereinstimmen muss. Imitationen finden sich vielfach, sowohl bei Billig- als auch bei Markenprodukten. Kunden werden oft durch bildliche Darstellungen, ausgeklügelte Produktbeschriftungen, nur scheinbar enthaltene Inhaltsstoffe oder das bewusste Spiel mit Assoziationen getäuscht. Oft enthält ein Fruchtjoghurt kaum echte Früchte bzw. ist das Rahmschnitzerl gar kein Schnitzerl, sondern besteht aus Formfleisch.

Großes Täuschungspotenzial haben die Aromen, im Besonderen die Vanille. Ob Vanillejoghurt, Vanilletopfencreme oder Vanilleeis – viele dieser Produkte haben noch nie Vanille gesehen. Auch in Keksen, Pudding, Limonaden oder Cappuccino finden sich viele Aromen, ob es nun um Haselnuss-, Himbeer-, Zitronen- oder Erdbeergeschmack geht. Meist finden sich diese Inhaltsstoffe großzügig abgebildet auf der Verpackung, aber nur in geringsten Mengen im Produkt selbst, was zur Irritation der Verbraucher beiträgt. Beispielsweise ein Erdbeerjoghurt mit nur einem Prozent Erdbeeren oder eine Kürbiscremesuppe mit nur neun Prozent Kürbis!

Vielfach werden Produkte auch mit zusätzlichen billigen Zutaten gestreckt. Als Beispiel führt der VKI ein Pesto mit Zutaten wie Molke und Reismehl an. Diese Zutaten haben in einem klassischen Pesto nichts verloren, senken aber den Wareneinsatz beim Produzenten.

Empfehlungen für Konsumenten: Schauen Sie auf die Zutatenliste! Je kürzer und einfacher diese ist, umso besser. Viele E-Nummer-Nennungen deuten auf eine längere Produktverarbeitung hin. Zudem sind die Zutaten auf der Zutatenliste auch mengenmäßig gereiht. Was an vorderer Position steht, ist mengenmäßig auch zu höheren Anteilen drinnen. Steht z. B. Aroma vor den Erdbeeren, ist auch mehr Aroma als Erdbeeren enthalten.

Der VKI fordert daher eine verpflichtende und unmissverständliche Kennzeichnung von Lebensmittelimitaten auf europäischer Ebene. Bleibt zu hoffen, dass diese sinnvolle Forderung auch umgesetzt wird!

Alexandra Haupt

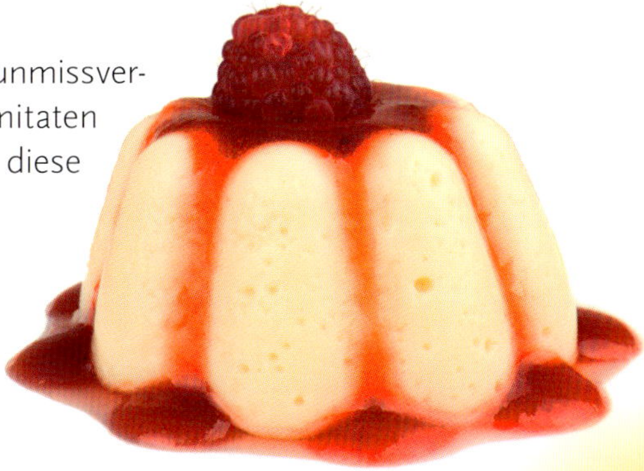

Wintersport – worüber auch zu reden wäre …

Jedes Jahr erreichen uns Meldungen von Verletzungen im Wintersport und den Gefahren beim Rodeln, auf Skipisten und Langlaufloipen … und überhaupt scheint Bewegung so richtig lebensgefährlich.

Hier muss man allerdings ein paar Dinge ganz klar trennen: Bewegung in der Natur ist eine wunderbare und angenehme Sache, vorausgesetzt, wir haben unseren Organismus darauf vorbereitet.

Der körperliche Zustand der Bevölkerung in unseren Breiten hat sich im Schnitt in den letzten Jahren eher verschlechtert als verbessert. Wir bewegen uns zu wenig, essen meist zu viel und gönnen uns insgesamt zu wenige neue Reize, neue Bewegungsarten, neue Hobbies. Der Organismus braucht aber NEUE Reize in der RICHTIGEN Dosierung, damit er auf Belastungen gut vorbereitet ist.

Das Material, das uns für Wintersportarten zur Verfügung steht, wird immer besser und auch schneller. Viele unterschätzen, welche Anforderungen ein solches Material an ihren Körper stellt. Da darüber hinaus die Aufstiegshilfen immer besser werden, erreichen auch Untrainierte bequem die Pisten. Diese wieder sind perfekt präpariert und laden dazu ein, über die eigenen Verhältnisse unterwegs zu sein. Es mangelt vielfach am Gespür dafür, was man sich selbst zutrauen kann und welche Bewegungen man auch gut beherrscht.

Selbst der beste Helm und eine perfekte Ausstattung helfen wenig, wenn jemand über seinem persönlichen Limit unterwegs ist und dabei z. B. frontal auf ein Kind auf der Piste trifft. Wenn ein Durchschnittsskifahrer (und da gehören viele von uns dazu) flott fährt, erreicht er schnell einmal 40 bis 60 km/h. Er muss auch dann jederzeit Kurven fahren, ausweichen oder stehen bleiben können. Dazu braucht man trainierte Muskeln, stabile Gelenke und eine schnelle Reaktion. Und diese gilt es zu entwickeln und zu trainieren, gerade für die Wintersportarten.

Denken wir also vor unserem nächsten Winterurlaub auch an die bestmögliche Vorbereitung. Damit steigt der Spaßfaktor, das Sicherheitsrisiko sinkt. Nur dann können wir so agieren und reagieren, wie es der Sport von uns erfordert. Egal ob Rodeln, Langlaufen, Skifahren, Snowboarden: Spaß und Sicherheit setzen gute Vorbereitung, perfekte Muskulatur und gesunde Gelenke voraus! Und dazu noch den Helm, der im Falle des Falles guten Schutz bietet!

Manfred Simonitsch

Advent – darf es auch laut sein?

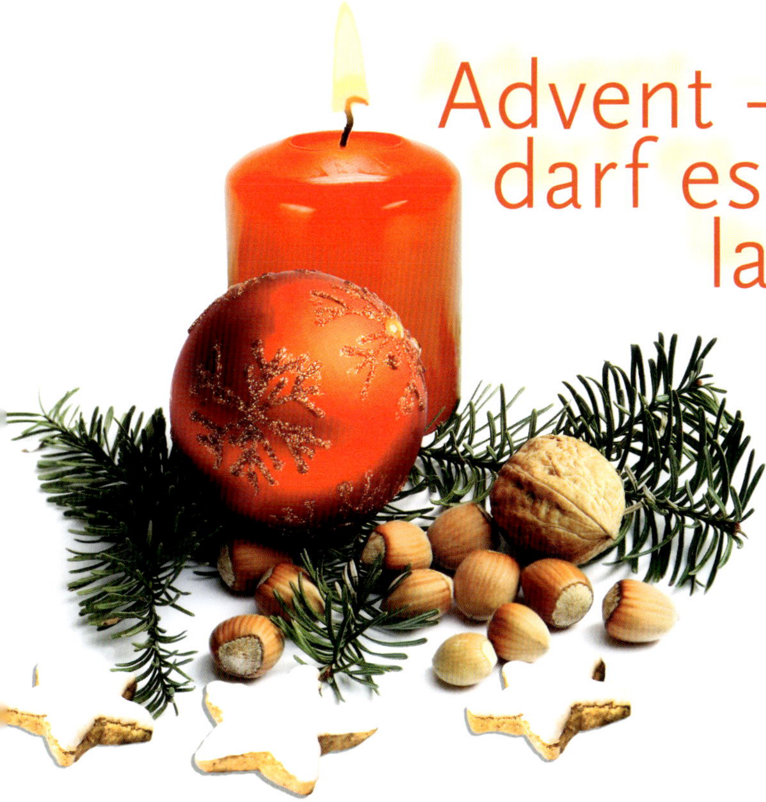

Franz Landerl

Familie Sinnhuber befindet sich gerade in der täglichen Morgenhektik, als Gabi Oma sie mit einer Programmänderung für die Weihnachtsfeiertage überrascht. Claudia Sinnhuber fühlt sich durch den Eingriff in ihre Planung irritiert. – Unterschiedliche Erwartungen einzelner Familienmitglieder an das Fest, Besorgungen in letzter Minute und auch dringende berufliche Erledigungen vor den Feiertagen, alles muss unter Dach und Fach gebracht werden. Wie kann es trotzdem gelingen, Weihnachten für alle Beteiligten zu einem schönen und friedlichen Fest werden zu lassen? Worauf kommt es wirklich an?

Wir reden in diesen Tagen von der „stillsten Zeit im Jahr" und erleben doch so viel Unruhe und Hektik. Hier ein paar Tipps für die innere Ruhe.

Wir fragen uns gegenseitig, wie viel Stress wir erleben und sind „gestresst", wenn wir weniger haben als der Arbeitskollege oder die Freundin. Muss es im Advent ruhig und still sein? Ist die Vorbereitung auf ein Großereignis wie das Weihnachtsfest nicht unweigerlich mit Zeit und Energie verbunden? Drückt das Reden vom „gestressten Adventzauber" nicht vielleicht unsere Grundbefindlichkeit über das ganze Jahr aus, die dann unser schlechtes Gewissen in dieser Jahreszeit schürt, weil wir schon länger über dem Limit fahren?

Ich möchte Ihnen drei konkrete Angebote zur Linderung der Hektik und inneren Unruhe vorschlagen:

Ordnung schaffen

Geben Sie Ihrem Tagesablauf (wochentags und feiertags) eine feste Gestalt. Es liegt in Ihrer Hand, wie Sie beispielsweise am Morgen aufstehen, mit welchen Gedanken und Gefühlen. Deren Inhalt bestimmt wesentlich den Verlauf und die Wahrnehmung der Tagesereignisse.

Es ist Ihre Entscheidung, wie Sie an die Arbeit gehen, wie Sie die Mahlzeiten einnehmen, die Freizeit verbringen und den Tag abschließen. Machen Sie sich das bewusst. Geben Sie den Tageszeiten feste Formen. Sonst ist die Gefahr groß, dass die Zeit konturenlos verschwimmt und sich Gewohnheiten breitmachen, die schaden: in den Tag hineinhetzen, das Essen hinunterschlingen, bei einer Tätigkeit geistig schon bei der nächsten und übernächsten sein. Bewusst geformte und überlegte Gewohnheiten, gesammelt ausgeführt, bringen viel in uns in Ordnung und halten Unruhe fern.

Natur genießen

Hektisches Umhergetriebensein und Belastungen lassen sich durch körperliche Bewegung abbauen. Machen Sie als adventliche Übung einen Spaziergang oder sonst eine körperliche Aktivität, vornehmlich draußen in der freien Natur. Dabei wird manches Problem zurückgelassen und relativiert. Die Bewegung führt zu mehr Ausgewogenheit. Der große österreichische Schriftsteller Peter Handke spricht zu Recht vom „Geh-Segen".

Sich Gutes tun

Was sind ihre Ankerplätze? Was tut Ihnen gut? Vielleicht ist es ein schönes Adventkonzert, vielleicht ein Punsch mit Freunden, vielleicht backen Sie gemeinsam mit der Familie oder Bekannten. Tun Sie etwas, das Sie sonst über das Jahr nicht tun!

Dann können Sie die Stille oder auch das Gespräch, die laute oder meditative Musik genießen. Und dann überstehen Sie auch so manche Punsch-Advent-Weihnachtsfeierstimmung, die Ihnen noch vom letzten Jahr aufstößt.
Einen Versuch ist es wert ...

Fit durch Schulterkuss

Zeitdruck und bevorstehende Termine bereiten uns schnell einmal Verspannungen, vor allem im Nackenbereich. Mit dieser Übung wird er wieder locker:
Setzen Sie sich auf die Vorderkante eines Sessels, halten Sie den Rücken gerade, senken das Kinn ganz leicht Richtung Brustbein und ziehen Ihren Scheitel so zur Decke, als hinge er an einer unsichtbaren Schnur. Jetzt heben Sie die Schultern so weit wie möglich hoch und rollen sie langsam zurück.

ANDREA HÜTTHALER

Das Gespräch suchen

Die Feiertage sind eine Chance, die Partnerschaft neu zu beleben. Voraussetzung dafür ist das wertschätzende Gespräch.

Kennen Sie das: Sie freuen sich auf ein paar gemeinsame Urlaubstage, um sich Pause vom Alltag zu gönnen, stattdessen enden sie in Unstimmigkeiten und ungleichen Erwartungen. Oft beginnt es schon bei der Planung. Man wird sich nicht einig, Missstimmungen sind die Folge. Sie möchte im kleinen Kreis mit ihren Lieben feiern, er will ein großes Familienfest. Und häufig gibt dann ein Teil um des Friedens willen nach. Bei der geringsten Kleinigkeit kommt es aber zu Vorwürfen. Aus dem Familienfest entstehen sehr schnell Spannungen und Stress.
Wie können Sie dem nun vorbeugen, damit die Feiertage nicht zum Alptraum werden?

Eigene Wünsche formulieren

Überlegen Sie bei den Vorbereitungen für sich, was Sie wollen und sammeln Sie Ideen. Erst dann setzen Sie sich mit Ihrem Partner zusammen und tauschen im Gespräch ihre Wünsche und Vorstellungen aus. Dabei machen Paare oft die Erfahrung, dass sie viel zu wenig über die Bedürfnisse des anderen Bescheid wissen, weil sie einfach zu wenig miteinander sprechen, vielleicht aber auch aus Angst, nicht ernst genommen zu werden. In meinen Paarberatungen höre ich oft die Vorwürfe „Du hast mir ja nicht gesagt, dass dich das nicht interessiert!“ oder „Ich hätte viel lieber ganz anders gefeiert, aber ...“.

Miteinander reden

Da wir unterschiedliche Individuen sind, haben wir nicht immer die gleichen Interessen. Wir müssen also lernen, Kompromisse zu schließen und dem anderen genügend Freiraum einzuräumen. Das kann zu einer Stärkung der Beziehung führen und bildet eine Basis für Vertrauen. Im Vordergrund steht dabei immer wieder das Wichtigste: das Gespräch. „Dass wir miteinander reden können, macht uns zu Menschen", schrieb der deutsche Psychiater und Philosoph Karl Jaspers. Dieses „Miteinanderreden", die „wertschätzende Kommunikation" sollte eine Grundregel für ein gutes Zusammenleben sein. In unserer Zeit, in der Kommunikation durch den SMS- und E-Mail-Stil verarmt ist, sollten wir uns immer wieder bewusst machen, wie Partnerschaft neu belebt werden kann.

Trauen Sie sich und seien Sie mutig für neue Erfahrungen im Miteinander!

GERLINDE STROPEK

Weihnachtsdüfte

Zur Winterzeit gehört der Duft von Mandarinen und Orangen, das Knabbern von Nüssen und Maroni, ein warmes, knuspriges Kletzenbrot! Alles nicht ganz kalorienarm, aber zumindest mit einer Extraportion Vitamine und Spurenelemente! Zum Glühwein ein Glas Wasser beugt nicht nur Kopfschmerzen vor, sondern schützt vor zu starker Entwässerung!

ARIANE HITTHALER

Stressfreie Familientreffen

Laden Sie am späten Vormittag zu einem Brunch, jeder Gast nimmt eine Kleinigkeit mit, so entsteht mit wenig Vorarbeit ein buntes Buffet, das selbst der strengsten Schwiegermutter gefällt – denn sie hat ja auch etwas besonders Gutes beigetragen!

ELFRIEDE ZÖRNER

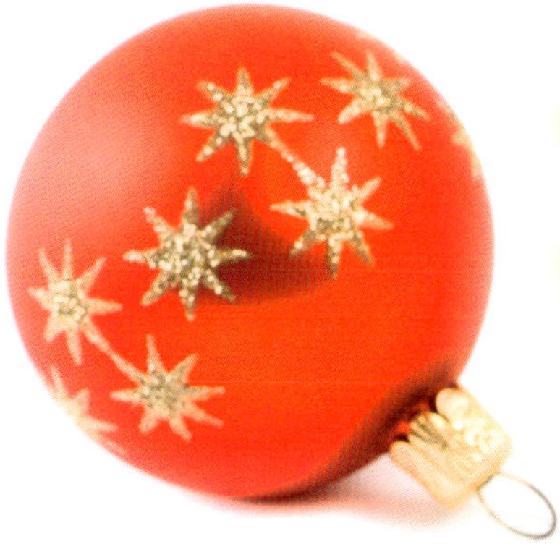

Stille Nacht, schwere Nacht?

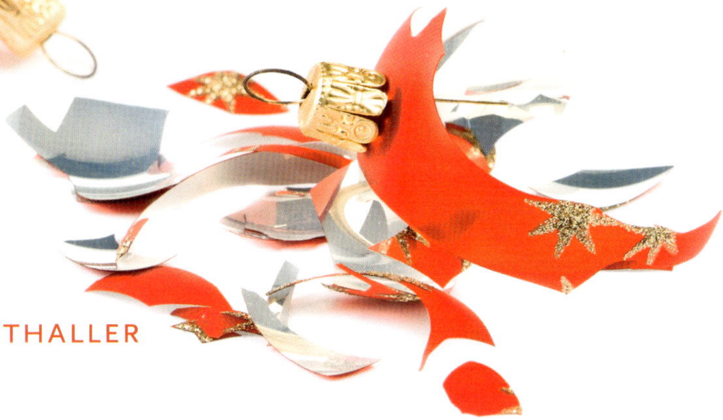

ARIANE HITTHALLER

Alle Weihnachtseinkäufe sind getätigt, das Menü ist geplant und nicht nur die Kinder freuen sich auf genussvolle Feiertage. „Wie schnell dieses Jahr verflogen ist“, stellen Thomas und Claudia fest. „Ist es uns gelungen die Vorhaben umzusetzen? Wie können wir uns für das Kommende gut motivieren?“

Mit Weihnachten ist das so eine Sache: Alle Jahre wieder sind wir umgeben von kulinarischen Köstlichkeiten, denen wir nur schwer widerstehen können. Dabei muss die Heilige Nacht nicht zwangsläufig in maßloser Völlerei enden.

Haben Sie gewusst, dass viele Österreicher am Weihnachtstag rund 6 000 kcal zu sich nehmen? Das ist der dreifache Tagesbedarf! Kein Wunder, dass wir nach den Feiertagen zwei bis drei Kilo mehr auf die Waage bringen. Aber heuer, heuer wird alles anders!

Hier ein paar Tipps, wie Sie den festlichen Kalorienfallen entgehen können:

- Versuchen Sie einen Melonen-Cocktail als Vorspeise oder geräucherten Lachs mit wertvollen Omega-3-Fettsäuren. Auch die gute alte Gemüsesuppe füllt den Magen auf sehr schmackhafte Weise.
- Huhn und Pute sind fettarme, proteinreiche Alternativen zum Festtagsbraten. Wenn Sie die Haut weglassen, sparen Sie viele Kalorien.
- Auf die Beilage kommt es an: Gegen köstliche Folienkartoffeln oder Bratkartoffeln aus dem Ofen haben schwere Mayonnaisesalate keine Chance. Sparen Sie nicht mit Gemüse. Kohlsprossen, Erbsen und Wurzelgemüse zaubern Farbe auf den Festtagstisch und liefern viele Antioxidantien, die Herzerkrankungen und Krebs vorbeugen. Anstelle von Butter verwenden Sie einfach Olivenöl.
- Keks ist nicht gleich Keks: Meiden Sie Schoko-, Marzipan- oder Cremefüllungen und greifen Sie eher zu Lebkuchen, Früchtebrot oder Kokosbusserln. Wer selbst bäckt, kann den Kalorien- und Fettgehalt besser kontrollieren. Mürbteiggebäck z. B. gelingt auch mit einem Drittel weniger Fett.
- Das schwere Dessert können Sie sich sparen – zum Naschen gibt's ohnehin Kekse. Verwöhnen Sie die Gäste lieber mit einem frisch zubereiteten Obstsalat oder einem leichten Fruchtsorbet.
- Auch gegen ein, zwei Gläser Rotwein spricht nichts, aber stellen Sie Wasser bereit und sorgen Sie für genügend alkoholfreie Alternativen. Ausreichende Flüssigkeitszufuhr entlastet den Körper.
- Für Knabberfreunde lassen Sie die stark gesalzenen Erdnüsse und Chips links liegen und braten einfach ein paar fettarme Maroni.

Letztendlich gilt: Genießen Sie diese besondere Zeit des Jahres, lassen Sie es sich gut gehen. Und vergessen Sie dabei nicht ganz auf Bewegung. So können Sie den überschüssigen Kalorien den Kampf ansagen und Ihr Wohlbefinden steigern. Der Einklang von Bewegung, Ernährung und mentaler Gesundheit sollte das ganze Jahr über Ziel sein.

Winterfreuden

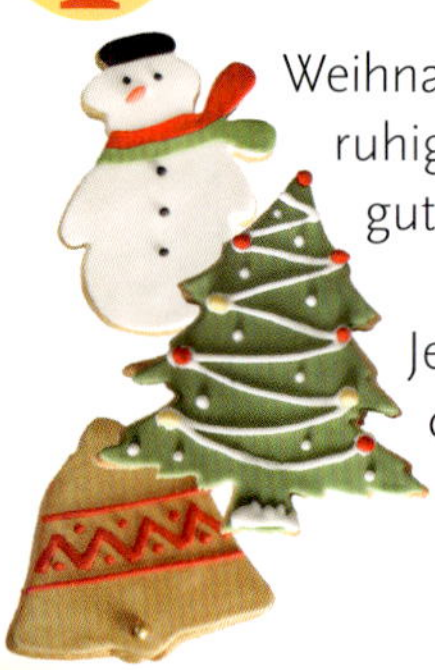

Weihnachtsfeiern, Punsch und Kekse haben uns allen zu schaffen gemacht. Die ruhige Weihnachtszeit im Kreis unserer Familie und mit Freunden hat uns gutgetan. Manche von uns hat sie aber auch gestresst.

Jetzt ist es an der Zeit, über Neues nachzudenken und Pläne zu schmieden. Für das neue Jahr werden Vorsätze gefasst, und so mancher möchte einiges im Leben verändern.

Gehen wir die Sache doch ruhig an! Wir sind selber in der Lage, unsere körpereigenen Heilkräfte zu aktivieren und können Quellen der Energie akquirieren.

Unsere Muskeln sind Maschinen zur Gewinnung von neuer Energie, denn sie senden Botenstoffe an unsere Organe und das Gehirn. So können wir durch regelmäßige Bewegung Körper und Geist fit erhalten.

Kraftquellen finden wir in unserer nächsten Umgebung in der Natur. Und diese können wir gewinnbringend nutzen.

Der Weg ist das Ziel

Versuchen Sie es mit Schneeschuhwandern: weg von gespurten Loipen und ausgetretenen Pfaden. Spuren im Schnee ziehen und die Stille der verschneiten Landschaft genießen. Dazu muss man in kein Skigebiet fahren, nahegelegene Felder, Wiesen und unebenes Gelände reichen. Sie können also ganz in Ihrer Nähe Kraft und Energie tanken. Beim Wandern in der Ebene wird Ihr Herz-Kreislauf-System sanft gefordert und die Kondition trainiert. Sie erleben die Langsamkeit als Genuss. Und der Weg ist das Ziel.

Ausdauer, Gleichgewicht und Koordination werden verbessert und die Muskulatur wird gestärkt. Ein flottes Tempo und ein kräftiger Stockeinsatz ermöglichen ein optimales Ganzkörpertraining an der frischen Luft. Und nebenbei werden noch überschüssige Kilos abgebaut.

Ist der Körper auf diese genussvolle Art erst einmal in Schwung gebracht, steht einem gezielten Muskelaufbau nichts mehr im Wege. Dazu müssen Sie nicht unbedingt in die Kraftkammer, Muskeln können auch durch eigenes Körpergewicht trainiert werden. Mit einem relativ geringen Zeitaufwand kann man den Körper leistungsfähiger machen, die Bewegungen werden geschmeidiger und ökonomischer.

Bewegung macht beweglich!

Manche Menschen wirken jünger. Nicht weil sie weniger Falten haben, sondern weil sie sich vielleicht geschickter und schneller bewegen. Diese Menschen verfügen über eine gute Koordination, also ein harmonisches Zusammenwirken von Sinnesorganen, Nervensystem und Muskeln. Sport und abwechslungsreiche Bewegungsaufgaben fördern die Koordination und das Gleichgewicht, die Gelenke werden mobiler.

Immer wieder Neues zu versuchen, Körper und Geist beweglich zu erhalten – wäre das nicht auch für Sie ein Vorsatz für das neue Jahr?!

Andrea Hütthaler

Mit Schwung ins neue Jahr

Die Feiertage sind vorbei – wir starten in das neue Jahr. Tun wir das auch mit dem richtigen Elan? Oder haben Sie den Eindruck, dass Sie selbst und Ihr Team nur mit halber Kraft unterwegs sind? Dass es in Ihrem Unternehmen nicht wirklich rund läuft?

Halbe Kraft voraus?

„Wer schaffen will, muss fröhlich sein." Dieser Satz Theodor Fontanes scheint heute aktueller denn je. Denn: Studien besagen, dass zwei Drittel sich nicht recht wohl fühlen in ihrer Arbeitswelt – und das sollte uns zu denken geben. Trotz materiellem Wohlstand, sozialer Sicherheit, großem Freizeitwert und rundherum letztendlich ohne großen Grund zu klagen, freut sich nur jeder dritte Arbeitnehmer auf den Montagmorgen, der Rest taucht durch die Woche durch. Dass solche Stimmungsbilder die Produktivität nicht steigern oder aber Krankenstände minimieren helfen, wissen wir seit langem – die Managementliteratur ist voll mit den unterschiedlichsten Strategien zur Hebung der innerbetrieblichen Motivation.

Vitalität hebt Motivation

Ihr Team kann mehr! Ein motiviertes, leistungsstarkes Team entwickelt sich mit den zukünftigen Herausforderungen weiter – schnell, konzentriert, verlässlich und flexibel. Geistige und körperliche Vitalität steigern unsere Lebensfreude, heben unsere Motivation. Gesundheit, Zufriedenheit und Belastbarkeit jedes einzelnen Mitarbeiters sind wesentliche Faktoren des unternehmerischen Erfolges.

Unter der Qualitätsmarke ImpulsPro sind in der Wirtschaftskammer Experten im Mental-, Ernährungs- und Bewegungsbereich vereint: Diplom-Lebensberater, Diätologen, Ernährungs- und Sportwissenschafter.

Sie wecken mit maßgeschneiderten und individuellen Programmen den Esprit der Mitarbeiter im Unternehmen, stärken Selbst- und Sozialkompetenz, unterstützen bei der Planung und Umsetzung von maßgeschneiderten Gesundheitsprojekten und Aktivprogrammen direkt am Arbeitsplatz. Und sie optimieren die Ernährungspläne der Belegschaft. Denn wer sich vital und wohl fühlt, hat auch Freude an der Arbeit und bringt gerne vollen Einsatz.

Die Experten von ImpulsPro arbeiten interdisziplinär, um Gesundheit zu erhalten und gemeinsam das Wohlbefinden und die Leistung im Unternehmen zu steigern! Damit alle im neuen Jahr wieder mit „voller Kraft voraus" durchstarten.

Elfriede Zörner

Woran ist qualifizierte Persönlichkeitsberatung erkennbar?

Qualitätskriterien der Lebens- und Sozialberatung

Der/Die Berater/in besitzt den Gewerbeschein „Lebens- und Sozialberatung". Um diesen zu erhalten, sind die Absolvierung einer mindestens fünfsemestrigen zertifizierten Ausbildung sowie eine professionell begleitete Selbsterfahrung und ein Praktikum von 750 Stunden unter Supervision vorzulegen. Erst anschließend darf psychologische Beratung selbstständig angeboten und die Berufsbezeichnung „Diplom-Lebensberater/in" geführt werden. Diese Kriterien sind in einem Bundesgesetzblatt geregelt – ebenso die Standesregeln. In diesen sind unter anderem auch die gesetzliche Verschwiegenheitspflicht und das Mindestausmaß der jährlichen Weiterbildung festgehalten.

Ein aufrechter Gewerbeschein lässt sich im Firmenverzeichnis der Wirtschaftskammer überprüfen.

Zur Berufsgruppe „Lebens- und Sozialberatung" gehört auch die sportwissenschaftliche Beratung, sie erfordert den Abschluss dieses Studiums sowie die Ernährungsberatung. Auch hier ist das Studium Ernährungswissenschaften bzw. eine Diätologie-Ausbildung nachzuweisen. Diese Berater/innen sind im Firmenverzeichnis ebenfalls entsprechend ausgewiesen und arbeiten in ihren Fachbereichen.

Neben diesen leicht überprüfbaren Berechtigungen ist qualifizierte Beratung auch an folgenden Kriterien zu erkennen:

- Werden Sie vorab über die angebotene Dienstleistung entsprechend informiert (persönlich, Flyer, Homepage)?
- Erhalten Sie eine genaue Kosteninformation? 2012 liegt der Satz für eine Beratungseinheit für Privatpersonen zwischen 60 und 90 Euro, für Firmen etwa zwischen 120 und 160 Euro. Ein seriöses Preisangebot sollte weder darunter noch stark darüber liegen.

- Wird mit Ihnen beim Erstgespräch der Beratungsauftrag geklärt? Um welches Anliegen geht es Ihnen konkret, welches Beratungsziel soll erreicht werden, welcher Beratungsverlauf ist geplant ...
- Erfolgt die Beratung wertschätzend, streng vertraulich und unter Achtung Ihrer Individualität und Ihrer Selbstverantwortung? Dieser Punkt ist besonders zu bewerten!
- Aufgrund der Verschwiegenheitspflicht werden Sie nicht in einer Referenzliste aufscheinen – außer Sie erteilen ausdrücklich die Erlaubnis dazu. Wenn Ihr Unternehmen an einem betrieblichen Gesundheitsvorsorgeprojekt teilnimmt, dann kann es nach Rücksprache genannt werden, da dies Ihr Unternehmen als gesundheitsbewusst auszeichnet – doch Ihre Privatsphäre bleibt gewahrt!
- Ihr/e Lebensberater/in ist mit der Qualitätsmarke „ImpulsPro“ der Berufsgruppe Lebens- und Sozialberatung und/oder dem Qualitätssiegel der ÖGL „Österreichische Gesellschaft für Lebensberatung“ ausgezeichnet.

Bei solchen Professionisten können Sie sich zu Persönlichkeitsentwicklung, Krisenbewältigung, Stress- oder Burnout-Prophylaxe oder zu Ihrer persönlichen Gesundheitsvorsorge beraten lassen.

Nähere Informationen zur Berufsgruppe Lebens- und Sozialberatung sowie zu den gesetzlichen Bestimmungen erhalten Sie unter www.oegl-lebensberater.at und bei der Wirtschaftskammer OÖ.

Mag. Franz Landerl,
Berufsgruppensprecher LSB OÖ
Vizepräsident der ÖGL

Kontaktadresse:
ÖGL, Hafnerstr. 16, 4020 Linz
Telefon 0732/770450

Glossar

Anti-Aging: auch Altershemmung, ist eine Bezeichnung für Maßnahmen, die zum Ziel haben, das biologische Altern des Menschen hinauszuzögern, die Lebensqualität im Alter möglichst lange auf hohem Niveau zu erhalten und auch das Leben insgesamt zu verlängern. Da das Altern letztlich nicht aufgehalten werden kann, wird neuerdings von „Better Aging" – geistig und körperlich aktiv zu altern – gesprochen.

Aphrodisiaka: sind Mittel zur Belebung oder Steigerung der Libido. Sie wirken spezifisch reizend und anregend auf das sexuelle Verlangen, das sexuelle Lustempfinden sowie manchmal auch auf die Geschlechtsorgane.

Aquafitness: ist ein Ganzkörpertraining, welches im Flachwasser in Brusthöhe oder im Tiefwasser mit und ohne Gerät wie Schwimmnudel, Disc, Gürtel, Hanteln, Aqua-Bike und Kickbox-Handschuhen angeboten wird. Dabei werden Arme, Beine, Po und Rumpf trainiert. Durch Aquafitness wird die Kraft, Beweglichkeit und Ausdauer gesteigert und die Entspannung gefördert. Das moderne Aquafitness-Training ist im Vergleich zur klassischen Wassergymnastik eher fitnessorientiert und beinhaltet etliche Aerobic- und Pilates-Elemente. Vor allem der Wasserauftrieb und der Wasserwiderstand fördern die Gelenkentlastung, Muskelkraft und Ausdauer.

Beckenboden: ist der muskuläre Abschluss am unteren Ende des knöchernen Beckens. Da es sich beim Beckenboden um einen Muskel bzw. mehrere Muskelschichten handelt, verliert er an Elastizität und Muskelkraft wie jeder andere Muskel in unserem Körper. Daher gehört auch dieser regelmäßig trainiert, was auch die Haltung verbessert, den Effekt des Muskeltrainings intensiviert und den Rücken schützt.

Beweglichkeit: Ganz allgemein ist Beweglichkeit der Bewegungsspielraum in Gelenken oder Gelenksystemen. Im Sinne körperlicher (Leistungs-)Fähigkeit bedeutet Beweglichkeit die mögliche (Schwingungs-)Weite bei Bewegungen in den verschiedenen Ebenen. Beweglichkeit hängt von allen beteiligten Gelenkstrukturen, wie Knochen, Bändern, Sehnen und Muskeln ab und wie viele davon im vorgesehenen Bewegungsspektrum einsetzbar sind.

Brain Food: Damit sind Nährstoffe, Vitamine und Mineralstoffe gemeint, die einen unmittelbaren Einfluss auf die Gehirnzellen und damit auf die Gehirnfunktion haben. Sie beeinflussen aber auch die Stimmung, die Konzentrations- und auch die Leistungsfähigkeit. Neben der kurzfristigen Verbesserung der Hirnleistungsfähigkeit sind vor allem auch die Gefäßsituation und somit die Durchblutung des Gehirns und auch der Hirnstoffwechsel über Jahre hinaus zu verbessern. Mit der richtigen Ernährung wird man zwar nicht klüger, man wird aber leistungsfähiger.

Bungee-Jumping: bezeichnet eine moderne Extremsportart, bei der man von einem hohen Bauwerk kopfüber in die Tiefe springt. Der freie Fall wird von einem Gummiseil, das am Körper des Springers und an der Absprungplattform befestigt ist, über dem Untergrund abgebremst. Die Gummibandlänge wird dem Körpergewicht des Springers angepasst. Durch die Elastizität des Seils wird der Springer mehrfach nach oben zurückgefedert und pendelt schließlich aus.

Burnout bzw. Ausgebranntsein: ist ein Zustand ausgesprochener körperlicher, emotionaler und geistiger Erschöpfung mit reduzierter Leistungsfähigkeit aufgrund beruflicher Überlastung. Diese wird meist durch Stress ausgelöst, der aufgrund verminderter Belastbarkeit nicht bewältigt werden kann.

Coaching: stammt vom englischen „to coach" (betreuen, trainieren) und bezeichnet den Prozess der Entwicklung von Fertigkeiten (Skills) im Sport und im Beruf. In der heutigen Bedeutung umfasst er eine oft längerfristige Beratung bei der Entwicklung und Umsetzung von persönlichen Zielen und Perspektiven einschließlich Unterstützung zur eigenständigen Bewältigung von Veränderungen.

Couch-Potato: ist das Klischee einer Person, die einen Großteil ihrer Freizeit auf einem Sofa oder einem Sessel mit Fernsehen, Junk Food essen und Bier trinken verbringt. Zu diesem Klischee gehört auch, dass Couch-Potatoes übergewichtig und von insgesamt ungepflegter Erscheinung sind.

Crashdiät: ist eine kurzfristige Ernährungsumstellung, bei der man unter Umständen sehr schnell, sehr viel abnehmen kann. Da fast immer nur Wasser und nicht Fett abgebaut wird und das Ernährungsverhalten nicht langfristig geändert wird, kommt es nach allen Crashdiäten zu dem allseits bekannten Jo-Jo-Effekt. In der Regel sind Crashdiäten sogenannte Mono-Diäten, das heißt, man darf über einen gewissen Zeitraum nur ein einziges Nahrungsmittel zu sich nehmen.

Diätologie: ist ein Studium über Ernährung, Ernährungstherapie, Gesundheitsförderung und Prophylaxe ernährungsabhängiger Krankheiten.

Dopamin: ist ein anregendes Hormon, das Signale zwischen Neuronen weiterleitet statt sie zu hemmen. Es steuert so emotionale sowie geistige Reaktionen. Dopamin vermittelt auch die Vorstellung einer Bewegung, bevor sie umgesetzt wird. Der Botenstoff spielt im Gehirn eine Schlüsselrolle bei der Parkinsonschen Krankheit. Ist zu wenig Dopamin in einigen Bereichen des Gehirns vorhanden, wird die Signalübertragung zwischen den Nervenzellen gestört.

Doping: darunter versteht man die Einnahme von unerlaubten Substanzen oder die Nutzung von unerlaubten Methoden zur Steigerung der (meist sportlichen) Leistung. Dies ist im Sport weitestgehend verboten, da die für den Sportler häufig mit dem Risiko einer Gesundheitsschädigung einhergehende Anwendung von Dopingmitteln zu einer ungleichen Chancenverteilung im sportlichen Wettbewerb führt.

Endokrinologie: ist die „Lehre von den Hormonen". Endokrine Drüsen sind Hormondrüsen, die ihr Produkt nach innen, direkt ins Blut abgeben und im Gegensatz zu exokrinen Drüsen (z. B. Speichel-, Talgdrüsen) keinen Ausführungsgang haben. Endokrine Drüsen sind Drüsen der inneren Sekretion.

Endorphine: sind vom Körper selbst produzierte Morphine, die schmerzlindernd bzw. schmerzunterdrückend wirken. Endorphine werden unter anderem in der Hypophyse und im Hypothalamus produziert. Das Endorphinsystem wird zum einen in Notfallsituationen aktiviert: Das ist der Grund, warum manche schwer verletzten Menschen zunächst keine Schmerzen verspüren. Andererseits werden die Endorphine auch bei positiven Erlebnissen ausgeschüttet, weshalb sie auch gerne „Glückshormone" genannt werden.

Fettverbrennung: Bei jeder sportlichen Betätigung wird Fett verbrannt, egal ob ein kurzer Sprint eingelegt oder 40 Minuten gejoggt wird. Bis vor Kurzem gingen Sportmediziner noch davon aus, bei gemäßigtem Ausdauersport sei die Fettverbrennung am effektivsten. Unter dem Strich ist aber die Fettverbrennung größer, wenn man mit deutlich höherem Puls trainiert. Während die Fettverbrennung immer stattfindet, kommt es nur dann zu einem Fettabbau, wenn der Körper über einen längeren Zeitraum weniger Energie erhält, als er verbraucht – also eine negative Energiebilanz aufbaut.

Hypothalamus: ist ein Abschnitt des Zwischenhirns im Bereich der Sehnervenkreuzung und ist das wichtigste Steuerzentrum des vegetativen Nervensystems. Es spielt eine Rolle bei der Körpertemperatur, dem Blutdruck, der Regulation der Nahrungs- und Wasseraufnahme, des Wach- und Schlafrhythmus und der Steuerung des Sexual- und Fortpflanzungsverhaltens. Selbst geringste Störungen dieses relativ kleinen, äußerst bedeutsamen Zwischenhirnareals wirken sich auf die Lebensfähigkeit des Individuums aus.

Jogging: ist eine Form des Laufsports, bei der durch gemächliche Dauerläufe die Kondition (Ausdauer) gesteigert wird.

Kohärenz: bedeutet Zusammenhang, Klarheit, Übereinstimmung, stimmige Verbundenheit, Wohlbefinden, Ordnung; zusammenhängende Welleninformation (Physik).

Kohärenzgefühl: übliche Übersetzung von Antonovskys „sense of coherence" (SOC), wahrnehmend als Sinn für Kohärenz oder erfahrend als Gefühl von Kohärenz. Antonovsky beschreibt das SOC (Kohärenzgefühl) als eine globale Orientierung, die ausdrückt, in welchem Ausmaß man ein durchdringendes, andauerndes und dennoch dynamisches Gefühl des Vertrauens hat.

Kohärenzsinn: ist die uns angeborene Fähigkeit, Kohärenz in uns und in unserer Umwelt wahrzunehmen. Der Kohärenzsinn bewertet die eingehenden Signale aus unseren Sinnesorganen und bildet – nach neuen neurophysiologischen Erkenntnissen – eine übergeordnete Funktion des Zentralnervensystems.

Koordination: ist definiert als das Zusammenwirken von Zentralnervensystem und Skelettmuskulatur innerhalb eines gezielten Bewegungsablaufes. Oder auch: Wie gut in ihrer Qualität spielen die einzelnen Muskeln, Sehnen, Bänder ... zusammen – wie bei einem Orchester.

Light Getränke: gaukeln Gesundheit vor, da man schließlich Zucker und Kalorien spart. Sie stehen durch die künstlichen Süßstoffe jedoch in Verdacht, Diabetes zu fördern und das Hungergefühl zu schüren.

Mobbing: steht im engeren Sinn für „Psychoterror" am Arbeitsplatz mit dem Ziel, Betroffene aus dem Betrieb oder der Gemeinschaft hinauszuekeln. Im weiteren Sinn bedeutet Mobbing, andere Menschen ständig bzw. wiederholt und regelmäßig zu schikanieren, zu quälen und seelisch zu verletzen.

Multitasking: bezeichnet die Fähigkeit, mehrere Aufgaben (Tasks) nebenläufig auszuführen. Die verschiedenen Prozesse werden in so kurzen Abständen immer abwechselnd aktiviert, dass der Eindruck der Gleichzeitigkeit entsteht.

Mukoviszidose: auch Cystische Fibrose genannt, ist die häufigste vererbte Stoffwechselkrankheit der europäischen Bevölkerung. Die Funktion der Drüsen ist gestört. Betroffen sind die Schleimdrüsen, die Bauchspeicheldrüse, die Schweißdrüsen, die Atemwege. Das fehlerhafte Gen bewirkt, dass der ansonsten flüssige Schleim in den Atemwegen zu zäh wird und die Bronchien verklebt.

Nachbrenneffekt: Im Anschluss an sehr fordernde Sporteinheiten – wie intensives Kraft- oder Ausdauertraining – findet im Körper noch für eine bestimmte Zeit ein Kalorienverbrauch statt. Basierend auf der Tatsache, dass der Körper im Rahmen der sportlichen Betätigung mehr Energie verbraucht, als ihm durch Nahrungsaufnahme zur Verfügung steht, greift er auf gespeicherte Energie in Form von Fettzellen zurück.

Neurodermitis: ist eine chronische, nicht ansteckende Hautkrankheit. Die in Schüben verlaufende Erkrankung zeigt sich durch rote, schuppende, manchmal auch nässende Ekzeme auf der Haut und einen starken Juckreiz.

Nordic Walking: ist eine Ausdauersportart, bei der Gehen durch den Einsatz von zwei Stöcken im Rhythmus der Schritte unterstützt wird.

Normalpuls: Der normale Puls liegt bei Erwachsenen zwischen 60 und 80 Schlägen pro Minute, bei älteren Menschen oft um die 90. Ausdauersportler haben einen wesentlich niedrigeren Puls. Liegt keine Erkrankung vor, kann man über den Ruhepuls auch auf die sportliche Betätigung des Menschen schließen. Ein hoher Ruhepuls ist ein Zeichen von zu wenig Bewegung.

Osteoporose: ist eine häufige Erkrankung des Knochens, die ihn für Brüche (Frakturen) anfälliger macht. Die auch als Knochenschwund bezeichnete Krankheit ist gekennzeichnet durch eine Abnahme der Knochendichte durch den übermäßig raschen Abbau der Knochensubstanz und -struktur. Die erhöhte Frakturanfälligkeit kann das ganze Skelett betreffen.

Pathogenese: befasst sich mit der Entstehung und Bekämpfung von Krankheiten.

Pre-Anfangsnahrung: Diese allererste Babynahrung ist der Muttermilch am ähnlichsten. Die Kuhmilchproteine sind denen der natürlichen Eiweiße in der Muttermilch angepasst, also adaptiert. Früher wurde Pre-Nahrung deshalb auch als adaptierte Nahrung bezeichnet.

Resilienz: ist die Fähigkeit, Krisen durch Rückgriff auf persönliche und sozial vermittelte Ressourcen zu meistern und als Anlass für Entwicklungen zu nutzen.

Resonanz: ist das verstärkte Mitschwingen auf die Schwingungen eines anderen Systems und wird, wenn die Eigenschwingung unterstützt wird, positiv erlebt.

Ressourcen: sind Mittel, Quellen, um Handlungen und Vorgänge ablaufen zu lassen. Es kann sich dabei um materielle oder immaterielle Güter handeln. Aus psychologischer Sicht werden die Fähigkeiten, Charaktereigenschaften, geistigen Einstellungen und Erfahrungen als Ressourcen gewertet.

Salutogen: alles was gesundheitsfördernd wirkt.

Salutogenese: ist eine Wortschöpfung von Aaron Antonovsky, als er in den 1970er-Jahren begann, die Entstehung von Gesundheit zu erforschen. Das Wort setzt sich aus den Wortstämmen salus (lat.) = Gesundheit und genese (griech.) = Entstehung zusammen.

Salutogenetisch: wird die Sichtweise genannt, die die Entstehung von Gesundheit im Fokus hat

Salutovision®: ist eine Qualitätsmarke der ÖGL Österreichischen Gesellschaft für Lebensberatung und bezeichnet Beratung in den Bereichen Mentales – Ernährung – Bewegung unter salutogenen Gesichtspunkten. Die qualitätsgeprüften Berater/innen tragen die Bezeichnung Salutovisor/innen®.

Serotonin: kommt als Hormon in der Gehirnregion vor. Es vermittelt eine Verengung der Blutgefäße. Außerdem steuert Serotonin beim Menschen den Gemütszustand, Schlafrhythmus, Sexualtrieb und die Temperatur im Körper.

Sit-up: (auch: Rumpfbeuge, Rumpfheben, Klappmesser oder Aufrichter) ist eine Übung, bei der man aus dem Liegen den Oberkörper aufrichtet. Mit Muskelaufbauübungen wie Sit-ups lässt sich kein überschüssiges Gewicht abtrainieren, sodass Bauchmuskeltraining alleine keinen flachen Bauch bewirkt. Zur Gewichtsreduzierung ist vor allem auch Ausdauersport nötig.

Snacking: Damit bezeichnet man die Abkehr von drei großen Mahlzeiten pro Tag zu kleineren Zwischenmahlzeiten. Mehrere Mahlzeiten haben den Vorteil, dass sie sich positiv auf die Leistungskurve im Tagesverlauf auswirken und Heißhungerattacken ausbleiben. Dadurch wird die Gesamtenergiezufuhr begrenzt. Verstärkte Kariesanfälligkeit könnte man als Gegenargument für das Verteilen der Nahrung auf mehrere kleine Happen anführen.

Sorbitunverträglichkeit: Hier ist die Verwertung von Sorbit im Dünndarm ganz oder teilweise aufgehoben. Ist eine Sorbitunverträglichkeit diagnostiziert, sollte man Produkte meiden, die Sorbit als Zuckeraustauschstoff enthalten. Besondere Vorsicht ist bei Diabetikernahrungsmitteln und Diät-/Lightprodukten geboten.

Use it or lose it: Diese Redewendung entspricht dem Sprichwort „Wer rastet, der rostet“. Gerade unser Gehirn und unsere Muskeln wollen benutzt und gefordert sein, wenn wir ihre Funktionsfähigkeit voll erhalten wollen.

Index

Autorenverzeichnis

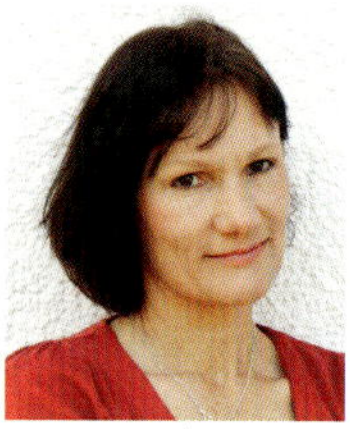

Elisabeth Farnberger

Diplom-Lebensberaterin, Salutovisorin®, Attersee

Beratungsschwerpunkte:
Sinnorientierung
Bochumer Gesundheitstraining
Erwachsenenbildung

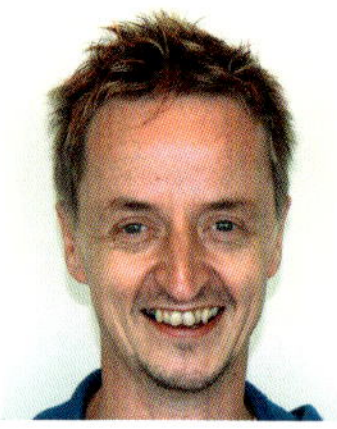

Bernard Fastner

Diplom-Lebensberater, Diplom-Sexualberater und -Pädagoge, Attnang-Puchheim

Beratungsschwerpunkte:
Sexualberatung – Sexualpädagogik – Coaching
Burnout – Überforderung – Sinnfinden
Selbsterfahrung – Persönlichkeitsentwicklung
Voice-Dialog-Beratung

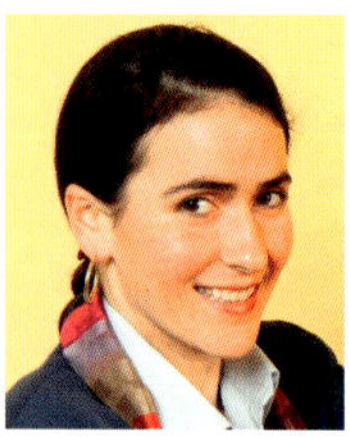

Mag. Eva Fauma

Ernährungswissenschafterin, Linz

Beratungsschwerpunkte:
Über-/Untergewicht, Kochkurse zu verschiedenen Themen
Lebensmittelallergien und -intoleranzen
Ernährung von Kindern, Schwangeren und im Alter
Ernährungsempfehlungen bei Osteoporose, Gicht, Rheuma

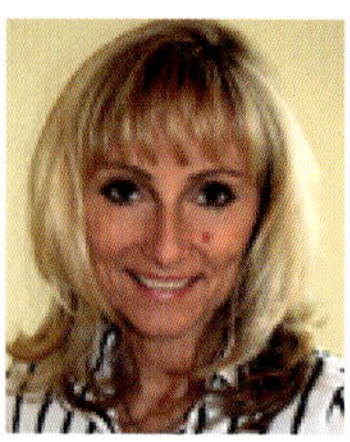

Andrea Ferrari

Diplom-Lebensberaterin, Niederneukirchen

Beratungsschwerpunkte:
Lebenskrisen – Übergang in einen neuen Lebensabschnitt
Krankheit – Beratung der Betroffenen sowie der Angehörigen (z. B. Demenz)
Reflexion und Coaching im beruflichen Kontext

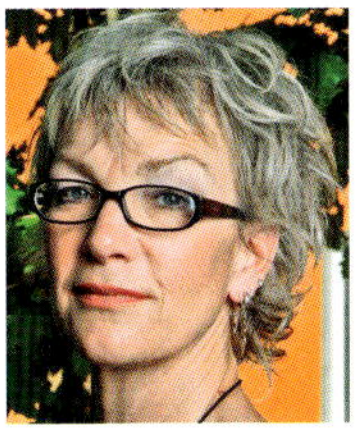

Susa Haberfellner

Diplom-Lebensberaterin, Sexualberaterin, Bad Schallerbach

Beratungsschwerpunkte:

Sexualberatung
Paarberatung

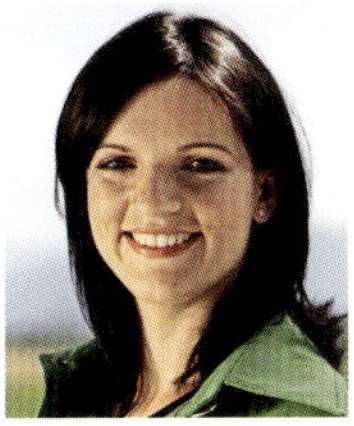

Alexandra Haupt, MSc

Diätologin, Salutovisorin®, Linz – Wien

Beratungsschwerpunkte:

Beratung und Schulung in Gesundheitseinrichtungen
Fachbetreuung von Impedanzmessungen

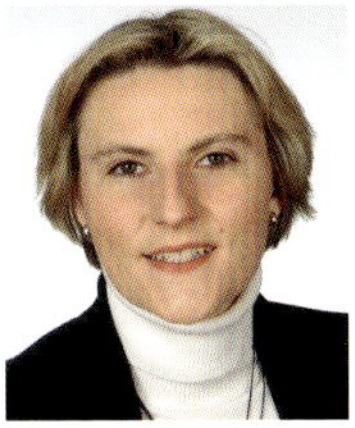

Mag. Ariane Hitthaller

Ernährungswissenschafterin, Salutovisorin®, Linz

Beratungsschwerpunkte:

Public Health Projektleitung und Consulting
Ernährungsberatung in der betrieblichen Gesundheitsförderung
Vortragstätigkeit und Schulung

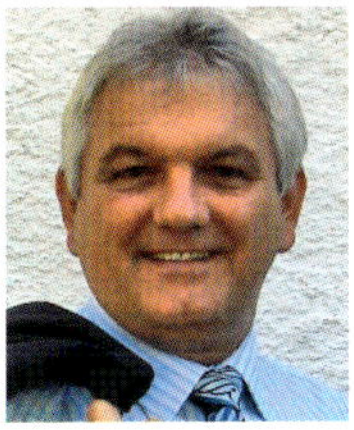

Gottfried Huemer

Diplom-Lebensberater, Salutovisor®, Laakirchen

Beratungsschwerpunkte:

Zeit- und Selbstmanagementbegleitung
Arbeitsplatzgestaltung und Büroorganisation
Führungskräftecoaching
Coachingbegleitung in der Natur, Entspannungstraining

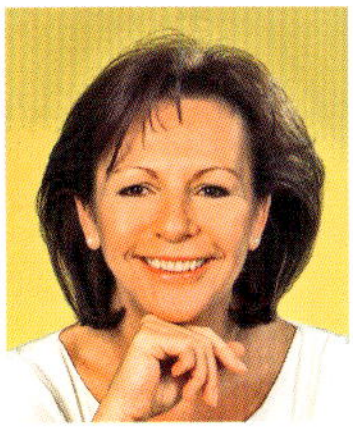

Mag. Andrea Hütthaler

Sportwissenschafterin, Salutovisorin®, Dipl. Rückengesundheitstrainerin, Schwanenstadt

Beratungsschwerpunkte:

Trainingspläne nach neuesten sportwissenschaftlichen Erkenntnissen
Personal Training abgestimmt auf die persönlichen Bedürfnisse
Rückengesundheitstraining und Haltungskorrektur
Fitness- und Gesundheitsprogramme, Vibrationstraining

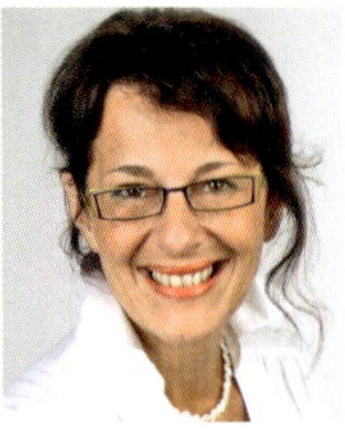

Maria Jachs

Diplom-Lebensberaterin, Salutovisorin®, Engerwitzdorf

Beratungsschwerpunkte:

Persönlichkeitsentwicklung, Arbeitsorganisation
Informations- und Kommunikationsmanagement
Mein Stärkenpass – individuelle Potenzialanalyse

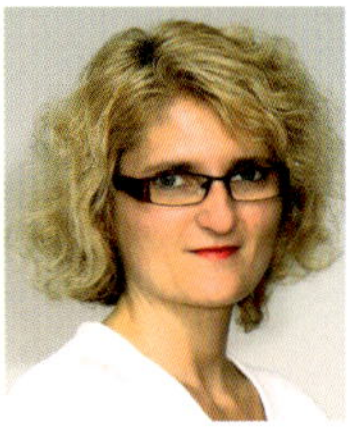

Doris Kaiser

Diplom-Lebensberaterin, Sexualberaterin, wingwave®-Coach, Linz

Beratungsschwerpunkte:

Sexualberatung
Paarberatung
Persönlichkeitsentwicklung
Stressmanagement

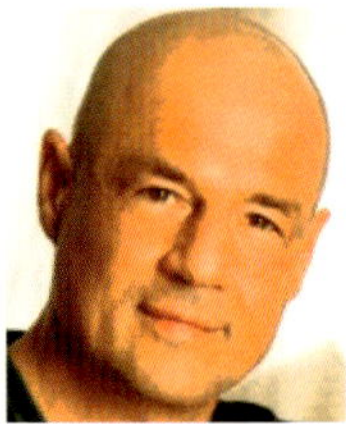

Mag. Robert Kobler

Sportwissenschafter, Salutovisor® Salzburg

Beratungsschwerpunkte:

Analyse und Lösungsvorschläge aus ganzheitlicher Sicht!
Hilfe bei der Umsetzung
Personal Coaching
Vibrationstraining – der Weg zu trainingswirksamen Reizen

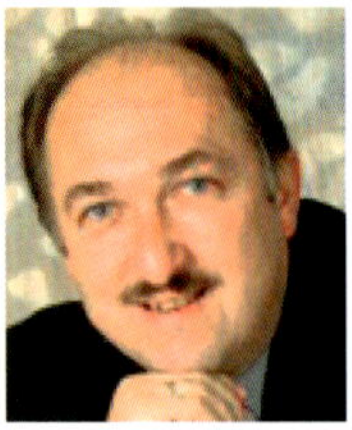

Mag. Franz Landerl

Diplom-Lebensberater, St. Marien
Berufsgruppensprecher LSBOÖ

Beratungsschwerpunkte:

Kommunikation – besser miteinander auskommen
Zeitmanagement – Konzentration aufs Wesentliche
Neuorientierung – hindernde Erfahrungen abstreifen
Konfliktmanagement – besser behaupten
Mid-Life-Balance – Kraft in der Lebensmitte

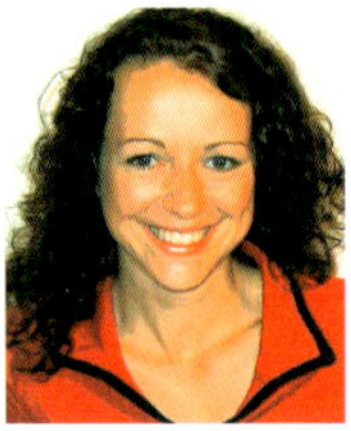

Erika Mittergeber

Diätologin, MAS (Health & Fitness), Linz

Beratungsschwerpunkte:

Abnehmen ohne Diät
Individuelle Ernährungskonzepte für mehr Wohlbefinden
Lebensmittelunverträglichkeiten
Diabetes und Stoffwechselerkrankungen

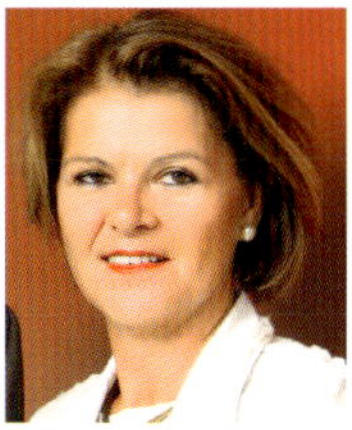

Dr. Rosemarie Schuller

Kommunikationsberaterin,
strategische und redaktionelle Begleitung, Linz

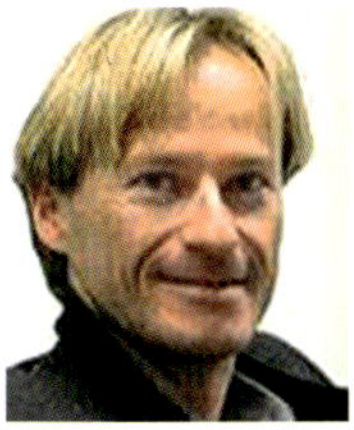

Mag. Manfred Simonitsch

Sportwissenschafter, Leombach/Sipbachzell
Beratungsschwerpunkte:
Bewegungsberatung in der betrieblichen Gesundheitsförderung
Lehrlingsausbildung – Gesundheitsprävention!
Gesundheitsmarketing

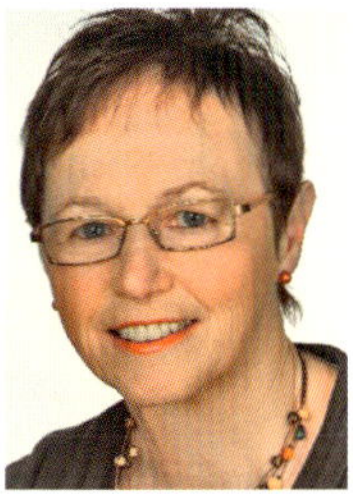

Mag. Gerlinde Stropek

Diplom-Lebensberaterin, Kunsttherapeutin, Gmunden
Beratungsschwerpunkte:
Burnout
Stress/Entspannung
50-plus
Begleitung bei Sterben – Tod – Trauer

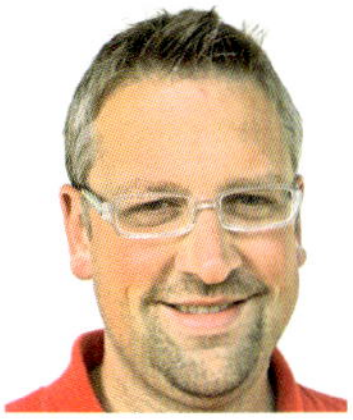

Mag. Andreas Urich

Diplom-Lebensberater, Vöcklabruck – Linz
Beratungsschwerpunkte:
Systemische Lebensberatung
Konflikt- und Mobbingberatung/Mediation
Erziehungsberatung
Burnout und Supervision
Liebeskummercoaching (Lizenzpartner für OÖ
von Mag. Jasmin Ruprecht)

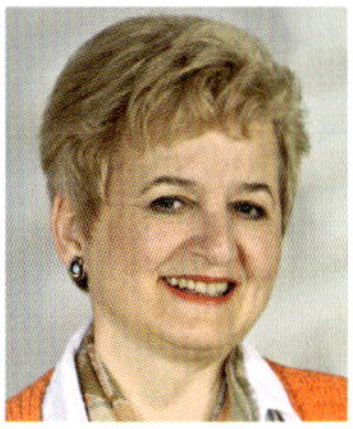

Elfriede Zörner

Diplom-Lebensberaterin, Salutovisorin®, Autorin, Linz – Bregenz
ÖGL Präsidentin
Beratungsschwerpunkte:
Leadership-Coaching (Führungskräfte-Einzelcoaching) unter dem
Aspekt der Salutogenese
Supervision
Beratung in Veränderungsphasen
Schwangerschafts-Begleitung